SimWars
救急シミュレーション シナリオ集

監訳 児玉貴光
愛知医科大学病院 医療安全管理室／愛知医科大学 災害医療研究センター 准教授

SimWars Simulation Case Book:
Emergency Medicine

Edited by

Lisa Jacobson, MD
University of Florida College of Medicine, Jacksonville, FL, USA

Yasuharu Okuda, MD
University of Central Florida College of Medicine
and Veterans Health Administration, Jacksonville, FL, USA

Steven A. Godwin, MD
University of Florida College of Medicine, Jacksonville, FL, USA

メディカル・サイエンス・インターナショナル

Authorized translation of the original English edition,
"SimWars Simulation Case Book: Emergency Medicine",
First Edition
by Lisa Jacobson, Yasuharu Okuda and Steven A. Godwin

Copyright © 2015 by Lisa Jacobson, Yasuharu Okuda and Steven A. Godwin
All rights reserved.

This translation is published by arrangement with Cambridge University Press,
University Printing House, Shaftesbury Road, Cambridge CB2 8BS, UK

© First Japanese Edition 2017 by Medical Sciences International, Ltd., Tokyo

Printed and Bound in Japan

監訳者の序

今日の医学教育においてはシミュレーションが不可欠であり，教育効果に大きな影響を及ぼすことは明白となっている。わが国においても，Educational Commission for Foreign Medical Graduates(ECFMG®)からの通達，いわゆる2023年問題〔World Federation for Medical Education(WFME)が認定した教育の質を担保した医学部の卒業生でなければ，ECFMGは2023年以降にUnited States Medical Licensing Examination(USMLE®)の受験資格を与えないとしている〕によって，医学生に対するシミュレーション教育を加速させる流れが生まれている。

　もちろん，二次救命処置Advanced Cardiovascular Life Support(ACLS)導入以降のシミュレーション教育の浸透は目を見張るものがあり，今や隔世の感を禁じえない。しかしながら，残念なことにわが国ではシミュレーション教育が「お作法」を伝授するレベルにとどまっていることが多いほか，実際の臨床にフィードバックされにくいなどの問題が見受けられている。これらは，シミュレーション教育が不得手ではあるが，高い臨床技能を有する医療従事者が参画する機会を奪ってしまっていることが一因といえる。また，学習者が実臨床における緊張感と責任感をもたないままにシミュレーション教育に臨むことも問題であろう。

　こうした問題は米国においても同様であり，解決のために考案されたのがSimWarsである。ゲーム性をもたせて楽しみながら学ぶことを可能にしつつ，観客の面前でパフォーマンスを行うという緊張感をもたせ，臨床医からの的確なフィードバックを得ることで学習者は1つのシナリオから短時間で多くのことを学べるようにデザインされている。そして，教育の担当者にとっても，つくりこまれたシナリオを利用することで準備の手間を大きく省くことが可能になり，かわりに教育効果をみきわめるための時間として割くことを実現している。米国では，医学生や研修医から若手の医師に至るまで，日常的な教育の場や大きな学会でSimWarsに参加して研鑽を積むことで医療の質を向上させているのである。

　このたび，第一線の臨床現場で活躍しつつ医学教育にも熱心な5人の翻訳者を迎えてSimWarsのシナリオ集を完全翻訳することができた。わが国における医学シミュレーション教育をさらに発展させるためにも，1人でも多くの医療従事者に本書を手にとっていただきたいと願っている。

2017年6月

愛知医科大学病院 医療安全管理室
愛知医科大学 災害医療研究センター
児玉　貴光

序　文

　ER診療用に再構成した本書シナリオ内の数々の体験は，私たちのこれまでのキャリアを通じて出会った多くの患者に対する診療の集大成でもある。診療の質や患者の予後に大きな影響を与えるという究極的な目標を達成するために，本書を活用することで，より創造的で効果的な教育を提供できるようにすることこそが私たちの希望であり最上の願いである。
　私たちの経験や知識を読者と分かち合えること，また本書を執筆するにあたって家族や同僚からすばらしい援助を受けたことについて心から感謝の意を表す。

略語と単位一覧

略　語（＊は，現時点で適切な日本語訳がないもの）

ABCDE：気道 airway，呼吸 breathing，循環 circulation，中枢神経 disability（neurologic），脱衣と保温 exposure
ACLS：二次救命処置
ALP：アルカリホスファターゼ（U/L）
ALT：アラニンアミノトランスフェラーゼ（U/L）
AND：自然死容認
AST：アスパラギン酸アミノトランスフェラーゼ（U/L）
BiPAP：非侵襲的陽圧換気（二相性陽圧呼吸）
BLS：一次救命処置
BP：血圧（mmHg）
BT：体温
BUN：血液尿素窒素（mg/dL）
CPK：クレアチンキナーゼ
DNR：do not resuscitation＊
ER：救急外来
$ETco_2$：呼気終末二酸化炭素濃度
FAST：focused assessment with sonography for trauma＊
Fio_2：吸入酸素濃度
GCS：Glasgow Coma Scale＊
HR：心拍数（回/分）
INR→PT-INR
IVC：下大静脈
MAP：平均動脈圧（mmHg）
MICU：内科系集中治療室
NICU：新生児集中治療室
PALS：小児二次救命処置
Pco_2：二酸化炭素分圧（mmHg）
PEA：無脈性電気活動
PEEP：呼気終末陽圧
PICU：小児集中治療室
Po_2：酸素分圧（mmHg）
PT：プロトロンビン時間
PT-INR：プロトロンビン時間国際標準化比
PTT：部分トロンボプラスチン時間
RA（room air）：室内気
RR：呼吸数（回/分）
Spo_2：酸素飽和度（％）［訳注：SaO_2 との使い分けは原著でも厳密ではなく混乱が生じるため，本書ではすべて SpO_2 で表記を統一した］
tPA：組織プラスミノーゲン活性化因子

単位一覧

	単位	基準値/正常値
Na^+	mEq/L	135～145
K^+	mEq/L	3.5～5.0
Cl^-	mEq/L	95～105
Ca^{2+}	mg/dL（mmol/L）	8.5～10.2（2.25～2.50）
HCO_3^-	mEq/L	22～28
BUN	mg/dL	8～18
クレアチニン	mg/dL	0.6～1.2
血糖	mg/dL	70～110
白血球	/μL	3,200～9,800
ヘモグロビン	g/dL	12～15（女性），12.6～17.2（男性）
ヘマトクリット	％	33～43（女性），39～49（男性）
血小板	/μL	150,000～450,000
pH		7.35～7.45
$Paco_2$	mmHg	40
Pao_2	mmHg	100（Fio_2 0.21）
Spo_2（Fio_2 0.21）	％	97～100
乳酸	mmol/L（mg/dL）	1.0～1.8（9.0～16.2）
肝酵素	IU/L	AST：5～40，ALT：7～56，ALP：30～120

監訳者・訳者一覧

監訳者

児玉　貴光　　愛知医科大学病院 医療安全管理室/
　　　　　　　愛知医科大学 災害医療研究センター 准教授

訳者一覧(五十音順)

梅井　菜央　　日本医科大学付属病院 外科系集中治療科 助教
　　　　　　　(ケース8, 13～15, 21～23, 44)

奥村　将年　　愛知医科大学 麻酔科学講座 助教
　　　　　　　(ケース3, 6, 10, 16, 27, 29, 33, 34)

鹿瀬　陽一　　東京慈恵会医科大学附属 柏病院 麻酔部 診療部長
　　　　　　　(第3～5章, ケース7, 9, 24, 32, 35, 36)

川本　英嗣　　三重大学医学部附属病院 救命救急センター 助教
　　　　　　　(ケース5, 12, 18, 20, 31, 37, 41, 付録B)

児玉　貴光　　愛知医科大学病院 医療安全管理室/
　　　　　　　愛知医科大学 災害医療研究センター 准教授
　　　　　　　(第1, 2章, ケース2, 4, 19, 39, 40, 42, 43, 45, 46, 付録A, C)

中川　雅史　　奈良県立医科大学 麻酔科学教室 講師
　　　　　　　(第6章, ケース1, 11, 17, 25, 26, 28, 30, 38)

執筆者一覧

Neal Aaron, DO
Department of Emergency Medicine, University of Florida, Jacksonville, FL, USA

Yuemi An-Grogan, MD
Department of Emergency Medicine, Northwestern University, Chicago, IL, USA

Brian Bausano, MD
Department of Emergency Medicine, University of Missouri, Columbia, MO, USA

Michael Cassara, MD
Department of Emergency Medicine, Hofstra North Shore-LIJ School of Medicine, Manhasset, NY, USA

Becky Damazo, PNP, MSN
Rural Northern California Clinical Simulation Center, Chico, CA, USA

Michael Falk, MD
Department of Emergency Medicine, Mount Sinai St. Luke's/Roosevelt Hospital, New York, USA

Jeremy Samuel Faust, MD, MS, MA
Mount Sinai Hospital Department of Emergency Medicine, New York and Elmhurst Hospital Center, Queens, NY, USA

Aaron Gingrich, MD
Emergency Department, Bronx Lebanon Hospital Center, Bronx, NY, USA

Brandon J. Godbout, MD
Department of Emergency Medicine, Lenox Hill Hospital, North Shore – Long Island Jewish Health System, New York, USA

Steven A. Godwin, MD
Department of Emergency Medicine, University of Florida, College of Medicine, Jacksonville, FL, USA

Scott Goldberg, MD, MPH
Division of Emergency Medicine, Brigham and Women's Hospital, Boston, MA, USA

Kelvin Harold, MD
Department of Emergency Medicine, University of Florida College of Medicine, Jacksonville, FL, USA

Jessica Hernandez, MD
Emergency Medicine Simulation Education, Einstein Healthcare Network, Philadelphia, PA, USA

Lisa Jacobson, MD
University of Florida College of Medicine, Jacksonville, FL, USA

Jennifer Johnson, MD
Department of Emergency Medicine, St. Vincent's Medical Center, Jacksonville, FL, USA

Nikita K. Joshi, MD
Stanford University, Stanford, CA, USA

Marianne Juarez, MD
Department of Emergency Medicine, University of California at San Francisco, San Francisco, CA, USA

Jared M. Kutzin, DNP, MS, MPH, RN, CPPS
Winthrop University Hospital, Mineola, NY, USA

Kristin McKee, DO
Department of Emergency Medicine, University of Florida College of Medicine, Jacksonville, FL, USA

Jacqueline A. Nemer, MD, FACEP
Department of Emergency Medicine, University of California at San Francisco, San Francisco, CA, USA

Jeanne A. Noble, MD MA
Department of Emergency Medicine, University of California at San Francisco, San Francisco, CA, USA

Yasuharu Okuda, MD
University of Central Florida College of Medicine and SimLEARN, Veterans Health Administration, Jacksonville, FL, USA

Viril Patel, MD
Department of Emergency Medicine, St. Lukes/Roosevelt Hospital, New York, NY, USA

Kevin Reed, MD
Department of Emergency Medicine, MedStar Harbor Hospital, Baltimore, MD, USA

Nicholas Renz, MD
Department of Emergency Medicine, Washington University in St. Louis, St. Louis, MO, USA

David Salzman, MD
Department of Emergency Medicine, Northwestern University, Chicago, IL, USA

Christopher Sampson, MD
Department of Emergency Medicine, University of Missouri, Columbia, MO, USA

Andrew Schmidt, DO, MPH
Department of Emergency Medicine, University of Florida, Jacksonville, FL, USA

Kirill Shishlov, MD
Department of Emergency Medicine, Mount Sinai St. Luke's/Roosevelt Hospital, New York, USA

Michael Smith, MD
Department of Emergency Medicine, Cleveland Clinic/Metro Health, Cleveland, OH, USA

Christopher G. Strother, MD
Department of Emergency Medicine, Pediatrics, and Education, Icahn School of Medicine at Mount Sinai, New York, USA

Julian Villar, MD, MPH
Department of Emergency Medicine, University of California at San Francisco, San Francisco, CA, USA

Jason Wagner, MD
Department of Emergency Medicine, Washington University in St. Louis, St. Louis, MO, USA

Ernest Wang, MD, FACEP
NorthShore University HealthSystem, Evanston and Department of Emergency Medicine, University of Chicago Pritzker School of Medicine, Chicago, IL, USA

Scott D. Weingart, MD, FCCM
Department of Emergency Medicine, Icahn School of Medicine, Elmhurst Hospital, New York, USA

目 次

※ケース内に表記のある画像(X線写真やCTなど)については,付録Cにまとめて掲載してある。

監訳者の序 ——— iii
序　文 ——— iv
略語と単位一覧 ——— v

Part I：SimWarsとは何か ——— 1
第1章　なぜSimWarsか？ ——— 3
第2章　SimWarsとは ——— 5
第3章　SimWars：成功のための工夫 ——— 10
第4章　SimWars デブリーフィング：ショーとしての工夫 ——— 14
第5章　SimWarsの評価法：SimWarsの教育的効果の最大化 ——— 19
第6章　技術的トラブルへの対処方法 ——— 23

Part II：SimWars シナリオ集 ——— 25

Section 1：気道管理にかかわるケース ——— 25
ケース 1　与死抜管：気管挿管を望まない患者 ——— 27
ケース 2　産業火災傷病者：熱傷とシアン中毒 ——— 31
ケース 3　プールへの飛びこみ事故 ——— 35
ケース 4　困難気道：家屋火災 ——— 39
ケース 5　「機内にお医者様はいませんか？」：航空機内での
　　　　　アナフィラキシー ——— 42

Section 2：意識障害にかかわるケース ——— 47
ケース 6　クルーズ船での熱中症 ——— 49
ケース 7　高血圧緊急症 ——— 54
ケース 8　副腎不全 ——— 59
ケース 9　「乱離骨灰」した意識障害 ——— 64
ケース 10　意識障害とチアノーゼを呈する2名の患者 ——— 69

Section 3：心肺機能にかかわるケース ——— 77
ケース 11　重症気管支喘息 ——— 79
ケース 12　高地脳浮腫を伴った高地肺水腫 ——— 83
ケース 13　スキューバ：空気塞栓症 ——— 90
ケース 14　左心補助装置 ——— 94

ケース 15　ST上昇型心筋梗塞に類似した大動脈解離 ——— 98
ケース 16　上部消化管出血の処置における鎮静の失敗 ——— 102
ケース 17　前医での治療がうまくいっていない患者の転院：
　　　　　　経鼻胃管の気管誤挿入 ——— 106

Section 4：感染症にかかわるケース ——— 111
ケース 18　肺炎による敗血症性ショック ——— 113
ケース 19　出血熱を伴う意識障害 ——— 118
ケース 20　自己流ボディーピアッサーによるテタニー ——— 123
ケース 21　小児心筋炎 ——— 126
ケース 22　新生児の単純ヘルペスウイルス髄膜炎/脳炎 ——— 130

Section 5：重症神経救急にかかわるケース ——— 135
ケース 23　外傷性脳損傷 ——— 137
ケース 24　てんかん重積状態 ——— 141
ケース 25　頭蓋内出血 ——— 146
ケース 26　脳卒中/医療情報聴取（血栓溶解薬） ——— 151
ケース 27　アメリカンフットボール外傷：神経原性ショックを
　　　　　　伴った頸椎骨折 ——— 157

Section 6：産婦人科救急にかかわるケース ——— 165
ケース 28　フロッピー新生児（筋緊張低下新生児）の蘇生 ——— 167
ケース 29　死戦期帝王切開と新生児痙攣 ——— 171
ケース 30　分娩後出血をきたした肩甲難産 ——— 176

Section 7：小児救急にかかわるケース ——— 181
ケース 31　小児てんかん重積状態 ——— 183
ケース 32　新生児心停止 ——— 187
ケース 33　ER待合室におけるアナフィラキシー ——— 191
ケース 34　オンダンセトロンとQT延長症候群 ——— 195
ケース 35　小児死亡のデブリーフィング ——— 199
ケース 36　乳児虐待と医療従事者の怒り ——— 203
ケース 37　飲んだくれ親父と育児放棄 ——— 207

Section 8：中毒にかかわるケース ——— 211
ケース 38　ボディーパッカー ——— 213
ケース 39　一酸化炭素中毒による意識障害を呈する多数傷病者 ——— 218
ケース 40　化学災害/コミュニケーションが困難な除染活動 ——— 224
ケース 41　片頭痛とβ遮断薬過量服薬 ——— 228

Section 9：外傷にかかわるケース ——— 233
ケース 42　爆　傷 ——— 235
ケース 43　交通事故による多数傷病者 ——— 239

ケース44　外傷性頭蓋内出血/穿頭術 ——————————————— 245
ケース45　エレベーター内の閉じ込め事案 ———————————— 251
ケース46　多数傷病者対応：「二度とジェットコースターなんかに
　　　　　乗るもんか」———————————————————— 255

PartⅢ：付　録 ——————————————————————— 263

付録A　米国卒後医学教育認可評議会（ACGME）のマイル
　　　　ストーンを念頭において考える ————————————— 265
付録B　簡単にムラージュをつくる方法 ————————————— 267
付録C　ケースで用いる画像 ——————————————————— 272

索　引 ———————————————————————————— 305

注 意

　本書に記載した情報に関しては，正確を期し，一般臨床で広く受け入れられている方法を記載するよう注意を払った。しかしながら，著者(監訳者，訳者)ならびに出版社は，本書の情報を用いた結果生じたいかなる不都合に対しても責任を負うものではない。本書の内容の特定な状況への適用に関しての責任は，医師各自のうちにある。

　著者(監訳者，訳者)ならびに出版社は，本書に記載した薬物の選択・用量については，出版時の最新の推奨，および臨床状況に基づいていることを確認するよう努力を払っている。しかし，医学は日進月歩で進んでおり，政府の規制は変わり，薬物療法や薬物反応に関する情報は常に変化している。読者は，薬物の使用にあたっては個々の薬物の添付文書を参照し，適応，用量，付加された注意・警告に関する変化を常に確認することを怠ってはならない。これは，推奨された薬物が新しいものであったり，汎用されるものではない場合に，特に重要である。

　薬物の表記は，わが国で発売されているものは一般名・商品名ともにカタカナに，発売されていないものは英語で記すよう努力した。

Part I : SimWars とは何か

第1章
なぜSimWarsか？

Steven A. Godwin

背　景

なぜSimWarsか？　という質問は，教育プログラム開発に隠された原動力を完全に理解するために，背景を理解しなければならない興味深いものである．シミュレーション教育の発展とともに，専門分野を横断した利用が増加してきている．シミュレーション分野のリーダーは，コミュニケーションと安全原則にもとづいたcrisis resource management［訳注：緊急事態において医学知識を実際の診療に応用する能力のこと］を中心としたコース開発を行ってきた．並行して，多くの医学部では大人数での講義を縮減し，インタラクティブな小グループによる教育を推進する医学教育へとパラダイムシフトが起きてきた．ときを同じくして，学習者はより革新的な教育を期待するようになった．それゆえ，学習者を魅了するためにはユニークな教育内容がとても重要となるのである．

　2008年に報告された研究では，救急医学の臨床研修プログラムの85％において，マネキンを用いたシミュレーション教育が行われていることが示された．今や米国卒後医学教育認可評議会Accreditation Council for Graduate Medical Education（ACGME）は，内科研修プログラムにおいても「研修医にシミュレーション教育を提供すること」を求めており，救急医学において必要とされる手技について30％までをシミュレーション教育で行うことを許容している．

　残念ながら同じく2008年に報告された研究では，指導医の時間的制約と教育を受けた指導医不足（それぞれ66％と54％）が教育プログラムにシミュレーションを組み込むことの主たる障壁となっていた．大人数への講義のような従来の卒後医学教育と異なり，シミュレーション教育は指導医が，シミュレーションシナリオの開発，ファシリテーション，デブリーフィングの専門家となることが要求されるというチャレンジングなものである．リアリズムと安全な学習環境を創造するために，1：4という指導者と学習者の比でセッションが行われることで，しばしば指導者の時間と手間を割くことになる．

ニーズ評価

一般的に，医療，特に救急医療はチームスポーツのようなものだが，これまでは各個人のパフォーマンスに関する学習に焦点があてられていた．もちろん，臨床現場における個人のパフォーマンスはよい医療を提供するための鍵となるが，それだけでは患者と家族のために最高の医療を提供するには不十分である．最良のパフォーマンスをするためのチームトレーニングの重要性に関する認識について，軍事，航空，産業などの多くの領域に比較して医療分野は遅れている．チームトレーニングやcrisis resource managementは麻酔などの専門領域からはじめられ，マネキンを用いた訓練は革新的で効果的なチームパフォーマンスの訓練方法となっている．救急医療にも応用されるのは相応しいであろう．MedTeams［訳注：チームワークによって医療安全上の問題を解決するために導入された訓練プログラムのこと．1995年にロードアイランド病院ではじめて導入された］のような安全プロジェクトでは，こうしたパフォーマンス基準に対する認識が高まっている．しかし，指導者の利用可能な時間と専門知識に関する問題として，2つの疑問が生じる．まず「すでにパッケージ化されているカリキュラムとアジェンダの中にチームトレーニングと最終的

な患者安全のコンセプトを入れ込む時間があるのか？」というもの。もう1つは「面白い学習環境を作り出しつつも，どのようにしてこのコンセプトへの参加を促進して意識を向上させられるのか？」といったものである。

臨床病理学の症例検討会では，各部門の達成感と矜持を感じさせることで教育環境を提供している。同様の競争的学術精神にのっとって似たようなイベントはできないものだろうか？ 人気のテレビ番組"American Idol［訳注：米国における視聴者参加型の「スター誕生」番組。Adam Lambertなどが当番組よりデビューした］"においては，歌唱コンテストの後に審査員から即座のフィードバックがかかるというコンセプトがとられている。これによって参加者だけではなく，観客にも評価が伝えられる。興味深いことに，この即座のフィードバックは，指導者と学習者において臨床実習で一般的に行われているものを反映する潜在的可能性を示しているといえる。フィードバックが建設的でもなく，しばしば専門的ではないショーとは異なり，指導者と学習者の専門性を尊重しつつ面白いフィードバックの質を確保できたらどうだろうか？ 限られた時間の中では，このようなフィードバックはよく研究されて受け入れられたデブリーフィングとして納得できるものではない。しかし，いくつかの項目は確実に転用可能である。発見のための単純なデルタ戦略［訳注：デルタモデルとも呼ばれる。企業戦略論であり，実務から評価まで一貫して行えるフレームワークとなっている］などがそうである。

大衆の面前でパフォーマンスが悪かった際の狼狽と潜在的羞恥の危険を侵してでも個人が参加したくなるために必要なものは何か？ 他人が観戦したり結果を知りうる状況でも，われわれがスポーツで争う理由は何か？ 患者の命を助けるという特権と挑戦は，スポーツの利害関係をはるかにしのぐものである。チームによる患者治療の経験は，現実そっくりの環境でプロフェッショナルなパフォーマンスを実感する機会を提供することでも得られる。自宅や施設における自己学習よりも人前で競争したいという欲求は，通常は外向的ではない個人をも同僚の前で喜んでパフォーマンスすることを促す原動力となる。

SimWars開発の主たる目的は，強調されたそれぞれの疑問に対応するための学習経験をもたらすことである。SimWarsの競技では，競争的環境において8分の間に展開する臨床的なジレンマに関する課題を提供することになる。これにより観客はシナリオをこなす学習者と同様に心理的に参加することになる。それぞれのシナリオが終了した後，症例について専門家が主要な学習目標を議論することで観客も学習者となりうる。加えて，強調された臨床の知識，手技とコミュニケーション技術，シミュレーション訓練技術と戦略が示されることになる。この混合された訓練目標は臨床教育だけではなく，シミュレーション教育の拡大という目的にも合致している。観客と参加者はシミュレーション教育の技術に関して単純なものから複雑なものまで幅広い臨床経験をもち帰ることになるのである。

最終的に，SimWarsは小グループから大多数まで教育するというニーズを満たすことになる。観客は勝者に投票することで能動的な参加者となる。観察者が競合チームを批評することで，彼らは教育課程の積極的なメンバーとなって関与する割合が増すことになる。

なぜ，SimWarsか？ それは教育の目的によって異なってくるが，参加者にも観察者にもユニークでチャレンジングな学習環境を提供できるということが最高の回答になるであろう。

参考文献

Howard SK, Gaba DM, Fish KJ et al. Anesthesia crisis resource management training: teaching anesthesiologists to handle critical incidents. *Aviat Space Environ Med* 1992; 63:763-770.

Okuda Y, Bond W, Bonfante G et al. National growth in simulation training within emergency medicine residency programs, 2003-2008. *Acad Emerg Med* 2008; 15(11):1113-1116.

第2章
SimWars とは

Yasuharu Okuda

医療従事者を教育するためのマネキンを用いたシミュレーション訓練は，この10年の間に大きく進歩した．当初は，航空業界から得られた危機管理の原則を用いてきわめて効果的な医療チームを発展させるため，David Gaba［訳注：スタンフォード大学の麻酔科教授．Society for Simulation in Healthcare の創設者であり，「Simulation in Healthcare」誌の編集長］のような専門家によって主導されたのだが，今やシミュレーションは医療の教育プログラムにとって定番となっている．

　われわれは，小グループによるシミュレーション学習の利点を維持したままで大規模学習者グループ全体に対するシミュレーションの価値を最大限に引き出すために，SimWars という競争的教育プログラムをつくり上げた．SimWars は専門医だけでなくシミュレーションの非専門家でもシミュレーション教育に参画するための能力を向上させる．本書では SimWars のプログラムを定義し，部署，病院，組織に SimWars を導入する方法と国レベルの SimWars 競技会で吟味された40を超える救急症例が掲載されている．すべての症例（ケース）は ACGME のマイルストーンにリンクしている．

　SimWars は，研修医や医療従事者のチームが集まり，観客の面前でシミュレーションシナリオにおける対応を勝負するシミュレーションにもとづいた臨床競技である．それぞれの症例が終了した後，選出された臨床とシミュレーション訓練の専門家によって，チームの臨床的治療，手技の技術，チームワークとコミュニケーションに関するデブリーフィングが行われる．観客はよりよいパフォーマンスを行ったチームに投票して，勝ったチームは優勝を目指して決勝戦まで駒を進めていくことになる．

　SimWars は 2007 年に Yasuharu Okuda，Andy Godwin，Scott Weingart らによって開発され，マウントサイナイ医科大学の Icahn 医学部のニューヨーク市救急医学救命カンファレンスにおいてはじめて開催された．当初は，最小限の資器材とスタッフで開催されていたが，今や個人，学会，企業による共同事業となっている．以来，American College of Emergency Physicians, Society for Academic Emergency Medicine, International Meeting on Simulation in Healthcare など，世界中で30を超える国々や国際学会で開催されてきた．この競技会は，口腔顔面外科，婦人科，神経集中治療など他の分野や，カナダまたはオーストラリアなど海外にも進出している．

　救急医療の分野においては，Lisa Jacobson が SimWars のプログラム管理と症例の上級編集者の役割を担う最初の全米責任者となった．資金については，助成金と，Emergency Medicine Residents Association や Foundation for Education and Research for Neurologic Emergencies から援助を受けている．症例の改訂や人的援助は，Society for Academic Emergency Medicine's Simulation Academy によってなされている．

競技形式

SimWars 競技会は，コイントスで先攻・後攻を決めた2チーム（AとB）によって，同じシミュレーションシナリオ（図2-1）で争うトーナメント戦として開催される．後攻チームは，シナリオや先攻チームのパフォーマンスを知ることができないように退場する．先攻チームのシナリオが終了すると，3名の熟練した専門家がパフォーマンスについてデブリーフィングを行う．先攻チームのデブリーフィングが終了すると，後攻チームは会場に戻り同じシ

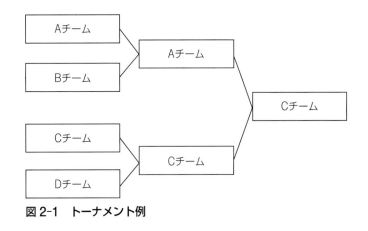

図2-1　トーナメント例

表2-1　スケジュール例

	時刻	症例	イベント
試合1	7:00〜7:10		ルールの説明
Aチーム vs. Bチーム	7:10〜7:20	1	Aチーム
	7:20〜7:30		デブリーフィング
	7:30〜7:40	1	Bチーム
	7:40〜7:50		デブリーフィング
Cチーム vs. Dチーム	7:50〜8:00	2	Cチーム
	8:00〜8:10		デブリーフィング
	8:10〜8:20	2	Dチーム
	8:20〜8:30		デブリーフィング
決勝戦	8:30〜8:40	3	Aチーム
	8:40〜8:50		デブリーフィング
	8:50〜9:00	3	Cチーム（勝利）
	9:00〜9:10		デブリーフィング

ナリオをこなして同様にデブリーフィングを受ける．この時点で進行役は観察した結果や審査員のコメントを参考にして，クリッカー（オーディエンス・レスポンス・システム）を用いて勝利チームに投票するように観客に指示をする．参加チーム数によって異なるが，それぞれの勝負で新しいシナリオを用いて最後の1チームが優勝するまで繰り返す．Cチームが優勝する4チーム参加のトーナメント例（図2-1）とスケジュール例（表2-1）を示す．

チーム
原則としてチームは4名の構成とする．救急医学研修医の競技会では，少なくとも1名の後期研修医が必要であるが，残りのメンバーの卒後年数の組み合わせは自由である．

進行役
進行役はきわめて重要な役割をもつ．競技会の舵取りとスケジュール管理に加えて，チーム，審判，観客に対して最初から明確な役割を説明しなければならない．以下に導入にあたっての説明ポイントを記す．

■チームに対して
▶SimWars競技会の目的は，学習に主眼をおいた研修医同士のフレンドリーな競争にある
▶可能な限り安全な学習環境を保証するが，SimWarsは競技である．最終的には明確な勝者が決定される
▶チームワーク，コミュニケーション，臨床能力について平等に審査される

▶通常の業務で使用しているものであれば，いかなる手引きや携帯電子機器を用いてもよい
▶何かわからない所見があれば，スタッフである看護師（俳優）に聞くこと
■審査員に対して
▶ポジティブな点もネガティブな点もプロフェッショナルとして，しかし正直に審査することを依頼する
▶審査員の中で合意が得られないことがあっても普通のことであり，問題ではない
▶審査員は決勝戦において勝者を決定する責任がある
▶審査員は各チームに10分ずつのフィードバックを与える時間をもつ
■観客に対して
▶各チームのパフォーマンスを観察した結果と審査員のデブリーフィングにもとづいて，決勝戦以外の各勝負において勝者に投票する
▶人気ではなく実績にもとづいて投票すること
▶観客1名につき1票のみ投じられる

　この時点でチームが紹介されてスケジュールが発表される。各チームには1症例につき10分の時間が与えられる。

　進行役の他の役割は楽しい雰囲気を維持し，気楽な競技にすることである。特定の審査員が厳しすぎる場合やチームメンバーが慌ててしまっている場合，進行役は円滑にイベントが進むようにしなければならない。通常，楽しい競争環境において臨床的治療やチームワークの技術を学ぶというSimWarsの主たる目的に焦点をあてることで目標は達成される。他に，学習と研修プログラムのために観客の面前で競争するための意欲を参加者に認識させるという方法もある。

審査員

SimWars競技会を成功させるために，適切な審査員を選出することは重要である。臨床問題，シミュレーション教育の背景，デブリーフィング，チームワーク，コミュニケーションの専門家などからバランスよく3名の審査員を選ぶことが鍵となる。加えて，審査員は議論を面白く興味深く安全に進める強烈な個性をもっているとよい。審査に関するさらなる情報については，第4章と第5章を参照されたい。

症　例

かつて救急医学会で開催されたSimWars競技会では，「意識障害」「中毒」「環境障害」などのテーマが定められていた。テーマを決めていた理由は，学習の焦点を明確にすること，適切な審査員を集めること，症例の使い回しを抑制することにあった。

　テーマが決まると，シミュレーションと臨床の専門家による小グループによって討議が行われる。与えられた8〜10分という時間枠におさまる適切な症例を選ぶことはSimWarsの成功の鍵となる。症例が簡単すぎると，チームは早々にゲームを終わらせてしまう。複雑すぎると目的と目標が多くなりすぎて，チームが終了前にリタイヤしたりシナリオの途中で終わってしまうことになる。理想的な症例として，2〜3個の主たる臨床決定事項と2つの混乱事項が存在し，1〜2個のチームワークやコミュニケーションの問題を含むものがあげられる。いくつかの例を示しておく。

簡単すぎる症例

悪心と発汗を伴った左上肢に放散する胸痛がある64歳の女性。胸部を象に踏まれているような感じがするという。随伴症状とアレルギーはなく，常用薬もない。心筋梗塞の家族歴がある。心電図では対側性変化を伴った前壁領域のST上昇を認める。日中のERを受診したため，カテーテル室は使用可能。

■前壁STEMI(ST上昇型心筋梗塞)の診断と治療(臨床決定事項)
■循環器内科医とのコミュニケーション(コミュニケーション)
■混乱事項なし

複雑すぎる症例
息切れ，悪心，発汗を伴った左上肢と背部に放散する胸痛がある中国語を話す(英語はほとんど話せず)64歳の女性。胸痛の性状は説明できず。他の症状を聞き出すことはできない。同行者は酩酊して攻撃的な夫のみ。患者はアスピリンのアレルギーがあり，複数のハーブ(漢方薬)を服用している。身体診察では体中に経過がまちまちな挫傷があり，患者は涙ぐんでいる。心電図では対側性変化を伴った前壁領域のST上昇を認める。Dダイマー上昇あり。小規模一般病院の夜間のERを受診しており，夜勤の循環器内科医はいない。通訳もいない。

■胸痛の鑑別診断(臨床決定事項)
　▶心疾患(臨床決定事項)
　▶大動脈解離(臨床決定事項)
　▶肺塞栓(臨床決定事項)
■急性冠症候群(ACS)の可能性があるが，アスピリンにアレルギーあり(臨床決定事項)
■胸痛に関連した代替薬/ハーブ(漢方薬)(臨床決定事項)
■転院問題(臨床決定事項)
■同意の問題(コミュニケーション)
■通訳の協力を得た患者とのコミュニケーション(コミュニケーション)
■夫による虐待(臨床決定事項/社会的混乱事項)
■破壊的な行動(混乱事項)

適切な症例
息切れ，悪心，発汗を伴い，左上肢と背部に放散する胸痛がある中国語を話す(英語はほとんど話せず)64歳の女性。胸部を象に踏まれているような感じがするという。随伴症状なし。同行者はバイリンガルで通訳可能な夫。患者にアレルギーはなく，複数のハーブ(漢方薬)を服用している。心電図では対側性変化を伴った前壁領域のST上昇を認める。小規模一般病院の夜間のERを受診しており，夜勤の循環器内科医はいない。公式な通訳もいない。夫婦は西洋医学を信用しておらず，静脈注射を拒否しているが胸痛の治療は希望している。

■前壁STEMIの診断と治療(臨床決定事項)
■心臓カテーテルのための転送 vs. 血栓溶解(臨床決定事項)
■胸痛に関連した代替薬/ハーブ薬(臨床決定事項)
■同意の獲得 vs. 治療の拒否(コミュニケーション/混乱事項)
■家族を通訳とすることの問題(コミュニケーション)
■胸痛緩和の希望(混乱事項)

勝者
観客は，決勝戦までは観察したことや審査員のフィードバックにもとづいて，各勝負の勝者に投票する。決勝戦の勝者は人気よりも能力主義にもとづいて審査員によって決定される。優勝したチームと臨床研修プログラム責任者は賞品を授与され，SimWarsチャンピオンとして防衛戦のために翌年度の大会に自動的に招待される。

まとめ

SimWarsは救急医療以外の領域でも急速に需要が増して8年目に入った。SimWarsの人気の秘密は，臨床教育，エンターテインメント，シミュレーションにもとづいた競争にある。このため，シミュレーションの専門知識をもたない臨床の専門家が審査員として参加できるようになるとともに，多くの観客に対してもシミュレーションを通じた教育を提供することが可能になっている。SimWarsはまた，シナリオライター，ファシリテーション，審査を含む教員の養成と研究費を得る複数の機会を生み出している。シミュレーションが学際的，医学的専門教育の重要な位置を占めるにしたがって，シミュレーション教育のリソースの必要性が高まってきている。本書の症例（ケース）には，かつて開催されたSimWars競技会で吟味されたものが多く収載され，読者が高品質なシミュレーション教育の事例を容易に再現できるように教育ポイントと画像・検査結果が含まれている。

参考文献

Dong C, Clapper T, Szyld D. A qualitative descriptive study of SimWars as a meaningful instructional tool. *Int J Med Educ* 2013; 3:139–145.

Fehr JJ, Honkanen A, Murray D. Simulation in pediatric anesthesiology. *Pediatr Anesth* 2012; 22:988–994.

Howard SK, Gaba DM, Fish KJ et al. Anesthesia crisis resource management training: teaching anesthesiologists to handle critical incidents. *Aviat Space Environ Med* 1992; 63:763–770.

McLaughlin S, Clarke S, Menon S et al. Simulation in emergency medicine. In Leving A, DeMaria S, et al. eds., *The Comprehensive Textbook of Healthcare Simulation*. New York: Springer, 2013, pp.315–328.

Okuda Y, Bond W, Bonfante G et al. National growth in simulation training within emergency medicine residency programs, 2003–2008. *Acad Emerg Med* 2008; 15(11):1113–1116.

Okuda Y, Godwin A, Westenbarger R et al. "Sim Wars" a new edge to academic residency competitions. *Acad Emerg Med* 2009; 16:S326–S376.

SimHealth2011 at the *Annual Conference of the Australian Society for Simulation Healthcare* (http://www.simulationaustralia.org.au/archive/simtect/2011SH/gallery/650.html, accessed 30 July 2014).

SIMTREK, the Royal College of Physicians and Surgeons of Canada 2014 competition (http://www.royalcollege.ca/portal/page/portal/rc/events/simulationsummit/simwars, accessed 30 July 2014).

第3章
SimWars：成功のための工夫

Lisa Jacobson

第1章と第2章で，SimWarsとはどのようなものかということを説明した．本章では，SimWarsをどのように学会で行うかということについて述べる．

誰が？

誰が創造的なチーム，生産性があるチーム，競争力のあるチームメンバーとなるのか？　以下は，典型的な例である．

■チーム
- ▶一般的に3～4名のメンバーで構成する
- ▶同様のメンバー構成にすべきである（例：すべてが研修医，2名の医師と2名の看護師など）
- ▶事前にメンバーを募集しておくこと

■審査員/専門家の構成：詳細は他章を参照

■観客：決勝戦以外は，クリッカー（オーディエンス・レスポンス・システム）を用いた投票で勝者を決める

■協力者
- ▶学生，研修医，シミュレーション・テクニシャン，教職員およびボランティアの誰もが協力者となれる
- ▶症例の進行を円滑にするために，ある程度の知識が必要とされる
- ▶症例の進行を容易にするために，情報の提供をする（看護師の観察項目，専門医，救急隊員からの申し送り，病歴を知っている家族など）
- ▶実際に患者のケアを行ったり，情報を提供することを止めたりなど，時間進行を制御すること
- ▶ときには，混乱させる役割や違う方向に興味を向けさせる役割を担い，症例進行を阻害することで，エンターテインメントとして競技をショーアップする

■ファシリテーター
- ▶進行および時間管理の最終権限を有する
- ▶協力者にキュー（わかりやすい合図）をだしたり，シミュレーション・ウィザード［訳注：魔法使いのようにシミュレーションをコントロールすること］になったりする
- ▶パワーポイントなどを使用して，検査結果（血液検査，画像など）を示す
- ▶シミュレーションでの不測の事態に対し，うまく対処する

■シミュレーション・ウィザード
- ▶チームの予想外の行動に対応するために，即座にシミュレータを手動で操作する（オン・ザ・フライ on the fly［訳注：「その場ですぐさま」の意味］）
- ▶シミュレータから声をだす役割を担うこともある

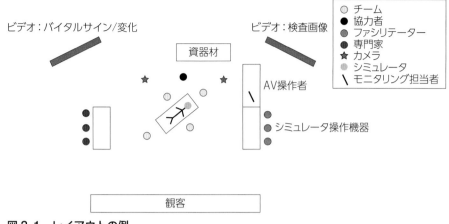

図3-1 レイアウトの例

どこで？

上述のような流動的なシミュレーションの構成要素をすべて満たすには，どこで行うべきか？ レイアウトを図3-1に示す。

■可能であれば大きなステージをそなえた講堂で開催する
■診療の経過や重要な臨床情報(バイタルサイン，画像)をステージに隣接したスクリーンに投影する
■ステージ上に資器材を整え，マネキンと実際のチームとその協力者が診療可能な臨床現場を再現する
■審査員のための机と技術サポートスタッフ用の机を用意すること
■ステージから離れてシナリオが進行しても，カメラが追従できるようにすること

どのように？

SimWarsを開催する前に一度はどこかで見学することをお勧めする。独創性や自然発生的な要素，周到な準備の組み合わせが成功の鍵である。成功した競技会は図3-1のようなレイアウトを用いて，以下のように運営されている。

1. 早期に計画する。どのような学会でコース開催するかということも含まれる(以下の例を参照すること)
2. チームで計画する。調整すべき項目を以下に示す(実際はこれだけではない)
    ▶会場の予約および設営
    ▶音響・映像機器：ビデオの連動，チームメンバーと協力者のマイク
    ▶マネキンの動作確認
    ▶医療資器材
    ▶参加チームの募集
    ▶審査員の募集
    ▶協力者の募集
    ▶シナリオの作成
    ▶ムラージュ［訳注：シミュレーションのメイクアップ，特殊メイクのこと］
3. 単純な展開で進行するシナリオを作成する
    ▶テーマを選択する

▶重要な教育内容に焦点をあてる
▶同じシナリオを再現できることを繰り返し確認する
▶混乱させる要素，エンターテインメントの要素，現実的な要素を加える
4. 各シナリオに必要なムラージュを施し，協力者に忠実度を高めさせる。例として，音，におい，視覚刺激などがある
5. 開催前に協力者とすべてのシナリオの進行について確認する。協力者がよく理解することにより，チームメンバーに適切な情報を提示することが容易となる
6. シナリオの導入の際に，SimWarsに関する重要な要素を必ず説明する
    ▶安全ではない学習とは何か
    ▶観客は決勝戦以外のすべての勝負で勝者に投票すること
    ▶審査員が優勝チームを決定すること
7. 責任を分担する。可能であれば，当日はチームメンバーにいろいろな役割を担当させる
    ▶シミュレーション・ウィザード役は，リアルタイムでマネキンを操作する
    ▶ファシリテーターはシナリオの進行を管理し，パワーポイントの操作も行う
8. 音響・映像機器を適切に管理する
    ▶マイクの電源，音量および音の干渉状況など
    ▶カメラアングル，スクリーン画面の分割，後々のための録画など

秘　訣

■事前に基本ルールを決める
    ▶安全な学習環境ではない
    ▶シナリオのリアリティを疑わない
■事前に審査員の基本ルールを決める
    ▶正直であるが，敬意あるフィードバックがチームメンバーだけではなく観客の学習も促進させる
    ▶チームメンバーの臨床上の学習ポイントについて焦点をあてることは，他のメンバーや観客にとっても強調されるべきものであることを確認する
■学習ポイントに即したシナリオのテーマを選択する
■十分に準備する。ただし，柔軟性をもたせる。ときには機器が思ったように動かないこともありうる

開催のための提出書類の例

1. 競技会の目的
    ▶非常に切迫している臨床現場での重大な意思決定をすることを強調する
    ▶時間制限のある状況で効果的なデブリーフィング手法を提示する
    ▶観客を楽しませつつ教育をする
2. 競技会の共同ディレクター
    ▶Joe Smith, MD, FACEP, Director, Simulation Lab, University of Excellent Learning, USA
    ▶Maria Ramos, MD, FACEP, Assistant Dean, Simulation Education, University of Even Better Learning, Canada
3. 競技会の概要
    SimWarsは，多数の観客の面前で，医療チームが模擬患者の診療に関して互いに競い合う相互シミュレーションコンテストである。専門家は，医療チームの「患者」に対する診療とともに，チームワーク，コミュニケー

ション，リーダーシップといった能力を判定する。観客は，実際の観察と審査員からの意見にもとづき，クリッカー（オーディエンス・レスポンス・システム）を使用して勝負ごとに勝者に投票する。各勝負は，さまざまな方向からシミュレーションの状況を録画できる先進的な AV システムで録画され，模擬患者の生体情報に反映される。最終的に，たった1チームが「〇〇年△△△学会」の SimWars チャンピオンに輝くことになる。

第4章
SimWars デブリーフィング：ショーとしての工夫

Ernest Wang

　効果的な SimWars デブリーフィングでは，特別な注意を要する。SimWars は伝統的な医療シミュレーション教育とは多くの点で異なっている。これらの差異は，経験がより記憶に残りうるように改良したデブリーフィングにある。

　熟練した SimWars のデブリーファーは，効果的に**批評**ができ，かつ同時に**楽しませる**ことができなければならない。本章では，SimWars デブリーフィングの特徴，SimWars と伝統的なシミュレーションのデブリーフィングとの差異や類似点，SimWars において最も効果的にデブリーフィングを審査員が行うための戦略を説明する。

SimWars の採点

　SimWars の審査員は，一般的に3つの医療従事者で構成される。医師，看護師，教育の専門家（博士号，修士号取得者など）となることが多いが，専門性やチーム構成によっては，関連した医療職（例：パラメディック［訳注：米国において医療処置を実施することが認められた救急救命士］，呼吸療法士）などがなりうる。従来から，臨床医学，シミュレーション教育・デブリーフィングのどちらか，あるいは両方に精通していると認められている者から審査員は選ばれる。

　審査員の役割は，チームがシナリオに対処するようすを観察し，そのパフォーマンスに対してコメントをすることである。どのチームに対しても臨床的な判断，チームワーク，コミュニケーションの3つの領域に関して評価する。原則として，審査員はあらかじめ誰がどの領域に関して批評するのかを決めておく。なぜならば，SimWars のシナリオは混乱の中で大声が張り上げられている状況であり，審査員はおのおのが特定の要素について観察し，それぞれの評価をすることが望ましいからである。

　個々の審査員は，観客が各勝負の勝者を決定する助けとなるように，おのおのの観察にもとづき，チームのパフォーマンスに対して端的な分析を述べなければならない。さらに，審査員は臨床的な対応に関する見解を述べたり，各シナリオの重要な指導項目を強調することが求められる。

　トーナメントでは，観客はどのチームがつぎの勝負に進むのかを決めていく。審査員の解説は，チーム全体のパフォーマンスに対して評価を行うものであり，観客が各勝負の勝者を決めるために，観客各個人の観察を補完するような見解を与えるべきである。決勝戦では，コメントをするだけではなく，審査員が最終的な勝者を決めることになる。

伝統的なシミュレーションのデブリーフィングとの類似点と相違点

　従来のデブリーフィングと比較すると，SimWars のデブリーフィングには多くの類似点と相違点がある。**表4-1**におもなものをいくつかまとめておく。

表 4-1 SimWars と従来のデブリーフィングの比較

類似点	相違点
情報収集	競技
分析	「ショー」
診断的フィードバック	時間短縮
支持的	より短い内省の時間
要約	症例の複雑さ
症例の目的とゴールの振り返り	（競技という側面のため複雑）
重要事項の確認	騒音
今後の行動計画の立案	大観衆

類似点

Fanning および Gaba によれば，すべてのデブリーフィングモデルは，経験（シナリオ）にもとづく振り返り，経験に対する議論，経験に対する内省をもとにした振り返りによる学習の促進と行動変容を利用している。

SimWars における良好な内省は，他のモデルと同様に，個人およびチームレベルのパフォーマンス，エラーの同定，今後の行動変容計画の開発に関する議論にまで及ぶべきである。

SimWars のデブリーフィングは，伝統的なデブリーフィングと多くの同じ構成要素で成立している。審査員はシナリオ終了ごとに，学習目標とチームパフォーマンスに留意しつつ症例への対応に関する議論を系統だてて行う。審査員は，チームのパフォーマンスについても評価を行う。

相違点

SimWars は展開が早く，多くの面で競争的である。勝負ごとに1チームが勝ち，1チームは負けていく。この点では，いわゆる伝統的に提唱されている「安全な学習環境」ではない。さらに，最初からどのチームも，クリッカー（オーディエンス・レスポンス・システム）という武器を手にした多数の観客の前にさらされている。

審査員は，勝利チームがなぜよいパフォーマンスであったのかということについて，説得力のある意見を述べてデブリーフィングを促進しなければならない。2つのチームのパフォーマンスの優劣がつけがたい場合には，特に重要である。公衆の面前で劣等点やよくないパフォーマンスを指摘することは，SimWars と従来のシミュレーションのデブリーフィングにおける差異を際立たせる。特に治療にかかわることや，対応のまずさなどが明確な場合には，デブリーフィングを行うのは容易ではなくなる。

もう1つの明確な差異は，時間的制約があることである。従来のデブリーフィングの理論では，時間は1つのセッションの長さと同等かそれより長くすることになっている。複数のデブリーフィングの専門家は1回のデブリーフィングごとに30分以上の時間を割りあてることを推奨している。しかし，これはトーナメント形式の競技には明らかに適していない。

SimWars におけるデブリーフィングは10分以内に終了すべきである。各個人に多くの些細な問題点や意図を内省させる時間はない。医学的な診断を伝え，それに関する質問を行う（advocacy-inquiry［訳注：主張（チームに理解を促すこと）と質問（チームから情報を引き出すこと）のバランスをとること］）というアプローチが用いられる。例えば，「気道確保がこの症例では困難なようすでしたね。患者が明らかに血管性浮腫を発症する前に，気道確保を行ったほうが容易ではないでしょうか？」など。

デブリーフィングの口火を切る

SimWars のデブリーフィングで最も重要な側面の1つは，最初の審査員がどのように議論の口火を切るかである。それは，多くのチームにとって，多数の観客の前で大きなストレスを感じるはじめての経験となるからである。

しばしば，チームメンバーはうまくいかなかったことをすぐに理解する。これはボディーランゲージや態度とし

てみて取れる．結果として，チームメンバーの士気が損なわれたり，屈辱を与えたりすることになる．

　観察力の鋭い審査員は，チームメンバーがシナリオ直後にみずからのパフォーマンスに対し，どのように感じているかをすぐに見抜くことができる．最初の審査員がどのようにデブリーフィングを開始するかは重要であり，完全に悪い経験として植え付けてしまうか，またはすばらしい洞察を得た経験となるかという違いにつながるのである．

　シナリオの難しさを認めることは，デブリーフィングの口火を切るよい方法である．チームのパフォーマンスがよくなかったときに，「行った内容についてどう思いますか？」とデブリーフィングを開始することはあまりよい方策ではないことが多い．彼らはうまく症例に対応ができなかったことを**理解しており**，さらに今度は観客の面前で公にも認めなければならない．大事なことは彼らをサポートし，症例が困難かつハイレベルであったことを知らせればよいのである．例を示す．

　　これは非常にまれな致死的な症例で，通常の診療においても困難であり，大勢の観客の前ではいうまでもない……．
　　この症例への対応は複雑なものであり，混乱事項も多く，非常に大変だったでしょう．

　別のやり方として，シナリオの対応をみていて最も重要な事項を指摘できそうな競技者をみつけだすことである．必ずしもチームリーダーというわけではなく，最もよく観察していたチームメンバーであることが多い．
　症例対応への良し悪し以外の質問は，参加者へのデブリーフィングを容易にする．以下に例を示す．

　　今，ちょっと考えをまとめる時間をあげましょう．(誰かを指名して)この症例の診断は何だったのでしょうか？また，どうしてそう思ったのか教えてもらえますか？

　審査員はちょっとした導入の後に，シナリオの対応について深く掘り下げていって診断名を明示するか，つぎのような分析的な質問を投げかけてもよい．

　　この症例における重要な行動は何だったのでしょうか？
　　なぜ＿＿＿＿＿(例：気管挿管，低血圧など)に対応することに苦慮したのですか？
　　仮にもう一度この症例を対応してくださいといわれたら，どのように対応を変えますか？

　チームが非常にうまく対応した場合は，その点を**強調する**．そして，以降の勝負でもうまくいくように，称賛してよくできたことをさらに強調すべきである．

ショーの技術

Shakespeareの『ハムレット』では，Poloniusが「簡潔は機知の精髄」［訳注：『ハムレット』においてPoloniusが王と王妃に対して，Hamletの精神状態を端的に説明する際の台詞］といっている．
　SimWarsの「娯楽的な価値」は，もう1つの成功のための鍵である．シナリオは芝居めいていて複雑である．シナリオの本質から脱線させようとする複数の患者，さらにたくさんの協力者，混乱事項によって複雑さが増す．
　SimWarsのデブリーフィングの重要な要素の1つが，チームとメンバーが上手くいったり，つまずいたりした点を，審査員が強力かつ簡潔に指摘することであることに疑問の余地はない．パフォーマンスのエッセンスを薄めるような審査員による長時間の冗長な途切れ途切れの退屈な独白ほどデブリーフィングの効果を損なうものはない．「この世は舞台，人はみな役者」［訳注：『お気に召すまま』における劇中劇で使われた台詞．Shakespeareの「聴く」演劇から「観る」演劇への転換の隠喩ともいわれている］(Shakespeare作『お気に召すまま』のJaquesの台詞)である．

このような簡潔さを学んだり，**診断的**デブリーフィングをしたい場合に，きわめて有効な訓練として，競争原理にもとづいたテレビ番組である"Dancing with the Stars［訳注：ゲストがダンスのトレーニングを受けてステージで勝ち抜き勝負をするテレビ番組］"，"American Idol"または"America's Got Talent［訳注：公開オーディション番組であり，2013年に日本人ダンサーである蛯名健一も優勝している］"を視聴するとよい。審査員たちは洗練された方法で，パフォーマンスに対して的確な寸評をし，参加者がつぎの勝負に進みたいのであれば，改善しなければならない点を伝達する。これらのテレビ番組の人気は，とりわけ審査員たちの楽しませようとする能力に大きく依存している。そして，審査員のフィードバックは**有効であり**，参加者が競技を続けたいのであればそれを取り込まなければならない。熟達したSimWarsの審査員であれば，議論に参加者の人間性を刷り込めるようにしておかなければならない。

勝利をみすえて＊：SimWarsの審査員のための効果的な戦略

　［＊訳注：原文は"Eye on the prize"。大切なものから目をそらさない，というニュアンスがある。米国における公民権運動のドキュメンタリー番組のタイトルにもなっている］

審査員に就任した2008年以来，私は以下のような非常に有効なSimWarsのデブリーフィングを行うコツを発見した。

- 第1印象に注目する。というのは，非常にそれが重要だからである。どのようにしてデブリーフィングをはじめていくかということが，以降のセッションの流れを決めることになる。これは，特にうまくいかなかったパフォーマンスを批評するときに重要である。症例に即したデブリーフィングの開始を準備してリハーサルをし，さらにどのようにしてうまくいったチームと苦しんでいるチームをデブリーフィングするのかを考える
- 診断的で簡潔なデブリーフィングをするようにつとめる。例えば，"Dancing with the Stars"を一例として考えてみる。「私はあなたのチームが対応の難しい家族のメンバーとすぐに友好な関係性を築いたやり方が気に入りました。このおかげで必要な既往歴を手に入れることができたし，首尾よく症例を管理することにつながったと思います」
- あらかじめ審査員の中でデブリーフィングするトピックスを分担しておく。各審査員は重要な1つの領域に的を絞っておくこと（臨床判断，チームワーク，コミュニケーションなど）。こうしておけば，コメントが重複することを防ぐことができる
- デブリーフィングでは，最も重要なパフォーマンスに焦点をあてる。各シナリオには，全体の臨床管理に影響するであろう2～3の重要な行動が設定されている。審査員は競争という観点から，これらがよりよく行われたかを評価する必要がある。もっと大切なのは，審査員は正しく行われなかったことや見過ごされた重要な行動がどのように症例に影響を与えたかを述べなければならない
- 調整，バックアップの方法，相互のパフォーマンスのモニタリングなどのチームワークプロセスについて明確に述べる。チームの症例管理に実際に影響した例についても述べる
- 積極的な傾聴，双方向のコミュニケーション，実情調査，チーム間の会話，共通の言語の使用およびクローズド・ループ・コミュニケーションなどのスキルについて述べる
- 特異的な情報でフィードバックをしやすくする。公衆の面前であっても，これはやりやすい方法である。参加者の精神的な安全を確保することは重要であり，必須である。SimWarsの審査員にとって，この点に留意し，実行することは不可欠な資質である。例えば，「この患者が急変した理由は，心室細動に気づくまでに時間がかかったことによります。すべてのチームメンバーが気道に気を奪われていて，モニターに注意をしていなかったですね」
- ゴールを常に意識させる。「チームはうまく（課題X，YおよびZに）対処しました。しかし，つぎの勝負でも成功するためには，クローズド・ループ・コミュニケーションを改善してください。指示が大声で出されていましたが，誰も反応せず，指示の確認もされなかったことが数回ありました」といった提案をする
- 時間が許す場合，内省をさせる

■観客のために重要事項を要約する．参加者および観客に各シナリオの本質を説明する．彼らは，ゴールや目標を達成したか？　そうであるならば，どの程度か？　どんなことが彼らの成功またはミスの原因であったか？　症例の総括をするように重要事項を伝える
■学習すること！　審査員も練習を積む．今までに示したように，「台詞」をあらかじめ書いておき，大きな声で読むリハーサルをする．台詞は力強く，洗練して発する．そうすることで，それはより記憶に残り強い印象を与えることになる

議論のための質問

SimWarsは，行動変容を起こすような深い内省を与えることができるのかという疑問がある．われわれは一貫して，チームが審査員の評価を傾聴しているかを観察している．彼らは診断的フィードバックを取り込み，パフォーマンスを改善することになる．競争原理が働くイベントであることで，経験値を増幅し，チームは勝負ごとにチームワークとコミュニケーションなどに関して明らかにパフォーマンスを向上していくことになる．

まとめ

SimWarsという競技のデブリーフィングを行うということは，従来のシミュレーションの典型的なデブリーフィングとは違う枠組みを必要とする．審査員の役割は，明確かつ即座にチームの何が**うまくいき，何がうまくいかなかったのか**，つぎの勝負に進むためには何を**改善すべきか**を伝えることである．内省する時間はほぼなく，審査員はより多くの時間をパフォーマンスの分析と要約をすることに割く．

　ポジティブとネガティブ（おそらく批判的である）フィードバックに直面している参加者の自尊心を尊重しつつ，公衆の面前で彼らのパフォーマンスに対し**バランスのとれた審査**ができる能力に重点がおかれている．

　SimWarsのデブリーフィングが適切に行われれば，症例の本質を抽出することにおいて効果的で有用であり，教育すべき点を強調できるほか，参加者の良好なチームワークとコミュニケーション能力を促進させ，より優れた医療従事者の育成につながることになる．知識，症例への関心，競技前の準備が，最高のSimWarsデブリーファーとなる一助となる．

参考文献

Fanning RM, Gaba DM. The role of debriefing in simulation-based learning. *Simul Healthc* 2007; 2:115–125.

Rudolph JW, Foldy EG, Robinson T. et al. Helping without harming: the instructor's feedback dilemma in debriefing—a case study. *Simul Healthc* 2013; 8:304–316.

Salas E, Klein C, King H et al. Debriefing medical teams: 12 evidence-based best practices and tips. *J Comm J Qual Patient Saf* 2008; 34:518–527.

第 5 章
SimWars の評価法：
SimWars の教育的効果の最大化

Scott D. Weingart and Jeremy Samuel Faust

　有効な評価を行うことは，SimWars における参加者と観客に期待できる教育的効果の中で，最も重要な部分である。
　ほかの医学教育の形態とは異なり，SimWars では，観客といっても基礎知識のある観察者により監視されて審査される。審査員の役割は，多岐にわたる。審査員は何よりも適切なチームが勝ち上がっていけるように観客の投票行動に影響を与えつつ，チームに対しては教育的かつ実直でなければならない。SimWars の審査員は，建設的な意見と批判の両方に関して敏感でなくてはならない。結果として，最もよい審査員は，90 秒よりも短い非常に限られた時間の中で，鋭い指摘をしつつ観客を楽しませることが可能となる。本章では，この普及した有用な教育手法による効果を最大限に発揮させて SimWars の審査員の業務を成功裏に導くための戦略を説明する。

審査員の役割

　SimWars の審査員は教育に有益となる特別な能力にもとづいて選任される。他の誰とも重複しないような各分野における知識のある専門家を加えることが望ましい。こうすることによって，重複を避け，どの審査員も参加者と観察者の両方に本当に鋭い指摘をする機会が増える。多様な専門領域をもつ審査員の存在価値を高めて，重複を最低限に抑えるために審査委員会は事前に計画を立て，各審査員が評価とデブリーフィングの際に最も注意すべき事項について決定しておく必要がある。例えば，医学教育やシミュレーションの専門家は，チームワーク，コミュニケーション，役割の分担やシナリオの概要についての議論（詳細は第 4 章に記載）をするなど教育形式そのものについてコメントすることが最も適している。本章では，臨床的な内容を審査することに焦点をあてる。

臨床的な内容の審査

　可能であれば，各シナリオにおいて，臨床的な内容とチームの臨床決断や対応に関する医学的妥当性に焦点をあてるために，1 名の審査員が選ばれるべきである。この審査員は，そのシナリオに関して十分な教育を受けているか，経験豊富な専門医がなるべきであり，行われた医学的な決断や対応，および行われなかったことに関しても鋭い指摘をすることが望ましい。
　臨床的な内容に焦点をあてる際，SimWars のチームパフォーマンスにおいて 2 つのことに留意すべきである。1 つ目はプレッシャーの中にあること，2 つ目は医学的な妥当性が求められるチームパフォーマンスであること。

　プレッシャーの中でのパフォーマンス。SimWars は，迅速直感的，自己解決的，本能的な思考を実践するまれな教育手法であり，いわゆる "system 1/type 1 ［訳注：時間的な制約の中で直感的に即座に反射的に対応する認知の形態］" という認知形態をとる。SimWars においては，観客の存在，協力者による絶え間ない横槍や混乱事項，時間的制約，勝者と敗者が生まれるという競争という環境における経験というストレスをきたす要素に満ちあふれている。これらの要素は，注意深く熟考し，沈思的な手法で解決する "system 2/type 2" 思考過程とは

正反対の"shoot from the hip［訳注：深く考えずに行動する］"を強要するように実は設計されている．従来からの教育的側面で試験を行うこととは異なり，SimWarsはストレスの多い複雑な状況下でも参加者の対応を評価することが可能である．さらに，本当に不安定な患者を目前にしなければ評価できない救急医療の能力に関して，熟練した教師のよく練られた講義形式による解説が適さない類のものも適応となる．医師が臨床的判断をくだす際の認知行動の様式についてはさらなる情報もあり，ここではPat Croskerry［訳注：医療安全と臨床における意思決定に関する専門家であり，カナダの医療安全学会の創設者］の業績の一端を紹介する．彼は，医師がどのようにして，多くの情報にもとづいて診断をくだしたり，誤診したりするのかという複数の構造的な「潜在的認識介入」［訳注：診断バイアスをきたすということ］をあげている．

医学的妥当性が求められるチームパフォーマンス．騒々しい環境下で開催されるSimWarsでも，チームの臨床的な能力を評価するためには，小声でかわされるチームの会話を聞き取るぐらいの詳細な観察が必要なことがある．加えて，重要な臨床行為（輪状甲状靭帯切開，開胸，胸腔チューブ留置など）の妥当性を評価するには，審査員は詳細に観察するために自由に歩き回り，チームの邪魔になったりしないように，あるいは観客の視野を長時間遮ったりしないようにしなければならない（審査員がそのような行動をしたとしても，チームに警告をするわけではなく，シナリオの流れを止めるわけではないことをチームには知らせておく）．医療行為（例：輪状甲状靭帯切開の切開創の大きさや，気管がどのように拡張されてチューブが正しく留置されたかの観察）が正しく行われたかを確認することは不可欠である．なぜならば，チームパフォーマンスを評価する際に見落とされる項目は，実際の臨床で手技を行うチームの能力を審査する際に重要だからである．チームと観客は，審査員がデブリーフィングで与える技術的な指摘から大きな知識を得ることができる．チーム全体の姿勢や診療の流れが円滑で，非常に統制がとれているように一般の観察者の目にはみえるときこそ最も注意が必要である．このようなときは，円滑で快適であることで医療が正確に行われていると誤解させる認知の罠に観客を誘導することがある．この整備の行き届いたSimWarsという機械は，シナリオが非常にうまく処理されていると観客を勘違いした思考に容易に引き込む．審査員が臨床的内容に焦点を絞ることで，デブリーフィングにおいて意識的にかつ明確にこの問題点を浮き彫りにする．

フィードバックの実施

うまくいった際には，デブリーフィングは教育的な機会となり，その日の観客を明日のSimWarsの競技者に仕立てあげる機会になる．有益なフィードバックを与えられることは価値あるものであり，多くの場合で指導者が認めているよりも難しい技術を修得させる．SimWarsにおいては，参加者が公衆の面前にさらされ**公開されることで**問題が複雑化する．そもそも，SimWarsの学習環境は**安全ではない**．しかし，これはSimWarsの大きな特徴の1つである（実際に生命が危機にさらされることがないだけで，非常に危機感のあるシナリオを行うプレッシャーにあふれた現場で行われる）．もし，デブリーフィング中に審査員が率直になることを躊躇すれば，これは大きな障壁となってしまう．精神的な緊張をほぐす方法は，フィードバック中に実直な指摘をすることで楽しませるという方法をとることである．そこで，伝統的な状況で行われるフィードバックと同様に，公衆の面前における対処方法を示す．

公衆の面前におけるフィードバックの実施

非常に巧みな演説やSimWarsのデブリーフィングに共通する特性は簡潔さである．回りくどい話ほど観客の注意を引きつけておくことができないものはない．ネガティブなフィードバックをするときに，大げさに演じて楽しませようとすることは，観客を歓喜させるだけでなく，競技者の緊張をほぐす工夫ともなる．これは，審査員の辛辣な批評を和らげるかもしれない．単純だが効果的な緊張をとく工夫としては，競技者がよく知っている用語を使用することである．「アダム，私の無二の友として，あなたの切開は約2.5 cm（1インチ）ほど小さくないか」は，ただ単に「あの黒髪の競技者が，あの輪状甲状靭帯切開を失敗した」というよりはましである．

そのほかの公衆の面前におけるフィードバックの例を示す。

- **重複を避ける。**他の審査員がコメントをした場合，同じことをいわないようにする。善意の審査員が「繰り返したいわけではないが……」と繰り返しだしたならば，別の審査員の言葉を「エコー」のように繰り返すとよい。同じことを改めていいたくなる欲求が強くなるのは，伝えたいシナリオの肝の部分を書きとめていたにもかかわらず，自分より先にほかの審査員に指摘されてしまったときに起きる。この欲求を克服できるようになるには自制を要するが，競技の流れを守り，観客を引きつけておくためにも必要なことである。
- **簡潔にする。**一般的に，担当の審査員は各シナリオで数分間話すことになる。ほかの審査員は，60〜90秒程度の短いコメントをするように自己規制する。手際よく効果的に行うということは，練習すればできるようになる能力である。
- **練習する。**録音された自分の声を聴くことが嫌なのは普通のことである。しかし，注意深く聞くと，音質や声の質といったものよりも人が戸惑うのは，ぎりぎり聞くに堪えるが重要な内容がとげとげしく伝達されていることに気づかされる。これは，オーディオレコーダーを使って事前に練習することができる。この練習を行った多くの人は，声の伝達が練習で改善することを理解している。時間をかけて，練習をした人は録音された自分の声が気に入ってくるかもしれない。これは，演者が自分の声の質を改善させたからではなく，たいていは自分の話す内容を洗練させたことによる。また，審査を受けるような競技(テレビで放映されているタレント同士が競いあうような番組や音楽番組など)を鑑賞・観戦することは，非常に役に立つ。その審査員は，知識を与えるということ，楽しませるということ，何よりも簡潔に伝えるという点でプロフェッショナルである。
- **不一致を受容する。**審査員間での意見の不一致だけではなく，困難な医学的問題に対する有効な対処法を提示することなど，審査員の意見の不一致は観客には受けがいいようである。これが，競技における楽しみの要素を加え，デブリーフィングの焦点になる。ただし，不一致を受容しつつも，適切な雰囲気を維持しなければならない。

効果的なフィードバックの実施に関する一般的戦略

審査委員会は，激励と批判のバランスが均衡していることを確認する努力が必要である。審査委員会としての有用性を最大限に発揮するために，1名の審査員がチームパフォーマンスの劣っている部分に焦点をあてることを指示する一方で，他の審査員には優良な部分に注目させるようにする。この「よい警官/悪い警官」という構図は，テレビの"American Idol"で何年間も行われており，よいお手本となるであろう。

批判をする際に，多くの指導者は「フィードバックサンドイッチ法」を用いている。この方法では，デブリーフィングの最初と最後に褒める部分(「パン」の部分)が，主たる批判の部分(「肉」の部分)をはさんでいる。この方法は有効である一方，過剰な自信のある生徒はパンの部分にしか目を向けない。そして，自信のない生徒は肉にしか注目しないかもしれない。しかし，「フィードバックサンドイッチ法」の大きな問題は，パフォーマンス全体の正しい認識を受講生に与えられず，みずからの修正すべき計画を立てられないままにしてしまう点にある。その他の問題点として，一部の審査員が「フィードバックサンドイッチ法」を実践しようとして結局，否定的なコメントではじめてしまい，最後にもまた繰り返してしまう「パンと肉がひっくり返ったサンドイッチ」となることがあげられる。この手法は，高い診療水準をもち，参加者に高品質のパフォーマンスを期待している審査員には非常に魅力的なものである。

これらの理由で，"GRIP"構造という項目を検討することを推奨する〔grade(程度)，reassurance(安堵)，insight(洞察)，prognostication(今後の予測)〕。この構造では，全体のgrade(程度)で「よい，満足できる，非常によい，すばらしい」に即座にあてはめられる。そして，reassurance(安堵)では何かうまくできたことを確認する。これによって，次のinsight(洞察)をするための安全な環境を作り出せる。通常，否定的な批判が提起されるということが最も重要な批評である。最後に，prognostication(今後の予測)において，チームがフィードバックを取り込むことでどのように改善していくのかを予測するのと同時に，本質的な助言を与える。次に例を示す。

全体的なパフォーマンスはよかったと思います．不安定な状態かつ上部消化管出血で急変している患者であることを正しく診断していました．他の処置が失敗したときにも，輪状甲状靭帯切開に向かって適切に方針を決定していました．しかし，正しい部位ではなく，切開創の大きさも不十分で，誤った位置へのチューブ留置を引き起こしてしまいました．マネキンの解剖学的位置からすると，正しい切開はもっと大きく，尾側であるべきでした．正しい判断ではあったのですが，この過失はそれだけで，患者の生命に危機を及ぼすものです．もし，細かな技術的な部分を修正すれば，チーム全体のパフォーマンスは非常によいため，すばらしいレベルに到達すると私は信じています．

まとめ

SimWarsの教育様式は，自発的な思考，チームワーク，迅速な意思決定，医学的知識の有効な学習の場となる．競技者にも観衆にも示唆に富んだ指摘をできるように，非常に特異的な分野を補佐する臨床の専門家も審査員に加え，審査委員会を構成する．これは，シナリオの臨床的な内容や妥当性をきちんと把握する最低でも1名の評価者がいるということを意味する．効果的なデブリーフィングは，公衆の面前における演説の一形態であり，バランスがとれて示唆に富んだフィードバックをいつものように行えるように前もって練習しておく必要がある．

参考文献

Croskerry P. The importance of cognitive errors in diagnosis and strategies to minimize them. *Acad Med* 2003; 78:775–780.

Croskerry P. Diagnostic failure: a cognitive and affective approach. In Henriksen K, Battles JB, Marks ES, et al., eds. *Advances in Patient Safety: From Research to Implementation*: *Vol 2 Concepts and Methodology*. Rockville, MD: Agency for Healthcare Research and Quality, Rockville, MD: Agency for Healthcare Research and Quality, 2005, 2005.

Stanovich KE. *Who is Rational? Studies of Individual Differences in Reasoning*. Mahwah, NJ: Erlbaum, 1999.

第 6 章
技術的トラブルへの対処方法

Lisa Jacobson

　本章では，技術に起因する問題をどのように扱うかを解説する。マネキン（もしくは，いかなる工業技術）にかかわって仕事をしている多くの技術者は，機械はときに期待したとおりに動かないことがあることを理解している。SimWars の一般的ルールとして，「もしチーム A にとって壊れていたものは，チーム B にとっても壊れたまま」とする。実際，臨床医は気管挿管中に光源が故障したり，バイタルサインもとれず，検査が難しい状況になったりしても，それらに何とか対応している。SimWars 競技中のどの時点においても故障は起こりうるが，競技が続いている以上，それを問題にはしない。また，シナリオに精通した進行役がいれば，参加者にシナリオがうまく継続するように助言ができる。「先生，モニターが壊れましたね。別のモニターがあるかみてきます」と素早く対応し，たとえ新たな困難が加わったとしても進行からずれてしまうことを回避するようにする。

　SimWars が大きなホテルまたは会議場で開催されるとき，無線インターネットの障害は問題を複雑にする。施設の音響映像の職員は，施設のワイヤレス信号の遮断や複数のワイヤレス信号に関する情報や，ワイヤレスシミュレーターの設定が複雑であるため有線で作動したほうがよいなどの情報を提供してくれる。SimWars が拡大するにつれて，参加者のための小型マイクの需要が増加するとともに，その出力を管理するスタッフの業務も増加している。マイクの障害は，シミュレーションが要求するリアリズムを支持する要素にはならない。また，開始前にどの技術においても限界があることを知ることがイベントを進めるうえで最も重要である。この事前準備によってシナリオの仕上がりが改善し，成功のための技術に対する全幅の信頼によって陥りやすい落とし穴を回避することが可能になる。シナリオのリアリズムを維持することは，チームや個人のパフォーマンスを最適化し，SimWars が成功するための重要な要素となる。

PartⅡ：SimWars シナリオ集

Section 1： 気道管理にかかわるケース

ケース1
与死抜管：気管挿管を望まない患者

Lisa Jacobson

1	シナリオ概要

救急隊が現場で蘇生（自己心拍再開）し，気管挿管された75歳の女性が搬送されてきた．患者は，転移のある乳癌について緩和治療を受けており，自宅で倒れているところを発見された．隣人が911番［訳注：日本では119番．以降は119番で表記］に通報し，救急隊が到着．現場で治療を開始し，気管挿管とアドレナリン投与により生命反応が回復した．初期波形はPEAであった．ERで治療を開始した1分後に電話が鳴り，家族が救急隊の要請を望まないDNR/DNI(do not resuscitate/do not intubate)の書類をみつけたと話している．さらに，「患者が望んでいないのですぐに抜管してほしい」とも訴えている．医療チームは，与死抜管をしなければならない．

2	教育目標/論点

事前指示書に関連した対応
■ DNR/DNIの書類，および書類の正当性を確認
■ 書類の意図を確認
■ 家族と明確に書類の意味を議論
■ 反対意見のある家族の懸念に留意

緩和治療に関連した対応
■ オピオイド点滴
■ 必要に応じて鎮静薬点滴

抜管に関連した対応
■ 気管挿管せずに換気を中止，T-tubeの使用，すぐに抜管して加湿酸素を投与
■ 分泌物の抑制：グリコピロニウム*または硫酸アトロピン

［＊訳注：気管支拡張薬（シーブリ®）］

3	準備物品

マネキン，気管チューブと呼吸回路，輸液セット

4	ムラージュ

高齢者にみせるための化粧，蒼白で重篤な患者の外見，女性の白髪のかつら，分泌物用の液体

| 5 | **画像と血液検査** |

■X線写真26：右片肺挿管を呈する胸部X線写真
■事前指示書/AND(allow natural death)/DNRの書類

| 6 | **登場人物（シナリオ協力者）とその役割** |

■救急隊：既に気管挿管された患者を搬送し，蘇生と自己心拍再開の状況を報告する
■看護師：有能．疼痛や苦痛，書類の正当性への懸念を表す
■家族：AND/DNRの書類を提出．抜管を望まない従兄以外は，与死抜管を支持的に推奨する

| 7 | **クリティカル・アクション*** |

［＊訳注：本書では，シナリオにおけるチームの重大な意思決定と対応を「クリティカル・アクション」と表現する］
■事前指示書に従う
■家族会議を開催する
■与死抜管を行う
■疼痛の管理
■分泌物を管理

| 8 | **時間経過** |

開始時点（時間0分）
バイタルサイン：BP 90/65 mmHg，HR 110回/分，呼吸状態は救急隊が換気，SpO_2 95％（気管挿管中）
開始時にモニターは装着されていない．シナリオは，ERに搬送されるところから開始する
■右肘窩に20Gの静脈路
■心電図モニター：洞性頻脈110回/分
■身体所見
　▶概要：無反応，悪液質，パジャマ姿
　▶頭頸部：瞳孔は固定し散大，気管チューブは口唇26 cm固定
　▶胸部：左肺呼吸音減弱
　▶心臓：整，頻脈
　▶腹部：軟
　▶皮膚：損傷なし，温かい，乾燥
　▶四肢：損傷なし，下肢浮腫
　▶神経：固定，人形の目，咽頭反射なし
■看護師の合図：「この患者に人工呼吸をすれば，バッグバルブマスク換気をしなくてすみます」
■救急隊の合図：「帰署したいので，資器材を返してもらえますか？」

> **クリティカル・アクション**
> ・気管チューブの位置確認
> ・人工呼吸器の準備

シナリオ進行*1：1分後

［＊訳注：本書では，重大な局面の転換点を「シナリオ進行」と表現する］

- BP 90/65 mmHg，HR 110 回/分，呼吸状態はSpO_2を91％にセット，気管チューブ位置を調整しない限り人工呼吸器のアラームは鳴り続ける
- 家族から電話：「DNR/DNIがあります。今そちらに向かっています」
- 人工呼吸器のアラームは，気管チューブ先端が右気管支から再調整されない限り鳴り続ける
- 看護師の合図：「そのアラームは何でしょうか？ チューブの位置を確認しましたか？ 私には左肺の呼吸音が聞こえません」

> **クリティカル・アクション**
> - 気管チューブの位置調整
> - 人工呼吸器のアラームに対処する

シナリオ進行2：2分後

- BP 90/65 mmHg，HR 110 回/分，呼吸状態はSpO_2を95％にセット（気管チューブの位置調整により）
- 家族が到着
  - ▶「彼女は気管挿管を望んでいない」
  - ▶「私たちは，彼女がいかなる積極的な処置も希望していない，と救急隊に伝えました」
  - ▶ 1名の従兄弟が反対の発言をする。「すべての治療を望みます」
- X線写真26（右片肺挿管を呈する胸部X線写真）の写真は使用可能〔気管チューブの位置を調整したらX線写真3（気管挿管された成人男性の正常胸部X線写真）の写真をだす〕

> **クリティカル・アクション**
> - DNRの確認
> - 家族の懸念/反対に対処する

シナリオ進行3：4分後

バイタルサインは不変

- 家族が訴え続ける「これは，彼女が希望していることではありません。チューブを抜いてください」
  - ▶ 家族は，バージニア州の病院で内分泌医をしている娘に電話をした。彼女は，診療内容や，なぜ蘇生処置がなされているのかについて疑問をもっている
  - ▶ 家族は，「ここで挿管治療をすることは受け入れられない。抜管してほしい」と要求している
  - ▶ 医療チームが無機質に抜管を拒否したら，たった今家族からの連絡を受けたかかりつけ医から同様に抜管を支持するとの電話がかかる
- 医療チームがオピオイドの点滴を開始しなければ，看護師と家族は疼痛と苦痛の心配をしはじめる
  - ▶「彼女は苦痛がないことだけを望んでいた」
  - ▶「彼女はたくさんの痛み止めを自宅で服用していた」

> **クリティカル・アクション**
> - 代理人を確認する
> - 家族/かかりつけ医と懸念について議論する
> - 疼痛に対処する

シナリオ進行4：最後のアクション

バイタルサインは不変

- ■シナリオは，抜管をして終わるか，家族が抜管をしないことを納得して終わる
  - ▶家族は，抜管のための計画がある場合のみ満足する
  - ▶聖職者を待っている可能性がある
  - ▶疼痛や苦痛に対処する
- ■意思決定：抜管した場合，ICU 以外の病棟に入室
  - ▶可能であれば聖職者，緩和ケア，ホスピスケアにかかわる職種をコールする

> **クリティカル・アクション**
> - 家族の議論を促進する
> - 分泌物を管理する
> - 終末期における別の選択肢について議論する
> - 聖職者などに協力を求める

9　画像と血液検査など

- ■X 線写真 26：右片肺挿管を呈する胸部 X 線写真
- ■自施設の書式で作成した AND/DNR の書類

10　参考文献

Kompanje EJ et al. Anticipation of distress after discontinuation of mechanical ventilation in the ICU at the end of life. *Intensive Care Med* 2008; 34:1593–1599.

Limehouse WE et al. A model for emergency department end–of–life communications after acute devastating events. Part I: decision-making capacity, surrogates, and advanced directives. *Acad Emerg Med* 2012; 19(9):E1068–E1072.

Mazer MA et al. The infusion of opioids during terminal withdrawal of mechanical ventilation in the medical intensive care unit. *J Pain Symptom Manage* 2011; 42:44–51.

ケース2
産業火災傷病者：熱傷とシアン中毒

Scott Goldberg and Steven A. Godwin

1 シナリオ概要

産業火災で受傷した35歳の男性がERを受診。同僚が職場（工場）に到着した際，建物火災を発見した。同僚が駆けよると患者の意識はなく，体のうえには建物のがれきが積み重なっていた。同僚は患者を現場から救出して，自家用車でERにつれて来た。患者は上胸部，背部と左上肢に全周性熱傷を負っていた。ER到着時，患者は疼痛のため呻き声を上げていた。

2 教育目標/論点

臨床的治療
- 気道を含む熱傷に対する適切な治療
- 重症熱傷患者に対する適切な鎮痛と輸液蘇生
- 熱傷患者に対するシアン拮抗薬投与の考慮
- 熱傷と気道熱傷における一酸化炭素中毒の考慮

コミュニケーションとチームワーク
- 複雑な熱傷を負った患者に対し，適切な治療を行うチームのメンバーとして機能する
- 患者転送のために熱傷センターへの紹介を適切かつタイムリーに議論する

3 準備物品

焼けたオーバーオールかTシャツ，焦げたカツラ，ヒドロキソコバラミン（シアノキット®）

4 ムラージュ

口と鼻の周囲に煤付着，焦げた髪，焼けたオーバーオールかTシャツ，胸壁と左上肢の全周性熱傷

5 画像と血液検査

- X線写真1：成人男性の正常胸部X線写真
- X線写真3：気管挿管された成人男性の正常胸部X線写真
- 心電図1：洞性頻脈
- 超音波1：正常なFAST
- 血液検査：動脈血ガス分析，カルボキシヘモグロビン濃度，乳酸値

6　登場人物（シナリオ協力者）とその役割

■看護師：基本的に有能。患者を熱傷センターに転送することを促すかもしれない
■友人：限られた情報しか提供しないが，基本的に有益で協力的
■中毒学指導医：乳酸値に応じた予防的ヒドロキソコバラミン投与を提案する
■熱傷センター：患者の転送を受け入れ，要求があれば高圧酸素療法の準備をする

7　クリティカル・アクション

■潜在的な外傷の併存について考慮する
■潜在的な困難気道を認知して，適切に対処する
■十分な鎮痛と輸液蘇生を実施する
■シアン中毒に対する予防的治療をする
■潜在的な一酸化炭素中毒を認知して治療する

8　時間経過

開始時点（時間 0 分）

バイタルサイン：BP 160/95 mmHg，HR 130 回/分，RR 20 回/分，SpO_2 92%（room air），BT 36.9℃，心電図（洞性頻脈）

■病院前処置：なし
■身体所見
　▶概要：半覚醒，強い疼痛の訴え，口と鼻の周囲に煤付着，呻き声
　▶既往歴：不詳
　▶性交歴：不詳
　▶社会歴：不詳
　▶服薬歴：不詳
　▶アレルギー：既往なし
　▶頭頸部：瞳孔 2 mm で対光反射あり，焦げた髪と口と鼻の周囲に煤付着，口腔内に煤なし，口唇と舌に浮腫なし
　▶頸部：軟。かすかな喘鳴
　▶胸部：聴診上は異常なし，胸壁にⅡ度熱傷
　▶心臓：不整なし，頻脈
　▶背部：Ⅱ度熱傷
　▶腹部：異常なし
　▶四肢：左上肢に全周性熱傷，脈の左右差なし
　▶皮膚：発汗著明
　▶神経：疼痛に呻き声をあげるのみ，疼痛刺激に反応あり，自発開眼あり
　▶熱傷体表面積：25%
　▶血糖：110 mg/dL
■友人：とても慌てていて「もっと早くついていれば！」「彼は大丈夫ですか？」と聞く
■看護師：基本的に有能。無事に静脈路の確保に成功

> **クリティカル・アクション**
> - 重症外傷患者であると認識して評価を開始する
> - 気道確保を考慮する
> - 併存外傷が存在することを認識する
> - カルボキシヘモグロビンと乳酸値の検査を実施する

シナリオ進行1：2分後

バイタルサイン：BP 115/70 mmHg，HR 140 回/分，RR 20 回/分，SpO_2 90%（room air）と 94%（非再呼吸式マスク換気）

■輸液と鎮痛薬により HR はやや低下
■気管挿管が試みられた場合：つぎの「シナリオ進行」へ移行
■チームはセカンダリーサーベイを行うべき
■輸液が行われるべき
■熱傷センター/高圧酸素療法施設への転送を考慮すべき
■FAST：陰性
■血液検査：動脈血ガス分析，カルボキシヘモグロビン濃度
■看護師：チームが熱傷チームか外傷チームにコンサルトしようとした場合，この病院では不可能であると伝える．転送を考慮した場合，看護師は交換台に連絡する

> **クリティカル・アクション**
> - セカンダリーサーベイ
> - 熱傷面積を約 25%として適切な輸液蘇生を実施
> - 鎮痛薬を考慮
> - CO 中毒を考慮
> - 転送を考慮

シナリオ進行2：4分後

バイタルサイン：BP 80/50 mmHg，HR 135 回/分，RR 35 回/分，SpO_2 70%（room air）と 85%（非再呼吸式マスク換気）

■声はくぐもり，流涎，喘鳴あり
■チームが喉頭鏡を用いて気管挿管を試みた場合
　▶患者は気管挿管不可能
　▶輪状甲状靱帯切開が必要
■チームがファイバー下気管挿管か意識下気管挿管を試みた場合
　▶気管挿管は成功
■血液検査：乳酸値
■画像検査：胸部 X 線写真
■友人：チームが気道確保をしなかった場合，「なぜ彼は変な声をだしているんですか」と聞く

> **クリティカル・アクション**
> - 気道管理，器具を用いた確保が好ましい
> - 気道確保後の確認
> - シアン中毒を考慮

シナリオ進行3：最後のアクション

バイタルサイン：BP 60/30 mmHg，HR 150 回/分，呼吸状態は人工呼吸管理下，SpO_2 88%（人工呼吸管理下）

- ■シアン拮抗薬投与によって BP 90/50 mmHg に改善
- ■チームが昇圧薬投与を試みた場合，選択された薬物の種類と量によって BP は適切に改善
- ■気道確保後の確認を継続
- ■チームがシアン拮抗薬を投与していなかった場合，そのままにしておく
- ■中毒学指導医：コンサルトされれば，ヒドロキソコバラミンの適切な投与量を伝える
- ■熱傷センター：患者の転送を受け入れ，要求があれば高圧酸素療法の準備をする。投与されていなかったら，シアン拮抗薬投与を推奨する

> **クリティカル・アクション**
> - 気道確保後の確認を持続
> - シアン拮抗薬の投与
> - 熱傷センターへの転送に関する適切な判断

9 画像と血液検査など

- ■X 線写真 1：成人男性の正常胸部 X 線写真
- ■X 線写真 3：気管挿管された成人男性の正常胸部 X 線写真
- ■超音波 1：正常な FAST
- ■血液検査
    - ▶pH 7.05
    - ▶P_{CO_2} 46 mmHg
    - ▶P_{O_2} 286 mmHg
    - ▶HCO_3^- 8 mEq/L
    - ▶SpO_2 85%
    - ▶カルボキシヘモグロビン 19%
    - ▶乳酸値 10.4 mmol/L（93.7 mg/dL）

10 参考文献

Edlich RF, Martin ML, Long WB 3rd. Thermal burns. In Marx JA, Hockberger RS, Walls RM, eds. *Rosen's Emergency Medicine: Concepts and Clinical Practice*, 6th edn. Philadelphia, PA: Mosby Elsevier, 2006, Ch. 60.

Gómez R, Cancio LC. Management of burn wounds in the emergency department. *Emerg Med Clin North Am* 2007; 25:135–146.

Hettiaratchy S, Papini R. Initial management of a major burn: I–overview. *BMJ* 2004; 328:1555–1557.

O'Brien DJ, Walsh DW, Terriff CM, Hall AH. Empiric management of cyanide toxicity associated with smoke inhalation. *Prehosp Disaster Med* 2011; 26:374–382.

Schwartz L, Balakrishnan C. Thermal burns. In Tintinalli JE, Kelen GD, Stapczynski JS, eds. *Emergency Medicine: A Comprehensive Study Guide*, 6th edn. New York: McGraw–Hill, 2004, Ch. 199.

ケース3
プールへの飛びこみ事故

Neal Aaron and Steven A. Godwin

1	シナリオ概要

24歳男性のプール飛びこみ事故。友人(全員飲酒)からの証言によると,患者は浅いプールに勢いよく飛びこんだ模様。プールの底から3~4分間上がってこなかったが友人らは遊んでいると思っていた。その後,心停止状態でプールから引き上げられた。現場にいあわせた救急隊員がバイスタンダーCPR(心肺蘇生)を開始して,救急隊が到着した5分後に自己心拍再開となった。GCS 3点。現場でラリンジアル・チューブを挿入して気道確保を行った。

2	教育目標/論点

臨床的治療
- 神経原性ショックの認知
- 神経原性ショックの治療
- 潜在的頭部外傷の評価
- 心停止および低体温症を伴った外傷患者の管理:原因が明らかではないときにすべきこと
- 頸椎保護をしながらの気道管理,声門上デバイスを用いた気道管理
  ▶ 気道浮腫と気道合併症の可能性を考慮

3	準備物品

- ネックカラー
- 冷却ブランケット
- 輸液
- ラリンジアル・チューブ(または,他の声門上デバイス)
- PEEP弁,エアウェイ

4	ムラージュ

ネックカラーを装着された水着着用のマネキン,ラリンジアル・チューブ,前額部に擦過傷

5	画像と血液検査

- X線写真5:誤嚥のために気管挿管された成人男性の胸部X線写真
- CT1:正常頭部

- ■CT2：高位頸椎骨折
- ■X線写真6：明らかな頸髄損傷を伴う高位頸椎骨折の頸椎側面像
- ■心電図2：洞調律

6　登場人物（シナリオ協力者）とその役割

- ■患者：マネキン，反応なし
- ■看護師：チームリーダーの指示に従って業務を補助する
- ■ICU専門医：声のみ

7　クリティカル・アクション

- ■心停止後の評価
  - ▶チューブの確認
  - ▶心電図リズム解析
- ■外傷の検索と評価
- ■確実な気道確保のためにラリンジアル・チューブを交換
- ■神経原性ショックを認知，治療
- ■低体温療法の検討と実施
- ■溺水患者の人工呼吸管理

8　時間経過

開始時点（時間0分）

バイタルサイン：BP 90/50 mmHg，HR 76回/分，RR 16回/分，SpO_2 99％（バッグバルブマスク換気），BT 96°F（35.6℃），心電図（洞調律）

- ■患者は反応なし
- ■救急隊により右前腕に18Gの静脈路が確保されている
- ■身体所見
  - ▶概要：声門上デバイスが留置，反応なし
  - ▶頭頸部：瞳孔4 mmで対光反射は鈍
  - ▶頸部：C3がずれている
  - ▶胸部：両肺野に水疱音を聴取，右側で悪い
  - ▶心臓：リズム整，雑音/摩擦音/ギャロップなし
  - ▶腹部：軽度膨隆だが軟，腸管蠕動音は減弱
  - ▶直腸：弛緩している，血液付着なし
  - ▶皮膚：湿潤，前額部に擦過傷あり
  - ▶四肢：外傷なし
  - ▶神経：反応なし，GCS 5点〔開眼反応（E 1点），言語的反応（V 1点），運動反応（M 3点），除皮質硬直肢位〕
  - ▶FAST：実施されたならば正常（超音波1：正常なFAST）

シナリオ進行1：1分後

バイタルサイン：BP 90/50 mmHg，HR 76回/分，RR 16回/分，SpO_2 99％（バッグバルブマスク換気）

■身体所見：変化なし
■血液検査：利用できるものはない
■画像検査：利用できるものはない

> **クリティカル・アクション**
> - 確実な気道確保のためにラリンジアル・チューブを交換する。ビデオ喉頭鏡や気管支ファイバーは使用できない
> - 頸椎を保護しながら迅速気管挿管 rapid sequence intubation (RSI) を施行
> - 神経保護につながる迅速気管挿管を選択する：BPが低下しにくいetomidateでさえも投与量を減らすことを考慮する。そうしなければ血圧がさらに低下する

シナリオ進行2：3分後

バイタルサイン：BP 65/40 mmHg，HR 76 回/分，RR 16 回/分，SpO$_2$ 100％（バッグバルブマスク換気）
■迅速気管挿管の使用薬物にかかわらず，BPがさらに低下
■輸液を投与してもBPは変化しない。神経原性ショックに対しては，輸液2Lを投与した後で昇圧薬を開始する。輸液をしない場合，2分後に収縮期血圧が50 mmHgまで低下する
■気道が確保されており，神経原性ショックに対して輸液と昇圧薬を使用していれば，頭部CTと頸椎CTを撮影する
■血液検査：利用できるものはない
■画像検査：利用できるものはない
■看護師（俳優1）：有能。指示されたことは完璧にこなす

> **クリティカル・アクション**
> - 輸液蘇生
> - 2～3L輸液後に昇圧薬を開始

シナリオ進行3：6分後

バイタルサイン：変化なし
■気道が確保されており，神経原性ショックに対して輸液と昇圧薬を使用している場合，頭部CTと頸椎CTを撮影する
■血液検査
　▶生化学検査7項目(chem-7[*1])：正常
　▶血算：正常
　▶PT-INR/aPTT：正常
　▶尿DOA(drugs of abuse)[*2]：大麻陽性（他は陰性）
　▶血中アルコール濃度：267 mg/dL
　　［*1 訳注：測定項目は，Na$^+$，K$^+$，Cl$^-$，HCO$_3^-$，BUN，クレアチニン，血糖値］
　　［*2 訳注：簡易薬物スクリーニング検査］
■画像検査
　▶CT1：正常頭部
　▶CT2：高位頸椎骨折
　▶X線写真6：明らかな頸髄損傷を伴う高位頸椎骨折の頸椎側面像
■看護師（俳優1）：まだチームがショックを治療できていなければ，看護師が指摘する。気管チューブからの泡沫痰に気づく

> **クリティカル・アクション**
> - 頭部と頸椎 CT
> - SpO_2 を改善させるために PEEP 弁を用いて気管挿管後の低酸素血症を管理する

シナリオ進行 4：最後のアクション

バイタルサイン：BP 110/72 mmHg，HR 88 回/分，RR 16 回/分，SpO_2 84～88%

■泡沫痰のために SpO_2 の維持が困難
■低体温療法プロトコルを開始する（もし行われていなければ，ICU 専門医が確認する）
■方針：ICU 入室
■脳神経外科医（俳優 2）：突然のコンサルトを受け付ける。ICU 入室を推奨する
■ICU 専門医（俳優 3）：患者の治療を引き継ぐ

> **クリティカル・アクション**
> - 低体温療法プロトコルの開始。最低限の冷却輸液を投与するプロトコルを考慮する
> - 脳神経外科医または整形外科医に相談する
> - ICU 入室

9 画像と血液検査など

■X 線写真 5：誤嚥のために気管挿管された成人男性の胸部 X 線写真
■CT1：正常頭部
■CT2：高位頸椎骨折
■X 線写真 6：明らかな頸髄損傷を伴う高位頸椎骨折の頸椎側面像
■心電図 2：洞調律

10 参考文献

Baron BJ, McSherry KJ, Larson, JL, Jr., Scalea TM. Spine and spinal cord trauma. In Tintinalli JE, Stapczynski JS, Cline DM et al. eds. *Tintinalli's Emergency Medicine: A Comprehensive Study Guide*, 7th edn. New York: McGraw-Hill, 2011, Ch. 255.

Consortium for Spinal Cord Medicine. Early acute management in adults with spinal cord injury: a clinical practice guideline for health-care professionals. *J Spinal Cord Med* 2008; 31:403–479.

Gupta M, Benson D, Keenan T. Initial evaluation and emergency treatment of the spine-injured patient. In Browner BD ed. *Skeletal Trauma*, 4th edn. Philadelphia, PA: Saunders-Elsevier, 2009, Ch. 25.

ケース4
困難気道：家屋火災

Kristin McKee and Steven A. Godwin

1	シナリオ概要

ガールフレンドと喧嘩した後に，自宅の下に潜りこんで焼身自殺を試みた35歳の男性．通行人が彼を救助した．頸部以下に広範囲熱傷を負っており，大きくて騒がしい呼吸をしている．患者は低酸素で困難気道を呈している．もし，迅速気管挿管が試みられた場合，輪状甲状靱帯切開が必要となる．患者は，気管挿管後もシアン中毒のために二次性低酸素を呈しているだけでなく，焼痂切開も必要な状態．これらの処置が終了してから，患者は熱傷センターに転送される．

2	教育目標/論点

臨床的治療
■困難気道の認識と対応
■シアン中毒の認識と対応
■焼痂切開の実施

3	準備物品

焼痂切開が可能な熱傷モデル．輸液，輪状甲状靱帯切開セット，輸液セットと気道管理セット

4	ムラージュ

両側大腿，胃部（上腹部），胸部の全周性Ⅲ度熱傷，両側上肢と頸部のⅡ度熱傷

5	画像と血液検査

■X線写真1：成人男性の正常胸部X線写真
■X線写真3：気管挿管された成人男性の正常胸部X線写真
■心電図1：洞性頻脈

6	登場人物（シナリオ協力者）とその役割

■救急隊員：起きたイベントを報告する．これが開始の合図となる
■看護師：薬物投与と検体採取を実施
■患者：呼吸努力と呻き声，喘鳴あり
■指導医：熱傷専門医がカルテを記載

| 7 | **クリティカル・アクション** |

- ■困難気道を認識する
- ■困難気道に対応する
- ■シアン中毒を認識する
- ■シアン中毒に対応する
- ■熱傷を治療する
- ■胸部と下肢の焼痂切開を実施する
- ■熱傷センターに転送する

| 8 | **時間経過** |

開始時点（時間0分）

バイタルサイン：BP 135/90 mmHg，HR 120回/分，RR 26回/分，SpO_2 75%（room air），BT 98°F（36.7℃），心電図（120回/分の洞性頻脈）

■来院時現症のまとめ：自宅の下に潜りこんで焼身自殺を試みた35歳の男性。通行人に救助された。頸部以下に広範囲熱傷を負っており，大きくて騒がしい呼吸をしている。呻き声を上げて喘鳴あり。

■初期治療：救急隊によって前腕に18Gで静脈ライン確保

■身体所見
- ▶概要：涙ぐみつつも意識清明，呼吸困難と疼痛のために呻き声を上げている
- ▶頭頸部：瞳孔4mmで対光反射あり
- ▶頸部：軟
- ▶胸部：胸部運動が制限されていて，喘鳴を聴取
- ▶心臓：頻脈で雑音なし
- ▶腹部：軟，圧痛なし，腸管蠕動音正常
- ▶皮膚：両側大腿，胃部（上腹部），胸部の全周性Ⅲ度熱傷，両側上肢と頸部のⅡ度熱傷
- ▶四肢：両側下肢の血流不良
- ▶神経：清明で両側ともに離握手に応じる，疼痛が存在するが四肢は可動

■看護師（俳優）：マネキンから身体所見をとることを促す

> **クリティカル・アクション**
> - 困難気道を認識する
> - ATLS*
>   ［＊訳注：ATLSは米国における外傷初期診療ガイドライン］

シナリオ進行1：2分後

■バイタルサインは不変だが，喘鳴は増悪

■気道の評価

■追加の静脈路確保は不可能であり，救急隊が確保した静脈路から採血

■気管挿管
- ▶「覚醒下」で手技が容易にみえた場合：気管挿管成功
- ▶迅速気管挿管を選択した場合：気道確保に失敗して輪状甲状靱帯切開が必要となる

■気管挿管確認後：熱傷の評価にあたって，換気と呼吸音の確認が困難。SpO_2は80%台のまま

> **クリティカル・アクション**
> - 困難気道の対応と気管チューブの位置確認

シナリオ進行2：4分後

バイタルサイン：BP 135/90 mmHg，HR 120回/分，RR 26回/分，SpO_2 80％（100％酸素投与下），BT 98°F（36.7℃）

■シアン中毒を認識して治療する
　▶もし，拮抗薬が投与された場合，100％酸素投与で徐々にSpO_2は100％に改善する
■Parklandの公式か尿量を測定しながら輸液蘇生を開始する
■胸部X線写真は撮影可能

> **クリティカル・アクション**
> - シアン中毒を認識して治療する
> - 輸液蘇生

シナリオ進行3：最後のアクション

バイタルサイン：BP 135/90 mmHg，HR 120回/分，RR 26回/分，SpO_2 84〜88％（100％酸素投与下），BT 98°F（36.7℃）

■適切な拮抗薬が投与されてSpO_2が改善した後，再び低下する
■さらに換気が困難になる
■換気のためには焼痂切開が必要。おそらく下肢の血流確保のためにも必要
■血液検査
　▶生化学検査7項目（chem-7）：正常
　▶血算：正常
　▶カルボキシヘモグロビン
■熱傷専門医（俳優）：チームが論理的に症例提示した場合，転送を受け入れる。そうでなければ，中毒に関する詳細情報と気道・換気について質問する

> **クリティカル・アクション**
> - 胸部と下肢に焼痂切開を実施
> - 熱傷センターに転送

9　画像と血液検査など

■X線写真1：成人男性の正常胸部X線写真
■X線写真3：気管挿管された成人男性の正常胸部X線写真
■心電図1：洞性頻脈

10　参考文献

Gomez R, Cancio L. Management of burn wounds in the emergency department. *Emerg Med Clinics North Am* 2007; 25:135-146.

Orgill DP. Escharotomy and decompressive therapies in burns. *J Burn Care Res* 2009; 30:759-768.

ケース5
「機内にお医者様はいませんか？」：航空機内でのアナフィラキシー

Brandon J. Godbout and Jessica Hernandez

1	シナリオ概要

チームは任意に選出された観客とともに，飛行機の機内を再現したシートにまばらに着席している．そのとき，「機内にお医者様はいませんか？」と緊迫した機内放送がかかる．ニューヨークからサンディエゴに向かう途上，パニック発作とピーナッツアレルギーの既往をもつ(アレルギーの有無に関しては**自己申告なし**)17歳の女性が呼吸困難と気分不良を訴えている．彼女は機内でプレーン味のクッキー(包装紙の裏には**ピーナッツを含む可能性ありと記載**)を食べた直後から，胸内苦悶，咽頭閉塞感，そして呼吸困難を自覚したらしいが，チームはこれらの情報をうまく聴取しなければならない．時間の経過とともに，皮膚の発赤，瘙痒感，喘鳴，不穏が出現して増悪する．さらに，一般の乗客が機内で蘇生を行うチームメンバーを妨害するような行動をとる．適切な処置を行い，**かつ機長に直ちに着陸する指示をだすことができれば**，患者は重症のままだが病態は安定する．いずれも達成できなければ，患者の病態は増悪し，上気道閉塞から呼吸停止に至る．

2	教育目標/論点

臨床的治療
- アナフィラキシーの認識
- 限られた医療資源によるアナフィラキシーの適切な管理
- 機内搭載医療品：医薬品に関する基礎的，応用的な知識
- 緊急着陸の適応に関する理解

コミュニケーションとチームワーク
- 混乱した不慣れな環境における効果的なチームワークを実践すること
- 障害となる一般の乗客をタイミングよく，効果的に排除すること
- 適切かつ頻回に患者の病態を客室乗務員や機長に伝えること

3	準備物品

- 標準機内搭載医療品*
  [＊訳注：用語については，航空会社で使用されているものに準じた]
  - 血圧計
  - 聴診器
  - 手袋
  - 体温計

▶包帯
■高度機内搭載医薬品：ドクターズキット*

[*訳注：この表記も，航空会社で使用されているものに準じた]（カッコ内は個数）

▶アスピリン錠 325 mg（4）
▶ジフェンヒドラミン錠 25 mg（4）と静注用アンプル 50 mg（2）
▶50％グルコース静注用アンプル 50 mL（1）
▶1,000 倍希釈アドレナリン（単独アンプル 2）
▶10,000 倍希釈アドレナリン（2 mL を 2 アンプル）
▶アルブテロール吸入薬（1）
▶リドカイン 20 mg/mL（5 mL を 2 アンプル）
▶ニトログリセリン舌下錠 0.4 mg（10）
▶生理食塩液（500 mL バッグ 1 個）
▶AED（自動体外式除細動器）
▶酸素供給源
▶口咽頭エアウェイ（3 サイズ）
▶シリンジ
▶注射針
▶輸液セット
▶自己膨張式バッグバルブマスク〔アンビューバッグ®（マスク 3 サイズ）〕

■その他
▶ピルケース〔prednisone（20 mg）12 錠，喘息のある乗客から提供〕，背景画面プロジェクター，座席，客室乗務員の制服，普段着を着用したマネキン，女性用のカツラ，ボールペン

4　ムラージュ

特殊メイク（蕁麻疹），液体ゴム（口唇の腫脹）

5　画像と血液検査

飛行機機内の画像（スクリーンに投影），飛行機のエンジン音の音源（シナリオの間，終始音を流す）

6　登場人物（シナリオ協力者）とその役割

■客室乗務員：医薬品の準備を担当する〔指示されたときのみ高度機内搭載医薬品（ドクターズキット）を用意する〕。特別に指定がない限り，客室乗務員は標準機内搭載医薬品のみ準備する

■機長（アナウンスの音声のみ）：患者の病態や緊急着陸の必要性について連絡をとり合う。絶対的な必要性がない限り目的地（約 3 時間程度で到着予定）まで飛行を続けられるようにチームに強く促す

■妨害する乗客：リーダーにとって代わろうとし，「彼女（患者）は肺が虚脱しているから，胸腔内に針を刺さないといけない」となんども繰り返し，チーム内のコミュニケーションや蘇生行為の邪魔をする。この乗客はわずかな医学的な知識があるようだが，医療行為を行う資格はない。かなり神経質な性格をしており，メンバーはこの妨害する乗客を蘇生現場からうまく引き離すことを考慮しなければならない

■他の乗客（任意）：座席の数に応じてある程度着席させる。乗客の 1 名は喘息の持病があり「気管支喘息増悪時用」のために prednisone をもっている。ステロイドを入手して使用するためには，チームメンバーは利用できそうな医薬品をもっている人がいないかどうかを乗客にたずね，探しださなければならない

7	**クリティカル・アクション**

■主訴である呼吸困難に関連する既往歴と身体所見の情報を適切に収集し，呼吸困難がアナフィラキシーによって引き起こされたものだと認識する

■酸素，アドレナリン，ジフェンヒドラミン，アルブテロール，輸液，そしてステロイド（入手することができたなら）を用いたアナフィラキシーへの適切な対応，そして正しい投与量（特に，アドレナリンの濃度，投与量，投与方法）に関する正確な医学的知識にもとづいて行動する

■日常とは異なる環境で医療資源を有効に利用する。また，種々の機内搭載医療品の医薬品の知識を活用する

■メンバーおよび乗客とうまくコミュニケーションをとる。妨害する乗客をうまく排除し，対立しないようにする

■チームで協力して困難な症例に対処する

■場合によっては死に至る進行性，時間依存性の病態であり，患者は安定しているが重症である。機内での治療には限界があることを認識したうえで，機長に直近の空港に着陸するよう強く主張する

8	**時間経過**

開始時点（時間0分）

バイタルサイン：BP 100/55 mmHg，HR 124 回/分，RR 28 回/分，SpO_2（測定機器なし）*，BT 38.7℃

　［*訳注：パルスオキシメータの搭載状況は航空会社によって異なる。全航空機に搭載という会社もあれば，搭載は国際線のみという会社もある］

■診察時現症のまとめ：普段着の17歳女性がシートベルトを装着して飛行機の椅子に着席している。彼女の膝のうえにはクッキーの包装紙があり，中等度の呼吸困難を呈している。頸部には軽度の発赤がある

■初期治療：なし

■客室乗務員：患者の診察を介助する

■身体所見
　▶概要：不安げなようすであり，やや頻呼吸。言葉が途切れることなく会話することができる
　▶頭頸部：ごく軽度の口唇・口蓋垂の腫脹，気道狭窄音はなし
　▶頸部：襟足部分にやや発赤あり
　▶胸部：軽度の喘鳴を両側に聴取，頻脈
　▶腹部：異常所見なし
　▶皮膚：衣服の下の胸部・頸部は発赤しており，ところどころに蕁麻疹あり
　▶神経：正常

> **クリティカル・アクション**
> - ABCの評価
> - 既往歴の聴取
> - 身体診察の実施
> - 酸素投与

シナリオ進行1：2分後

バイタルサイン：BP 100/55 mmHg，HR 124 回/分，RR 28 回/分，SpO_2（測定機器なし），BT 38.7℃

■身体所見：初期評価時より変化なし（患者はまだ安定している）

■客室乗務員：（指示されていなければ）標準機内搭載医療品を提示する

> **クリティカル・アクション**
> - 標準機内搭載医療品を入手する
> - アナフィラキシーを診断する
> - 評価内容について機内クルーと情報共有する

シナリオ進行2：5分後（病態悪化）

バイタルサイン：BP 85/45 mmHg，HR 134回/分，RR 32回/分，SpO_2（測定機器なし），BT 38.7℃

■身体所見/病態の変化
- ▶概要：中等度の頻呼吸．2〜3の単語を途切れ途切れにしか話せない．妨害する乗客に動揺し，不安感が強いようす
- ▶頭頸部：軽度〜中等度の口唇・口蓋垂の腫脹．気道は開通
- ▶頸部：発赤あり
- ▶胸部：両肺の広範囲に喘鳴を聴取，頻呼吸
- ▶腹部：正常
- ▶皮膚：発赤著明
- ▶神経：振戦あり

■客室乗務員：（指示されれば）高度機内搭載医薬品を準備する．5分経過時点で高度機内搭載医薬品の要請がなければ，客室乗務員は「他にも必要な物品はありませんか？」と誘導する

■妨害する乗客：チームの医学的知識や治療方針に対しての不満をあらわにする．「肺の虚脱が原因だ」と繰り返し発言する

> **クリティカル・アクション**
> - 高度機内搭載医薬品を入手する
> - アドレナリンを投与する
> - 他の薬物を投与する（例：ジフェンヒドラミン，アルブテロール）
> - 静脈路を確保し，輸液を開始する
> - 妨害する乗客の説得を適切に試みる

シナリオ進行3：7分後

バイタルサイン：BP 90/50 mmHg，HR 125回/分，RR 24回/分，SpO_2（測定機器なし），BT 38.7℃

■身体所見/病態の変化．適切な薬物が投与されれば，喘鳴は軽快し，不穏も改善する（重症だが安定化する）

■客室乗務員．7分経過時点で飛行機の緊急着陸に関する議論がなければ，「お客様が元気になられたので，このままサンディエゴに向かってもよろしいですね？ 機内でのパニック発作はよくあることですので」と誘導する

■妨害する乗客．ますます高圧的となり，声を荒げる．ときおり，無理やり患者に近づこうとし，チームメンバーの動きを遮って邪魔をする

■他の乗客（要請がなければ）．「喘息もちなのでprednisoneをもっているのですが，使いますか？」

■開始より6分以内に高度機内搭載医薬品を手に入れず，アドレナリンの投与もなされなければ，患者は上気道完全閉塞により急変する．完全気道閉塞より数秒以内に循環動態が虚脱する．劇的な処置（例：ボールペンを使用した輪状甲状靱帯切開など）を行っても患者は蘇生することなく死に至り，シナリオは終了する

> **クリティカル・アクション**
> - バイタルサインの再評価を行う
> - 乗客に医薬品(ステロイド)を所持している者がいないかたずねる
> - 飛行機の緊急着陸について機長と議論する
> - 現場から妨害する乗客を排除する

シナリオ進行4:最後のアクション

バイタルサイン:BP 90/50 mmHg,HR 125回/分,RR 24回/分,SpO_2(測定機器なし),BT 38.7℃

■身体所見/病態の変化
- ▶概要:だいぶ落ち着いたようす,やや頻呼吸,途切れずにひとまとまりの内容を話すことができる
- ▶頭頸部:ごく軽度の口唇・口蓋垂の腫脹,上気道狭窄音なし
- ▶頸部:発赤は消失
- ▶胸部:両肺に軽度喘鳴,頻脈
- ▶腹部:正常
- ▶皮膚:蕁麻疹がところどころに残存
- ▶神経:正常

■客室乗務員:「どうしても緊急着陸しなければ駄目でしょうか?」

■妨害する乗客:シナリオからすでに退場している

> **クリティカル・アクション**
> - 患者を安心させる
> - 緊急着陸を強く要請する
> - 地上のメディカルコントロールに連絡をとる

9 画像と血液検査など

特になし

10 参考文献

Gendreau M and C DeJohn. Responding to medical events during commercial airline flights. *N Engl J Med* 2002; 346:1067-1073.

Kanwar M, C Irvin, J Frank et al. Confusion about epinephrine dosing leading to iatrogenic overdose: a life-threatening problem with a potential solution. *Ann Emerg Med* 2010; 55:341-344.

PartⅡ：SimWars シナリオ集

Section 2：
意識障害にかかわるケース

ケース6
クルーズ船での熱中症

Jessica Hernandez and Jacqueline A. Nemer

1	シナリオ概要
	これはハイブリッドシミュレーションの症例であり，患者の反応がなくなった後にマネキン人形に移行する。クルーズ船のプールサイドで昼寝をしている67歳の男性。家族が起こすと攻撃的な錯乱状態で覚醒する。患者は高体温症を発症しており，最終的に急性腎障害による高カリウム血症から心停止に至る。チームは病態が増悪していく患者を管理しながら，治療方針に関して対立している家族と患者のパートナーとの間を調整する必要がある。患者の兄弟か非婚姻パートナーか，誰が意思決定者となるかは明確ではない。クルーズ船の看護師とバイスタンダー(非医療者)による援助がある。
2	教育目標/論点
	臨床的治療 ■ABCDEアプローチの実行。すべてのバイタルサインを測定し，ドラマミン®*パッチ(貼付薬)を発見して除去する ■意識障害患者に対する適切な検査(血糖，心電図など)を開始 ■高体温症の認知と積極的な冷却などの管理 ■高カリウム血症の認知と管理 　［*訳注：ジメンヒドリナート。乗り物酔い(動揺病)の治療薬］ **コミュニケーションとチームワーク** ■患者に意思決定能力があるかどうかを確認 ■家族とパートナーとの間のコミュニケーションと対立の解消 ■蘇生処置に関する意思の確認 ■受入医療機関の医師とのコミュニケーション
3	準備物品
	■日焼け用のメイクアップ ■白髪のかつら ■ドラマミン®(ジメンヒドリナート)パッチ(貼付薬) ■サングラス，Tシャツ，海水パンツ，タオル ■ラウンジチェア ■冷却ブランケット，アイスパック ■扇風機

- ■水の入ったバケツとスプレー
- ■気道管理セット：非侵襲的および気管挿管セット
- ■輸液セットと輸液
- ■薬物投与のためのシリンジ

4 ムラージュ

日焼け，白髪のかつら，Tシャツ，サングラス，海水パンツ，ビーチタオル，耳の裏に乗り物酔い止め薬（ドラマミン® パッチ）

5 画像と血液検査

- ■心電図3：洞性頻脈，正常間隔，増高T波
- ■クルーズ船では限られた迅速検査（血糖，K^+，Na^+，ヘモグロビン，ヘマトクリット）のみ可能

6 登場人物（シナリオ協力者）とその役割

- ■患者：当初は攻撃的で錯乱状態。患者が無反応になったらマネキンに移行する
- ■看護師：クルーズ船の看護師は邪魔にはならないが，有能ではない。すべての治療方針の決定をチームに任せている
- ■家族：たくさんの兄弟と義理の親族がいる。患者の今後の方針に関してお互いに対立している。彼らは言い争っており，チームが適切な医療を提供していなければ，混乱してチームを彼らの対立に引き込もうとする
- ■患者の非婚姻パートナー：チームに対して協力的で，患者の病歴について最も多く情報をもっている。おとなしく，邪魔をしない。家族がチームの足を引っ張ろうとすることを防止しようとする
- ■バイスタンダー：手伝う意欲はあるが非医療者
- ■近隣の受入医療機関の医師（電話対応）：邪魔もしないが協力的でもない。患者搬送が安全にできるようになったときに，プレゼンテーションを要求し，治療内容を質問する

7 クリティカル・アクション

- ■ABCDEアプローチを実行する
- ■ドラマミン® パッチをみつけて除去する
- ■意識障害の検査を開始する
- ■中枢神経障害を引き起こす高体温症を同定して，積極的な冷却を開始しつつシバリングの管理を行う
- ■高カリウム血症の同定と治療を行う
- ■家族とコンサルトした医師との適切なコミュニケーション

8 時間経過

開始時点（時間0分）

バイタルサイン：不明

- ■診察時現症のまとめ：家族によると「ジョーおじさんは67歳で馬のように健康なんです。プールのそばで昼寝をしていたおじさんを起こそうとしたけど，なかなか起きませんでした。起きた後からは，とても面白い話をし続けています」患者は攻撃的であり，輸液路確保やバイタルサインをとらせてくれない

■既往歴：家族からは限られた情報しか得られない
■初期治療：なし
■身体所見
- ▶概要：自発開眼あり，興奮あり，熱く乾燥している
- ▶頭頸部：瞳孔6 mm（散瞳）同大／対光反射あり，耳の裏にドラマミン® パッチ貼付
- ▶頸部：軟
- ▶胸部：呼吸音異常なし
- ▶心臓：心音正常
- ▶腹部：腸管蠕動音正常，軟，圧痛なし，膨満なし
- ▶皮膚：外傷なし，斑状出血なし，熱感あり，乾燥している
- ▶四肢：外傷なし
- ▶神経：明らかな巣症状なし，開眼している，ぼそぼそと混乱した会話あり，ぎこちないが四肢の自発運動あり，指示には従えない

> **クリティカル・アクション**
> - ABCDE を評価する
> - 現病歴を聴取する
> - 身体所見をとる
> - ドラマミン® パッチを発見して除去する

シナリオ進行1：2分後

バイタルサイン：BP 90/40 mmHg，HR 120 回/分，RR 24 回/分，SpO$_2$ 95％（room air），BT 43.5℃（要求があったときのみ提示する）

■身体所見の変化：接触時から変化なし
■患者が落ち着くか鎮静されたら，処置を継続することができる
■血液検査：血糖 80 mg/dL
■画像検査：モニターが装着されれば心電図は洞性頻脈と増高 T 波を示す
■クルーズ船の看護師はチームの指示を待つ．ただし，2分間指示がなければ看護師からチームに促す
■家族は「何が起こっているのですか？」「今は何をしているのですか？」と質問し続け，携帯電話で他の家族に連絡をしはじめる
■家族の誰かが胸痛を発症する（問診と診察から日焼けと判明）

> **クリティカル・アクション**
> - チームは患者を落ち着かせるか鎮静しなければならない
> - 医務室から医薬品を取り寄せる
> - バイタルサインを測定する
> - 輸液路を確保する
> - モニターを装着する
> - 少なくともチームメンバーの1名は胸痛患者の評価をしなければならない

シナリオ進行2：4分後（増悪しはじめる）

バイタルサイン：BP 80/30 mmHg，HR 70 回/分，RR 24 回/分，SpO$_2$ 93％（room air），BT 43.5℃

■身体所見の変化
- ▶患者は嘔吐しはじめる
- ▶患者の意識レベルが低下する

■家族に相談せずに気管挿管を試みたら，家族はさらに怒り妨害しはじめる

■気管挿管を躊躇した場合は，非婚姻パートナーが混乱しはじめる
■血液検査：迅速検査のみ。オーダー4分後に，K^+ 6.5 mEq/L，Na^+ 133 mEq/L，ヘモグロビン 14 g/dL，ヘマトクリット 40％を提示する
■画像検査：心電図は増高T波，wide QRSを伴った徐脈になりはじめている
■家族は気管挿管を妨害する。「私たちの妹は人工呼吸器につながれて癌で死亡しました。彼は気管挿管を望んでいません」と
■非婚姻パートナーはすべての蘇生処置を望んでいる。「彼は健康に問題がなかった。とにかく助けてください」と

> **クリティカル・アクション**
> - バイタルサインの増悪と意識障害を認識する
> - 気道管理を実施する
> - 迅速検査を依頼する
> - 冷却を開始する
> - 家族の対立を調整する
> - 心電図の変化を認識する
> - 高カリウム血症を認識する

シナリオ進行3：6分後（急性腎障害による高カリウム血症のために心停止）

バイタルサイン：測定不能
■自発呼吸がなく用手換気で人工呼吸，BT 42.0℃，PEA
■身体所見の変化
▶反応なし
▶心肺停止
■血液検査：血糖値および迅速検査の再検では変化なし
■看護師（俳優）：もしチームが心停止に気づいていなければ「脈が触れません」と伝える
■心停止と高カリウム血症の適切な治療（カルシウム，アドレナリン，インスリン，50％グルコース液）が行われたならば自己心拍が再開する
■適切に治療しない場合，自己心拍は再開しない

> **クリティカル・アクション**
> - 心停止に気づく
> - 心肺蘇生を開始する
> - Advanced Cardiovascular Life Support（ACLS）を実践する
> - 高カリウム血症を治療する

シナリオ進行4：最後のアクション（適切に蘇生された場合）

バイタルサイン：BP 90/40 mmHg，HR 120回/分，呼吸状態は人工呼吸管理または用手換気，SpO_2 97％
■身体所見の変化
▶自発呼吸あり
▶規則正しい脈
■能動冷却と受動冷却の両方を行った場合，BT 40.3℃まで低下する（冷却ブランケット，微温湯，氷浴，ミスト，扇風機，冷却輸液，膀胱/胃管洗浄）
■近隣の船の医務室のICU医師と直近の港付近の病院医師に報告する
■家族と非婚姻パートナーが現状をたずねる
■追加ポイント

▶シバリングの対応を考慮
▶移送前に血液培養と追加検査を考慮
▶抗菌薬の経験的治療を考慮
■意思決定：近隣の船の ICU か直近の港付近の病院に搬送する

> **クリティカル・アクション**
> - 積極的な冷却を継続する
> - 高カリウム血症の治療を継続する
> - 家族と話し合う
> - 患者の搬送を依頼する
> - コンサルト医へ報告する

9 画像と血液検査など

■心電図 3：洞性頻脈，正常間隔，増高 T 波
■血液検査
▶ベッドサイド血糖 80 mg/dL
▶K^+ 6.5 mEq/L
▶Na^+ 133 mEq/L
▶ヘモグロビン 14 g/dL
▶ヘマトクリット 40%

10 参考文献

Riccardi A, Tasso F, Corti L, Panariello M, Lerza R. The emergency physician and the prompt management of severe hyperkalemia. *Intern Emerg Med* 2012; 7(Suppl 2):S131-S133.

Younggren B, Yao C. The evaluation and management of heat injuries in the emergency department. *Emerg Med Pract* 2006; 8:1-24.

ケース 7
高血圧緊急症

Nikita K. Joshi and Yasuharu Okuda

1	シナリオ概要

末期腎不全（ESRD）による透析治療中であり，ほかに高血圧症，糖尿病，冠動脈疾患の既往歴がある55歳の女性が，2時間も患者の飼い犬が吠え続けているのを聞いた隣人により発見された。彼女はソファーに横たわっており，意識障害を呈していた。隣人によれば「昨晩話しかけたときには，彼女は体調が悪くて4日おきの透析にいけなかったといっていた」とのことだった。彼女は救急車で搬送される。ピルケース（ヒドロクロロチアジド，アムロジピン，メトホルミン，アスピリン）がベッドサイドにあったため，医療チームに見せるために救急隊が持参した。ERにおける診察で，腎不全，高カリウム血症，心不全が判明する。このままだと患者は心室頻拍から心停止に陥る。チームは意識障害のアルゴリズムに従い，上昇したBPを治療しなければならない。

2	教育目標/論点

臨床的治療
- 意識障害の診断および管理
- 指先穿刺による血糖値測定の重要性
- 高血圧緊急症に対する認識
- 高カリウム血症の管理
- Advanced Cardiovascular Life Support（ACLS）の実践
- 迅速気管挿管におけるスキサメトニウムの禁忌

コミュニケーションとチームワーク
- 救急隊や隣人などすべての関係者から病歴を得ること
- 救急隊と看護師も含め多職種連携チームとして動くこと

3	準備物品

- 輸液
- 非侵襲的気道管理セット：鼻咽頭エアウェイ，非再呼吸式マスク
- 気管挿管セット：バッグバルブマスク，気管チューブ，スタイレット，喉頭鏡，吸引，その他の気道管理器具
- モニター装備の除細動器と除細動パッド
- 薬物投与のためのシリンジ
- ピルケース

4	ムラージュ

乱れたウィッグ，汚れたパジャマ，左前腕に動静脈シャント

5	画像と血液検査

■CT1：正常頭部
■心電図3：洞性頻脈，正常間隔，増高T波
■X線写真8：肺水腫を呈する胸部X線写真
■血液検査：血算，生化学，心筋マーカー

6	登場人物（シナリオ協力者）とその役割

■患者：マネキン
■隣人：患者に付き添って救急車でERに来る。チームに対し，透析にいかなかったこと，吠え続けている犬や患者がひどく乱れていたようすを伝える
■看護師：チームの指示を実行する。薬物を投与する，など
■臨床検査技師（音声のみ）：電話で検査結果の異常値を報告する
■腎臓科の後期研修医（音声のみ）：症例について電話で議論する。当初は，緊急透析の依頼を拒否する。患者が急変した原因を追及したがるが，最終的に緊急透析の必要性に同意する

7	クリティカル・アクション

■重症病態を認識する
■患者の意識障害を認識する
■高血圧緊急症の診断と治療を行う
■高カリウム血症への臨床的治療を開始する
■高カリウム血症患者の気道管理を開始する
■ACLSプロトコルを遵守する

8	時間経過

開始時点（時間0分）

バイタルサイン：BP 245/185 mmHg，HR 85回/分，RR 20回/分，SpO$_2$ 98%（酸素2L投与下），BT 37℃，血糖110 mg/dL（聞かれれば提示する），心電図（80回/分の洞調律）

■来院時現症のまとめ：末期腎不全による透析治療中であり，ほかに高血圧症，糖尿病，冠動脈疾患の既往歴がある55歳の女性。飼い犬が2時間アパートで吠えていたことで隣人に発見され，救急車で来院。4日間透析を受けていなかった。ピルケース（ヒドロクロロチアジド，アムロジピン，メトホルミン，アスピリン）はベッドサイドで発見された

■初期治療：静脈路は右前腕の副橈側皮静脈に20Gを容易に確保（動静脈シャントは左前腕）

■身体所見
　▶概要：意識障害，うめき声をあげる，乱れているようす，尿臭，中等度の呼吸促迫
　▶頭頸部：瞳孔2mm，左右差なし/対光反射あり
　▶頸部：軟

▶胸部：びまん性にラ音聴取
▶心臓：整，雑音なし
▶腹部：正常
▶皮膚：正常
▶四肢：動静脈シャントにはスリルあり
▶神経：左右差なく四肢可動，指示には従わない
■看護師：静脈路確保，モニター装着，身体診察を補助する
■隣人：チームに聞かれれば，病歴について話をする

> **クリティカル・アクション**
> - 静脈路を確保する
> - 指先穿刺で血糖を測定する
> - プライマリーサーベイとセカンダリーサーベイ

シナリオ進行1：1分後

バイタルサイン：BP 245/185 mmHg，HR 85回/分，RR 20回/分，SpO_2 98%（2L酸素投与下），BT 37℃，心電図（80回/分の洞調律）

■身体診察：変化なし
■チームは頭部CT，心電図，血液検査をオーダーする
■看護師からの質問：「先生，血圧をどうしますか？」
■チームが考慮すべきこと：ラベタロール，ニトログリセリン，ニカルジピン，ニトロプルシド，フロセミドの投与

> **クリティカル・アクション**
> - 高血圧緊急症に対応する
> - 意識障害の評価に関する適切な検査をオーダーする

シナリオ進行2：2分後

バイタルサイン：BP 245/185 mmHg，HR 85回/分，RR 20回/分，SpO_2 98%（2L酸素投与下），BT 37℃，心電図（80回/分の洞調律）

■身体所見：変化なし
■CT：2分経過時点で撮影可能。正常な頭部CTを供覧
■心電図供覧：増高T波
■検査室からの連絡：クレアチニン 9 mg/dL，K^+ 7.2 mEq/L，HCO_3^- 20 mEq/L
■看護師はチームに何か薬物を投与したいかどうかをたずねる
■腎臓科の後期研修医：緊急透析の準備をする
■チーム：高カリウム血症を治療する：アルブテロール，カルシウム，炭酸水素ナトリウム，グルコース，インスリン

> **クリティカル・アクション**
> - 頭部CT，心電図，検査値の評価
> - 高カリウム血症の薬物治療

シナリオ進行3：4分後

バイタルサイン
- 治療されている場合：BP 190/140 mmHg，HR 85回/分，RR 30回/分，SpO_2 92%（非再呼吸式マスク換気で100%酸素投与下）
- 治療されていない場合：BP 255/195 mmHg，HR 85回/分，RR 30回/分，SpO_2 92%（非再呼吸式マスク換気で100%酸素投与下）
- 身体所見
  - ▶概要：呼吸促迫あり，意識障害が増悪
  - ▶胸部：頻呼吸，SpO_2の低下が進行
  - ▶神経：左右差なく四肢可動，指示には従わない
- チームはスキサメトニウムを使用せずに迅速気管挿管を行うべきである
- 看護師は呼吸促迫を指摘し，指示された薬物と器材を準備する

> **クリティカル・アクション**
> - 患者の病態増悪を認識する
> - 確実に気道を確保する
> - 高カリウム血症を増悪させるスキサメトニウムを投与しない

シナリオ進行4：6分後

バイタルサイン：BP 190/140 mmHg（心室頻拍），呼吸状態は気管挿管中，SpO_2 100%（バッグバルブマスク換気）
- 身体所見
  - ▶概要：挿管されて，筋弛緩中
  - ▶胸部：両側呼吸音改善，SpO_2は改善
  - ▶心臓：脈が触れない
  - ▶神経：筋弛緩中
- 気管挿管後に心停止
- ACLSプロトコルにもとづいて心肺蘇生を2サイクル実施，さらに高カリウム血症の治療により，自己心拍が再開する
- 看護師はチームの指示に従って業務を行う

> **クリティカル・アクション**
> - モニター上のリズム変化を認識する
> - ACLSを開始する
> - 高カリウム血症を治療する

シナリオ進行5：最後のアクション（7～8分後）

バイタルサイン：BP 190/140 mmHg，HR 70回/分，呼吸状態は気管挿管中，SpO_2 100%（バッグバルブマスク換気）
- 身体所見
  - ▶心臓：正常心拍
- ICU入室を依頼する

> **クリティカル・アクション**
> - 自己心拍再開後の安定化
> - 入院先の手配

9 画像と血液検査など

- CT1：正常頭部
- 心電図3：洞性頻脈，正常間隔，増高T波
- X線写真8：肺水腫を呈する胸部X線写真
- 血液検査
  - 血算：白血球 8,000/μL，ヘモグロビン 8.9 g/dL，ヘマトクリット 28％，血小板 180,000/μL
  - 生化学検査：Na^+ 132 mEq/L, K^+ 7.2 mEq/L, Cl^- 103 mEq/L, HCO_3^- 20 mEq/L, BUN 13 mg/dL, クレアチニン 9 mg/dL, 血糖 200 mg/dL, Ca^{2+} 9.3 mg/dL
  - 心筋マーカー：トロポニンT 0.05 ng/mL, CK 80 IU/L

10 参考文献

Mallon WK, SM Keim, JM Shoenberger, RM Walls. Rocuronium vs. succinylcholine in the emergency department: a critical appraisal. *J Emerg Med* 2009; 37:183–188.

Neumar RW, CW Otto, MS Link et al. Part 8: adult advanced cardiovascular life support: 2010 American Heart Association guidelines for cardiopulmonary resuscitation and emergency cardiovascular care. *Circulation* 2010; 122:S729–S767.

Wolf JS, B Lo, RD Shih et al. Clinical policy: critical issues in the evaluation and management of adult patients in the emergency department with asymptomatic elevated blood pressure. *Ann Emerg Med* 2013; 62:59–68.

ケース 8
副腎不全

Andrew Schmidt and Lisa Jacobson

1	シナリオ概要

70歳の女性が家で倒れているところを隣人に発見された。彼女は2日前まで元気であった。既往歴は高血圧症と気管支喘息のみが知られている。ERに搬送された際，低血圧，頻脈を呈しており，股関節骨折を疑う所見が認められた。当初の血液検査の結果では，大腿骨骨折を起こした後にステロイドを内服できていなかったことによる二次性副腎不全の所見を呈していた。

2	教育目標/論点

臨床的治療
- 低血圧患者の初期蘇生と安定化
- 意識障害に対する適切な初期検査
- 副腎不全の症候の認識と血液検査結果の解釈
- 副腎不全に伴う低血圧に対する適切な内科的治療

コミュニケーションとチームワーク
- チームリーダーとメンバーの早期役割決定
- 救急隊員との早期のコミュニケーション
- 患者の病態に関連する効果的なコミュニケーション
- 到着した家族とのコミュニケーション
- クリティカル・シンキングと効果的なコミュニケーションを促進する環境整備

3	準備物品

後述のムラージュを施したマネキン，気道管理セット

4	ムラージュ

左下肢は短縮して外転，色素沈着のある皮膚

5	画像と血液検査

- 心電図5：洞性徐脈（HR 50〜60回/分）
- X線写真2：成人女性の正常胸部X線写真
- CT3：正常頭部

■X線写真7：左寛骨臼骨折を呈する骨盤

| 6 | **登場人物（シナリオ協力者）とその役割** |

■救急隊：確実な既往歴を報告する
■看護師：静脈路を確保して採血を行う。指示により周囲とのコミュニケーションをとって診療を補助する
■家族（息子・娘）：後述のように指定された時間に現れて情報提供を行う

| 7 | **クリティカル・アクション** |

■未鑑別の低血圧を認識して輸液負荷による初期蘇生を開始する
■意識障害と病態増悪を認識し，気道を確保する
■抗菌薬の経験的治療を開始する
■グルコースを投与して低血糖の治療を行う
■副腎不全を認識してステロイドの治療を開始する

| 8 | **時間経過** |

開始時点（時間0分）

バイタルサイン：BP 84/40 mmHg，HR 52回/分，RR 14回/分，SpO$_2$ 92％（2L鼻カニューラ），BT 35℃（直腸音），心電図（洞性徐脈）

■来院時現症のまとめ：2日ぶりに70歳の女性が自宅で倒れているところを隣人により発見された。隣人によると，長期にわたる喘息と高血圧症の既往があるらしいが内服薬についてはわからないとのこと。救急隊は家族に彼女が病院に搬送されたことを報告し，チームには彼女がお酒を飲まず薬も飲んでおらず，いつもはとても活動的であると報告する

■身体所見
　▶概要：混迷，質問に回答することができない
　▶頭頸部：乾燥粘膜，外傷なし
　▶頸部：頸静脈の怒張なし
　▶心臓：徐脈，整，その他は正常
　▶肺：正常
　▶腹部：腸管蠕動音低下，その他は正常
　▶神経：疼痛刺激にうめき声をあげるが四肢は動かさない。瞳孔左右差なし，正円，対光反射あり
　▶皮膚：色素沈着あり
　▶四肢（質問されれば）：左下肢は短縮して外転，脈圧や毛細血管再充満は正常

■救急隊：前述の情報を報告する
■血液検査：指先穿刺血糖：25 mg/dL

> **クリティカル・アクション**
> - 救急隊から病歴を聴取する
> - 看護師に静脈路を確保して2Lの生理食塩液を投与するように指示する
> - 血糖値を測定する

シナリオ進行1：2分後

バイタルサイン
- ▶輸液負荷された場合のBP：輸液負荷にもかかわらずBPは変わらない
  - ▶輸液負荷がされない場合のBP 70/46 mmHg
  - ▶HR：輸液負荷にもかかわらずかわらない
  - ▶気管挿管された場合のSpO$_2$ 100%
  - ▶気管挿管されない場合のSpO$_2$ 85%（鼻カニューラもしくは非再呼吸式マスクによる換気）
- 身体所見の変化
  - ▶神経：意識状態に変化なし
  - ▶もし2Lの輸液負荷がなされたらSpO$_2$は5%低下してラ音を聴取する
- 血液検査：指先穿刺血糖 50 mg/dL（50%グルコースが投与された場合であり，投与されなかった場合は25 mg/dL）
- 心電図：洞性徐脈，それ以外は正常
- 画像検査：利用できるものはない

> **クリティカル・アクション**
> - 50%グルコースを投与して低血糖を治療する
> - 気道を評価して管理する
> - 昇圧薬を開始する
> - 50%グルコースの投与後に血糖を再検する

シナリオ進行2：4分後

バイタルサイン
- BP
  - ▶昇圧薬が投与されない場合：66/30 mmHg
  - ▶ノルアドレナリンが投与された場合：以前と同じ
  - ▶ドパミンが投与された場合：以前と同じ（90 mmHg）
- HR：輸液負荷にもかかわらず変化なし
- SpO$_2$
  - ▶気管挿管された場合：100%
  - ▶気管挿管されない場合：80%（鼻カニューラもしくは非再呼吸式マスクによる換気）
- 身体所見の変化
  - ▶ステロイドが投与されたとしても，すぐに反応はみられない
  - ▶50%グルコースを投与して再検をしなければ，グルコースの投与がない限り痙攣しはじめる
  - ▶この時点で気管挿管がされていなければ，嘔吐から誤嚥を起こして心停止する
- 血液検査：指先穿刺血糖 40 mg/dL（50%グルコース溶液を投与しても投与しなくても）
- 画像検査：利用できるものはない
- 息子と娘（シナリオ協力者）の到着：母親に会いたいという。きちんと説明すれば簡単に落ち着く
- 家族から得た既往歴：毎日喘息の治療薬を服用していた。詳しくは知らないが他の薬物も服用していたらしい

シナリオ進行3：6分後

バイタルサイン：変化なし
- 身体所見の変化：この時点で気管挿管されなければ，嘔吐から誤嚥を起こして心停止する

■血液検査
　▶指先穿刺血糖 35 mg/dL（50%グルコース溶液を投与してもしなくても）
　▶生化学検査：Na^+ 132 mEq/L, K^+ 5.5 mEq/L, Cl^- 92 mEq/L, HCO_3^- 19 mEq/L, BUN 30 mg/dL, クレアチニン 1.2 mg/dL
　▶血算：白血球 11,000/μL（分画は正常），その他は正常
　▶尿検査：ケトン 50 μmol/L，その他は正常
　▶尿簡易薬物スクリーニング検査：正常
　▶血清アルコール：正常
　▶肝機能，心筋酵素，BNP，凝固因子：正常
　▶血清コルチゾール，ACTH および甲状腺機能検査：結果待ち
　▶血液ガス分析：正常
　▶$ScvO_2$：70%
■腰椎穿刺：正常
■画像検査
　▶X 線写真 2：成人女性の正常胸部 X 線写真
　▶X 線写真 7：左寛骨臼骨折を呈する骨盤
　▶CT3：（年相応の）正常頭部
　▶超音波 1：正常な Rapid Ultrasound in SHock〔RUSH（ショックを鑑別する迅速超音波検査）〕，正常な心機能・IVC・大動脈，腹水なし

> **クリティカル・アクション**
> - グルコースの持続点滴を開始する
> - ステロイドを投与する

シナリオ進行 4：7 分後

バイタルサイン：BP
■▶もしグルコースとステロイドが投与されれば：90/60 mmHg
　▶もしグルコースとステロイドが両方投与されなければ：以前と同じ
　▶他のすべてのバイタルサインは以前と同じ
■身体所見の変化
　▶3 回目の 50% グルコース投与後に，グルコースの持続投与がはじめられていなければ痙攣はとまらない
　▶グルコースや昇圧薬，ステロイドの投与よりも整形外科医へのコンサルテーションを優先していれば患者の病態は悪化する
■血液検査：もし 50% グルコースの持続投与がはじまらなければ，指先穿刺血糖は 25 mg/dL
■息子と娘：もし適切に対応されず，定期的な病状説明がなければ不安が増大する

> **クリティカル・アクション**
> - グルコースの持続投与
> - まだ投与されていなければステロイドを投与する
> - 家族に症状を説明する

シナリオ進行 5：最後のアクション

バイタルサイン：変化なし，心電図（洞性徐脈）

- ■身体所見の変化：もし患者が手術室に搬送されれば，術中死する
- ■血液検査：もしグルコースの持続投与がはじまれば血糖 60 mg/dL，はじまらなければ 25 mg/dL
- ■ICU および内分泌科指導医：チームの診療方針に従う。しかし，整形外科医は手術のために ER チームによる内科的な問題の解決を求める

> **クリティカル・アクション**
> - ICU 入室を相談する
> - 整形外科医に相談する
> - 内分泌科医に相談する

9 画像と血液検査など

- ■心電図 5：洞性徐脈
- ■X 線写真 2：成人女性の正常胸部 X 線写真
- ■CT3：正常頭部
- ■X 線写真 7：左寛骨臼骨折を呈する骨盤

10 参考文献

Idrose AM. Adrenal insufficiency and adrenal crisis. In Tintinalli JE, Stapczynski JS, Cline DM et al. eds. *Tintinalli's Emergency Medicine: A Comprehensive Study Guide*, 7th edn. New York: McGraw-Hill, 2011, pp.1453–1456.

Lapi F, Kezouh A, Suissa S, Ernst P. The use of inhaled corticosteroids and the risk of adrenal insufficiency. *Eur Respir J* 2012; 42:79–86.

Nieman LK. Clinical manifestations of adrenal insufficiency in adults. *UpToDate* 2013 (http://www.uptodate.com/contents/treatment-of-adrenal-insufficiency-in-adults, accessed 31 July 2014).

ケース 9
「乱離骨灰」した意識障害

Michael Falk

1	シナリオ概要

米国南西部の地域 ER で勤務していたところ，ボランティア救急隊が 20 代の男性をキャンプ場から搬送してきた。患者とその友人たちは，「Burning Man*」のフェスティバルにいく途中で，キャンプ場に数日間滞在していた。彼らは，マリファナや MDMA（エクスタシー）などのドラッグ乱用と飲酒をしており，患者は「トリップ」し，キャンプ場のそばの岩や裂け目の間をのぼっていたが，しばらく行方が見えなかったようである。

その後，キャンプ場のたき火のところに戻ってくると，患者は下肢のこむら返りと「ぴくつき」を訴えた。最初は，友人たちもふざけているのだろうと思っていたが，1 時間後には倒れこんでしまうほど疼痛が増強した。友人らは「まるでひきつけを起こしているようだったよ！」といっている。ボランティアの救急隊員によると，彼は背中をのけぞり，不思議な動きを続けていたが，話をしつつも，痛みで絶叫し続けていたとのことである。

[*訳注：1986 年にはじまった人気のフェスティバルで，砂漠の真ん中に巨大な人形をつくり，その周囲に居住地を構えて 1 週間すごすイベント。自己表現のために自給自足が原則となる。近年，ドラッグ使用などの多くの問題が起きている]

2	教育目標/論点

臨床的治療
■若者の意識障害の鑑別
■意識障害の原因検索。ドラッグが原因と**断定しない**
■コミュニケーションのとれない患者に対する徹底的な診察
■迅速気管挿管による意識障害患者の気道確保

コミュニケーションとチームワーク
■薬物中毒の患者とその友人たちをコントロールする
■意識障害患者を徹底的に診察することをチームメンバーに確認する

3	準備物品

患者とその友人たちにはレイブ・カルチャーを体現したような「パーティー」向けの服装。ロリポップキャンディの装飾，おしゃぶりやそのほかの小道具などレイブ・カルチャーや MDMA の使用を想起させるものを準備する（MDMA 摂取は触覚を刺激するため，おしゃぶりなど口腔への刺激のあるものが好まれる）

| 4 | ムラージュ |

このシナリオは俳優からはじまりマネキンへと移行するハイブリッドシミュレーションである。どちらにもサソリの刺傷痕が片足または両足に必要である。1カ所の刺傷では毒性が十分ではないため，サンダルを履いている足に少なくとも2～3カ所のムラージュを施すこと。俳優からマネキンへと移行した際に，患者は痙攣しはじめる。これは，口に「Alka-Seltzer*」の錠剤を口に含ませた俳優に真似をさせる。この錠剤は口から泡を吹かせるため，気道トラブルをシミュレートするのに適している

[*訳注：制酸薬の一種であり，発泡錠剤である]

| 5 | 画像と血液検査 |

必要なし

| 6 | 登場人物（シナリオ協力者）とその役割 |

■患者：到着時から非常に激しく，疼痛を伴う下肢の筋痙攣を呈している。激しい疼痛（サソリの毒素による）のため，患者は絶叫している。サソリ毒による"roving-eye（眼球彷徨）"が認められる。俳優は，この眼球運動も再現するとともに典型的な症状であることを表す。疼痛と重篤な攣縮は，背中をのけぞらせるように全身に及び，治療にもかかわらず疼痛で絶叫するほど重症である。この攣縮は，5～10秒継続するが，チームが診断にたどりつきやすくするため**痙攣ではないようにみせなければいけない**。4～5分後に，患者は口から泡を吹き，SpO_2が低下する。そこでチームをマネキンのほうへ誘導し，患者に気管挿管をさせる。口から泡をださせるために，Alka-Seltzerの錠剤または同等の製品の4分の1錠程度を口に含ませ唾液で溶解させる。泡と気泡がたくさんでるが，味は最悪である

■看護師：協力的であり，症例を複雑にするようなことはしない

■友人たち：キャンプ場からやってくる非常に「ハイな状態」で最初からでしゃばりな友人役のエキストラが少なくとも3～4名必要である。彼らは，患者より1～2分遅れて到着し，治療エリアになだれこみ，大声で非常に楽しそうに大騒ぎする。暴力的でも脅迫的でも**なく**，ただ単にMDMAでハイな状態にあるだけ。患者は一緒に居たがり，体に「触れたがる」。MDMAが触覚を刺激するため，周りのスタッフやお互いを触りあうことを好む。「ハイな状態」にもかかわらず，彼らは非常に心配をしていて，協力的である。到着した最初の1～2分は混乱を引き起こすが，簡単に「退出してくれる」。例えば，友人の1名は患者が既往歴もアレルギー歴もないと情報を提供し，何が起きたのか「その顛末」を教えてくれる

■救急隊と警備員：救急隊は地方のボランティアであるため，非常に協力的であるがきちんとした訓練は受けておらず，基礎知識を持ち合わせていない。警備員は，ハイになっている友人らを退出させ，現場を落ち着かせるための役割を果たす

| 7 | クリティカル・アクション |

■意識障害を認識し，治療する
■重度で重篤な激しい有痛性筋攣縮を認識して鑑別診断を行う
■意識障害患者の気道を管理する
■非常に混乱した現場を統制する
■すべての人（ハイになっている友人など）から病歴を聴取する

8 時間経過

開始時点(時間0分)

バイタルサイン：BP 150/105 mmHg，HR 130 回/分，RR 20 回/分，SpO_2 100%（非再呼吸式マスク換気），BT 39.2℃，心電図(洞性頻脈)

■来院時現症のまとめ：患者は激しい疼痛と筋攣縮を主訴に救急搬送される．発語は可能であり，医師やスタッフに話しかけようとするが，筋攣縮と疼痛のために会話は何度も途切れる（患者はそれから3～5分をかけて，筋攣縮が増強して，疼痛も増悪する）

■初期治療：モニター，末梢静脈路の確保（太いルートを2本とることが望ましい），徹底的な全身診察

■疼痛と筋攣縮の治療．フェンタニルは選択肢の1つである

■身体所見
- ▶概要：患者はハイになっているが，激痛と筋攣縮を訴える
- ▶頭頸部：両眼は同時にさまよう動きをする．多量の口腔内分泌物が存在し，吸引を要する
- ▶頸部：正常
- ▶胸部：両側呼吸音異常なし
- ▶心臓：洞性頻脈
- ▶腹部：軟，反跳痛なし，膨満なし，腸管蠕動音あり
- ▶皮膚：熱感あり，間欠的な筋線維束攣縮を認める．サンダルを履いている左足に2カ所の刺傷痕があるが，服を脱がさないと発見できない
- ▶四肢：もし，入念に初期検索がなされた場合は上述のとおり
- ▶神経：患者は明らかにハイな状態．疼痛を訴え，質問には返答する．筋攣縮と「眼球彷徨」があり，その他の巣症状はない

■救急隊(シナリオ協力者)：患者と一緒に到着し顛末を報告する

> **クリティカル・アクション**
> - モニターを装着する
> - 静脈路を確保する
> - 徹底的に診察する
> - 疼痛/痙攣を治療する

シナリオ進行1：2分後

バイタルサイン：到着時と同じ

■治療にもかかわらず，激しい攣縮を認め，背中をのけぞらせて疼痛のために絶叫している．分泌物量が増加している

■友人たちが到着：彼らは，みなハイになっていて，でしゃばってくる．「キャンプ場でもこんな感じだったぜ」「ひでえトリップをしている最中さ」などのコメントをする．彼らは楽しそうで**好戦的ではない**が，スタッフとの「距離が近く」て，「触りまくって」くる．数分間は非常に混乱しているようにみせるが，自主的に退出していき平穏になる．チームがうまく**友人たちを落ち着かせる**と，1名が既往歴を教えてくれる

■患者には多量の鎮痛薬が必要である．しかし，それでも筋攣縮と疼痛は増強する

■血液検査：利用できるものはない

■画像検査：利用できるものはない

> **クリティカル・アクション**
> - 吸引と気道の維持
> - 疼痛管理
> - 友人たちの統制
> - 完全な病歴を入手する

シナリオ進行2：4分後

バイタルサイン：大きく変わらないが，4分後くらいに SpO_2 を低下させる

■患者の筋攣縮と分泌物は増悪し，さらなる鎮痛薬，または筋弛緩薬の投与が必要となる。分泌物と鎮痛薬の投与により上気道の確保が困難となり，4分後に泡を吹きだす。これを契機にマネキンに移行する

■血液検査
  ▸ 血算：白血球の中等度増加，他は正常
  ▸ 生化学検査：BUN／クレアチニン比の上昇を伴う K^+ の上昇（5.4 mEq/L）（筋攣縮による早期横紋筋融解症で認められる）
  ▸ 筋攣縮からくる CPK の上昇（1,000 IU/L 台）
  ▸ PT-INR／aPTT はすべて正常
  ▸ 動脈血ガス／静脈血ガス：pH 7.27, 低い P_{CO_2}
  ▸ 尿検査：尿蛋白と尿潜血が強陽性

■画像検査：利用できるものはない

■友人たち：落ち着いてきて協力的になる，状態を非常に心配している

■チームは異常検査所見を認識し横紋筋融解症として治療を開始する：輸液負荷するとともに，尿のアルカリ化を試みる

> **クリティカル・アクション**
> - 鎮痛薬／筋弛緩薬の持続的投与
> - 気道の問題を認識
> - 横紋筋融解症の治療

シナリオ進行3：6分後

バイタルサイン：BP 150/100 mmHg, HR 102 回/分, RR 16 回/分, 口腔内が泡で「ゴボゴボ」している, SpO_2 93％（非再呼吸式マスク換気）であり，さらに低下する

■患者は上気道の確保ができなくなり，迅速気管挿管が必要となる。K^+ 値上昇のリスクを考慮して薬物を選択する。多量の分泌物のため吸引が必要となる

■気道確保後には筋弛緩と鎮静を行う。少なくとも2つの方法で気管チューブの位置を確認する

■もし治療がなされなければ，看護師はチームに横紋筋融解症を輸液で治療させ，尿のアルカリ化を試みるように誘導する

■血液検査：前述と同様

■画像検査：なし

■友人たち：非常に心配しており，妨害はしない

> **クリティカル・アクション**
> - 「高カリウム血症」に留意して迅速気管挿管を行う
> - 横紋筋融解症を治療する
> - 筋弛緩と鎮静を行う

シナリオ進行 4：最後のアクション

バイタルサイン：BP 130/84 mmHg，HR 110 回/分，呼吸状態は気管挿管されて 100％酸素投与中

■身体所見の変化：気管挿管下

■指導医：受け入れ先の ICU 医師は意識障害/攣縮の診断を聞くようにする。チームが診断にたどりつかなければ，指導医が誘導する

■友人たち：なぜ彼は転送されるのか，何が起きたのか，という問題についての説明を求める

■移送：ICU に入室

> **クリティカル・アクション**
> - 転院を手配する
> - 友人たちに対応する
> - 確定診断をくだす

9　画像と血液検査など

なし

10　参考文献

LoVecchio F. Scorpion stings in the United States and Mexico. *UpToDate*, 2012(http://www.uptodate.com/contents/scorpion-stings-in-the-united-states-and-mexico, accessed 31 July 2014).

Quan D. North American poisonous bites and stings. *Crit Care Clin* 2012; 28:633-659.

Skolnik AB, Ewald MB. Pediatric scorpion envenomation in the United States: morbidity, mortality, and therapeutic innovations. *Pediatr Emerg Care* 2013; 29:98-103.

ケース 10
意識障害とチアノーゼを呈する 2 名の患者

Jacqueline A. Nemer and Jeanne A. Noble

1　シナリオ概要

患者 A は 33 歳の男性で，ファストフード店の倒壊現場から救急隊によって救出された。彼はふらついて混乱しており，すぐに意識消失した。ER に搬送後，患者 A は意識を回復するが意識障害は持続したままである。患者 A のプライマリーサーベイ中に，患者 B が ER に搬送されたことで患者 A の診療は中断される。患者 B は患者 A と同じ現場におり，彼もまた意識障害を呈している。両患者とも酸素投与にもかかわらずチアノーゼが増悪していく。メトヘモグロビン血症と診断されて治療をはじめるが，患者 B はさらに悪化して溶血性貧血を発症する。グルコース-6-リン酸デヒドロゲナーゼ(G6PD)欠損症の既往をもっていることが判明する。

2　教育目標/論点

臨床的治療
- 気道確保と頸椎固定をしながらの ABCDE アプローチ
- 意識障害や意識消失患者に対する体系的アプローチ，鑑別診断，適切な検査
- メトヘモグロビン血症の診断とメチルチオニニウム塩化物の投与
- メチルチオニニウム塩化物投与に続発する溶血性貧血の認識と追加投与の中止

コミュニケーションとチームワーク
- 患者，救急隊，ER スタッフ，病棟医，指導医との効果的な対人コミュニケーション
- チームリーダーによる治療の優先順位に関する指示
- 2 名の患者に対して，チームメンバーへの適切な役割分担や患者 B に対する早期の評価と治療など効果的な同時並行治療

3　準備物品

- 酸素や吸引チューブなどの非侵襲的気道管理セット
- 気管挿管セット
- 輸液セット
- ネックカラー(患者 A 用)
- 衣装(救急救命士，看護師，呼吸療法士，患者 B)
- チョコレート色をした動脈血入りのシリンジと採血管
- 青色の模擬薬物(メチルチオニニウム塩化物用)
- 簡易ベッド(患者 B 用)

| 4 | **ムラージュ** |

前額部擦過傷と口唇チアノーゼを呈するマネキンと患者 B

| 5 | **画像と血液検査** |

■簡易迅速検査
■血清検査
■心電図 1：洞性頻脈（正常間隔）
■心電図 6：洞性頻脈（正常間隔）
■X 線写真 1：成人男性の正常胸部 X 線写真
■X 線写真 3：気管挿管された成人男性の正常胸部 X 線写真
■CT1：正常頭部

| 6 | **登場人物（シナリオ協力者）とその役割** |

■患者 B：患者 A の友人で，来院時に意識障害を呈している患者 A の蘇生処置を妨害する。無視をすると妨害はさらにひどくなる。きちんと対応した場合は，協力的になり追加情報を提供する。患者 A の気管挿管中に，患者 B は意識が混濁しはじめて，嘔吐から意識消失になる
■救急隊：患者 A の現病歴を報告する。その後，チームに遮られるまで患者 B は重要ではない情報を話し続ける
■看護師：指示に従って静脈路確保，血液検査を行う。正しい診断に導くように進行する（「とても赤黒い色だから，この動脈血ガスは静脈血に違いありません」とか「波形はよくでているけど，このパルスオキシメータは正しく計測できていません」とか）。低い SpO_2 のままで患者 A を CT につれていくことに反対する
■呼吸療法士：要望があれば登場する。患者の病態を聞く。要望に応じて気道セットを用いて気道確保をサポートする
■中毒センター中毒専門医：電話相談が可能。要望があればメチルチオニニウム塩化物の適応と適切な使用量を教える
■ICU 専門医：電話相談が可能。CO オキシメータや採血でメトヘモグロビンを測定することを提案する

| 7 | **クリティカル・アクション** |

■気管挿管に先立ってプライマリーサーベイ（ABCDE アプローチ）を実施する
■ネックカラーを使って頸椎固定をする。気管挿管時は頸椎保護（in-line stabilization）を行う
■非侵襲および侵襲的気道管理について理解する
■意識障害に対する適切な検査（血糖値，動脈血ガス，尿簡易薬物スクリーニング検査）。メトヘモグロビン血症の診断と治療
■メチルチオニニウム塩化物投与による溶血性貧血を認識して投与を中止する

| 8 | **時間経過** |

開始時点（時間 0 分）
患者 A の来院時バイタルサイン：BP 125/80 mmHg，HR 105 回/分，RR 26 回/分，SpO_2 71％（room air），

BT 37.0℃，心電図（洞性頻脈）

■来院時現症のまとめ：患者Aは33歳の男性であり，口唇チアノーゼと意識障害を呈し，ストレッチャーに横たわっている。救急隊の報告によると「病歴はバイスタンダーからの情報で本人からではありません。この患者ともう1名の男性（**患者B**）はレストランに一緒にいました。ソフトドリンクを飲んだ15分後に，この患者はふらつきながら大声で叫びはじめたようです。そして，ふらふらするといいながら嘔吐して倒れたとのことです。もう1名の男性は見あたらなくなっていました」

■初期治療：病院前では実施されず

■身体所見
- ▶概要：着衣のまま
- ▶頭頸部：口唇チアノーゼあり，咽頭反射あり，前額部に擦過傷あり
- ▶頸部：気管は正中，頸椎のアライメント正常，意識障害のために皮質脊髄路の評価は不可能
- ▶胸部：頻呼吸，呼吸音異常なし
- ▶心臓：頻脈，規則的なリズム，心雑音なし
- ▶腹部：軟，腸管蠕動音正常，傷なし
- ▶直腸（診察された場合）：括約筋収縮正常，前立腺位置正常，血液付着なし
- ▶皮膚：紅斑なし，傷なし，外傷なし
- ▶神経：刺激で覚醒，GCS 11点〔開眼反応（E 2点），言語的反応（V 4点），運動反応（M 5点），「かしこまりました」「薬はやってない，私は弁護士だ」とばかげた答えを繰り返す〕

■救急隊：チームが追い返すまで不要な情報を伝え続ける

■看護師：指示があれば静脈路を確保して採血する

シナリオ進行1：2分後

患者Aのバイタルサイン：BP 125/80 mmHg，HR 105回/分，RR 22回/分，SpO_2 85%（非再呼吸式マスク換気）

■**患者A**が無反応になると同時に，**患者B**はふらつきながらERに入ってくる

■**患者B**：「どこに行ってたんだよ？ トイレから戻ってきたら，いなくなっていたぞ」と叫ぶ。チームには「やっとみつけたよ。ありがとう。彼は休んだらよくなるよ」
- ▶無視した場合，**患者B**は邪魔をしはじめる。「私は弁護士だぞ，誰の許可を得たんだ……」
- ▶対応した場合，**患者B**は協力的になり，病歴を話し続ける。「彼は既往歴がまったくなく，私たちはただ楽しい時間をすごしていただけなんだ」「ドラッグもアルコールもやっていないよ」「違法なことはしていない，私たちは本当にこの町の弁護士なんです」

■実施可能な血液検査（指示があれば）：血糖値，動脈血ガス

■画像検査：X線写真1（成人男性の正常胸部X線写真）

■看護師：輸液路を確保したら「末梢がとれました！」と伝える。暗赤色の血液を採血管に入れる。必要があれば，「血液ガスの結果は問題なかったのですか？ 血が黒かったから静脈血だったと思うんですけど」と意見をいう。動脈血ガスのオーダーがなければ「パルスオキシメータの波形はでているけど，数値がおかしいと思います」という

> **クリティカル・アクション**
> - プライマリーサーベイ
> - 頸椎固定

シナリオ進行2：4分後

患者Aのバイタルサイン：BP 125/80 mmHg，HR 110回/分，RR 10回/分，SpO_2 85%（非再呼吸式マスク換気）

■患者Aは刺激に反応しなくなる。気管挿管をしない場合，患者Aはいびきをかきはじめ，SpO_2が70%以下になる

■気管挿管時は頚椎固定を行い，頭部外傷を疑うときと同様の迅速気管挿管用の薬物を選択すべきである。気管挿管後に胸部X線写真と頭部CTを撮影する

■患者B：口ごもるようにしゃべりはじめる。患者Aが気管挿管されている最中によろめきながら倒れこむ

■チームメンバーは患者Bを評価しなければならない。ABCDEアプローチ，静脈路確保，酸素投与，モニター装着，血糖値，心電図，吸引など

患者Bのバイタルサイン：BP 120/72 mmHg，HR 100回/分，RR 22回/分，SpO_2 91%（room air）。モニターが2つなければ，バイタルサインは看護師が報告する

■接触時現症のまとめ：閉眼して口ごもりながら質問に答える，指示には従う

■診察中に患者Bは悪心と噯気(ゲップ)あり。「吐きそう」と横を向く

■患者B：既往歴（質問されれば）
- ▶NSAIDとアスピリンにアレルギーあり，「私はあまり薬を飲めない，使える唯一の鎮痛薬はVicodin*とPercocet*です」
- ▶「うちの家族には血液の病気がある。何かは思い出せないので，いくつかの名前をあげてもらってもいいですか？」

　　［*訳注：Vicodinは本邦では未発売。ハイドロコドンとアセトアミノフェンの合剤。Michael Jacksonが多量服用していたとされている。Percocetも本邦未発売。オキシコドンとアセトアミノフェンの合剤。Princeが多量服用していたとされている］

■患者Aの血液検査：血算，生化学検査7項目(chem-7)，乳酸

■患者Bの血液検査：血糖値

■患者Aの画像：X線写真3（気管挿管された成人男性の正常胸部X線写真）

■看護師：患者Aに対してCTをオーダーされた場合，「パルスオキシメータの値が改善するまでは安心してCT検査室につれていけません」と主張する。CT検査室にいくには看護師の了承が必要である

■患者B：患者Aの気管挿管中に意識消失する（上記参照）

■呼吸療法士：要望があれば登場する。「私は呼吸療法士ですが，誰か状況を教えてくれますか？」

> **クリティカル・アクション**
> ・患者Aに気管挿管

シナリオ進行3：6分後

患者Aのバイタルサイン：BP 132/68 mmHg，HR 90回/分，呼吸状態は人工呼吸管理下，SpO_2 85%（100%酸素投与下），心電図（洞性頻脈）

患者Bのバイタルサイン：BP 120/72 mmHg，HR 100回/分，RR 22回/分，SpO_2 91%（room air），心電図（洞性頻脈）

■指示があれば，2名の患者のCOオキシメトリの結果を示す

■身体の変化/病態
- ▶患者Aは鎮静・筋弛緩されている
- ▶患者B：悪心あり。「吐きそう！　吐き出さないと！　彼も吐かせてあげて！」

▶質問すると**患者B**は白状する。「インターネットでトリップするための脱法ハーブ(危険ドラッグ)を買いました。合法の企業だから大丈夫なはずです。ソーダにそれを混ぜ，彼は私よりもたくさん飲んでいます」

■COオキシメトリの指示がなければICU専門医が電話してくる
  ▶「挿管患者の状態はどうですか？ ICUベッドの準備はもうすぐできます」
  ▶「血液ガスとCOオキシメトリの結果はどうですか？」 COオキシメトリを検査してなければ批判する

■チームは以下の処置を実施しなければならない
  ▶メチルチオニニウム塩化物投与($1\sim2$ mg/kg，1%食塩液に溶解して$3\sim5$分かけて静注)
  ▶投与量に関しては中毒チーム/センターに相談してもよい

■**患者B**に実施可能な血液検査：血糖値

■**患者A**に実施可能な画像検査：頭部CT

■電話相談可能なICU専門医(俳優)：要請があれば，メトヘモグロビン血症を考慮するように指導する

■中毒チーム/センター(俳優)：要請があれば，メチルチオニニウム塩化物の適応と投与量を助言する

> **クリティカル・アクション**
> ・メトヘモグロビン血症の診断と治療

シナリオ進行4：最後のアクション

患者Aのバイタルサイン：BP 132/68 mmHg，HR 90回/分，呼吸状態は人工呼吸管理下，SpO_2 85%(100%酸素投与下)

患者Bのバイタルサイン：BP 100/72 mmHg，HR 140回/分，RR 30回/分，SpO_2 84%(room air)

■メチルチオニニウム塩化物が投与されると，**患者B**は著明な呼吸困難(溶血性貧血のため)となり，ふらつきを訴える。「息ができない。気を失いそうだ！」「何を投与したんだ？」「私は血液に異常があるからほとんどの薬を使えないんだ。G6DVか何かの持病があるんだ(本当はG6PD)」

■チームは以下の処置を実施しなければならない：メチルチオニニウム塩化物の投与を中止して血液内科医に相談，交換輸血(または赤血球輸血)，高圧酸素療法

■血液検査：血算，LDH，ハプトグロビン

■診療方針：チームからICU専門医に報告する

■シナリオ終了

> **クリティカル・アクション**
> ・メチルチオニニウム塩化物による溶血性貧血の認識

9 画像と血液検査など

患者A

■心電図6：洞性頻脈(正常間隔)

■酸素投与下の動脈血ガス

■X線写真1：成人男性の正常胸部X線写真(気管挿管前)

■X線写真3：気管挿管された成人男性の正常胸部X線写真

■CT1：正常頭部

■血液検査

pH	7.43
PaCO$_2$	35 mmHg
PaO$_2$	222 mmHg
SpO$_2$(FIO$_2$ 0.21)	98%
生化学検査	
乳酸〔基準 1.0〜1.8 mmol/L(9.0〜16.2 mg/dL)〕	1.9 mmol/L(17.1 mg/dL)
Na$^+$	136 mEq/L
K$^+$	4.0 mEq/L
Cl$^-$	100 mEq/L
HCO$_3^-$	24 mEq/L
BUN	14 mg/dL
クレアチニン	0.9 mg/dL
血糖	90 mg/dL
血算	
白血球(基準 3,800〜10,800/μL)	9,000/μL
ヘモグロビン(基準 13.8〜17.2 g/dL)	13.8 g/dL
ヘマトクリット(基準 41〜50%)	42%
血小板(基準 150,000〜450,000/μL)	338,000/μL
薬物スクリーニング	
エタノール	0 mg/dL
アセトアミノフェン	<1 μg/mL
アスピリン	<1 μg/mL
尿簡易薬物スクリーニング検査	陰性
CO オキシメトリ	
オキシヘモグロビン(基準 88〜95%)	41%
カルボキシヘモグロビン(基準<1.5%)	1%
メトヘモグロビン(基準<2%)	66.7%

患者 B

■心電図1：洞性頻脈

■酸素投与下の動脈血ガス

■血液検査

pH	7.38
PaCO$_2$	39 mmHg
PaO$_2$	94 mmHg
SpO$_2$(FIO$_2$ 0.21)	96%
生化学検査	
乳酸〔基準 1.0〜1.8 mmol/L(9.0〜16.2 mg/dL)〕	2.3 mmol/L(20.7 mg/dL)
血算	
白血球(基準 3,800〜10,800/μL)	15,000/μL
ヘモグロビン(基準 13.8〜17.2 g/dL)	7.1 g/dL
ヘマトクリット(基準 41〜50%)	21%
血小板(基準 150,000〜450,000/μL)	234,000/μL
網赤血球(基準 12,000〜130,000/μL)	190,000/μL
CO オキシメトリ	
オキシヘモグロビン(基準 88〜95%)	55%
カルボキシヘモグロビン(基準<1.5%)	0.5%
メトヘモグロビン(基準<2%)	43.7%
その他	
LDH(基準 105〜333 IU/L)	2,005 IU/L
ハプトグロビン(基準 41〜165 mg/dL)	<30 mg/dL

10 参考文献

Kusin S, J Tesar, B Hatten, et al. Severe methemoglobinemia and hemolytic anemia from aniline purchased as 2C-E (4-ethyl-2,5-dimethoxyphenethylamine), a recreational drug, on the Internet-Oregon, 2011. *MMWR* 2012; 61:85.

Prchal JT and XT Gregg. Red blood cell enzymopathies. In Hoffman R, Benz E, Sanford S et al. eds. *Hematology: Basic Principles and Practice*, 5th edn. Philadelphia, PA: Churchill Livingstone Elsevier, 2008, pp.561-576.

Rosen PJ, C Johnson, WG McGehee, E Beutler. Failure of methylene blue treatment in toxic methemoglobinemia. Association with glucose-6-phosphate dehydrogenase deficiency. *Ann Intern Med* 1971; 75:83.

PartⅡ：SimWars シナリオ集

Section 3：心肺機能にかかわるケース

ケース 11
重症気管支喘息

Scott Goldberg and Yasuharu Okuda

1	**シナリオ概要**
	29歳の病的肥満の男性が重篤な呼吸促迫でERに搬送された。患者は，咳嗽と咽頭痛だけではなく喘息症状が増悪傾向にあると訴えている。患者の妻は，5日前から症状があるといっている。この数時間は，1時間おきに吸入薬を使用しているがほとんど効果が認められない。約1時間前から混迷状態になり，妻が119番通報した。

2	**教育目標/論点**
	臨床的治療 ■重症呼吸促迫に対する適切な鑑別診断と初期治療 ■重症気管支喘息治療のための薬物療法の適応とその投与方法 ■潜在的困難気道に対する適切な管理 ■人工呼吸管理に焦点をあてた重症気管支喘息患者に対する気管挿管後のケア **コミュニケーションとチームワーク** ■症状の深刻さを理解していない妻の懸念を払拭する ■チームとして，重症患者に対して同時並行で複数の治療を施す

3	**準備物品**
	なし

4	**ムラージュ**
	発汗しているように施す

5	**画像と血液検査**
	X線写真3：気管挿管された成人男性の正常胸部X線写真 心電図1：洞性頻脈

6	**登場人物（シナリオ協力者）とその役割**
	■妻：夫が早く病院を受診しなかったことについてうろたえている。ERから連れ出されるまで，とても混乱している

- ■看護師：基本的に有能。チームに速やかに人工呼吸器のアラームに対応するように促す必要があるかもしれない
- ■ICU指導医：妨害することはせず，円滑に患者をICUに入室させる

7 クリティカル・アクション

- ■呼吸促迫を伴う重症気管支喘息の増悪を認識して，適切に治療する
- ■困難気道を認識し，適切な手順と手技で対応する
- ■患者に対して適切な気管挿管後ケアを提供する
- ■気管挿管された重症気管支喘息患者に対して適切な人工呼吸管理を行う

8 時間経過

開始時点（時間0分）

バイタルサイン：BP 165/100 mmHg，HR 130回/分，RR 30回/分，SpO$_2$ 90％（非再呼吸式マスク換気），BT 37.4℃，心電図（洞性頻脈）

- ■来院時現症のまとめ：29歳の病的肥満の男性が救急隊によってERに搬送されてきた。患者は体育座りで冷汗をかいている。すでに2回のアルブテロールによるネブライザー療法を受けている。救急隊は静脈路を確保することができなかった。患者はフェイスマスクを嫌がっている
- ■既往歴：気管支喘息，過去に気管挿管されたことがある。最終入院は1カ月前
- ■手術歴：なし
- ■生活歴：喫煙歴あり，麻薬歴なし，アルコール飲酒歴なし
- ■服薬歴：アルブテロール，フルチカゾン
- ■アレルギー：薬物アレルギーはなし
- ■身体所見
  - ▶概要：興奮している，発汗著明，重篤な呼吸促迫
  - ▶頸部：軟
  - ▶胸部：吸気時の呼吸音が減弱，喘鳴は聴取せず
  - ▶心臓：整，頻脈
  - ▶腹部：病的肥満，軟，圧痛なし
  - ▶四肢：チアノーゼ
  - ▶皮膚：発汗著明
  - ▶神経：場所に関する見当識障害あり
  - ▶血糖値：110 mg/dL
- ■妻：救急車が到着するまで長く待ったと動揺している夫と口論している
- ■看護師：約45秒経過するも静脈路の確保ができない

> **クリティカル・アクション**
> - 急性呼吸促迫に対する適切な初期治療
> - 静脈路確保を試みる。不成功ならば骨髄輸液を考慮
> - アドレナリン筋注を含む重症気管支喘息に対する積極的な初期治療
> - 妻を落ち着かせてERからの退室させる努力

シナリオ進行1：2分後（病態増悪は継続）

バイタルサイン：BP 160/100 mmHg，HR 130回/分，RR 16回/分，SpO$_2$ 91％（非再呼吸式マスク換気）

■患者の意識レベルはさらに増悪，受け答えが少なくなり疲弊している
■すべての適切な治療がなされた場合
　▶喘鳴が明らかになる
　▶増悪のスピードが緩徐になる
■治療が不適切な場合：病態は急激に増悪する
■チームは，緊急の気管挿管の必要性を認識し，潜在的困難気道に対する評価を行う
■血液検査：動脈血ガス（1回目）

> **クリティカル・アクション**
> - 呼吸状態の破綻が切迫していることを認識する
> - 潜在的な困難気道患者に対する適切な気道確保の方法を考慮する
> - 非侵襲的人工呼吸の適応を検討する

シナリオ進行2：4分後（気道管理）

バイタルサイン：BP 160/100 mmHg，HR 130回/分，RR 8回/分，SpO_2 88%（非再呼吸式マスク換気）
■患者は傾眠，ほとんど反応なし
■**抗不安薬やケタミンを投与して BiPAP を使用した場合**：SpO_2は，気管挿管の前と同レベルの92〜95%に改善する
■**筋弛緩薬を投与しバッグバルブマスク換気をするか声門上気道デバイスを留置した場合**：SpO_2は，気管挿管の前と同レベルの92〜95%に改善する
■筋弛緩薬を投与した後，無呼吸の間に，**バッグバルブマスク換気をしない場合**
　▶SpO_2は，急激に50%まで低下する
　▶徐脈になりはじめる
■気道が管理されなければ
　▶患者は急速に呼吸状態が破綻する
　▶患者は徐脈になり，心停止になる
■困難気道対策医療機器を使用した場合：気管挿管は成功する
■困難気道対策医療機器を使用しない場合：気管挿管できず，バッグバルブマスク換気も困難となり酸素飽和度が低下する

> **クリティカル・アクション**
> - 気管挿管前の前処置について考慮する
> - 気管挿管，筋弛緩のための適切な薬物を選択する
> - 困難気道対策医療機器を適切に使用する

シナリオ進行3：最後のアクション（気管挿管後の管理と診療方針決定）

permissive hypercapnea（高二酸化炭素血症の容認）となる適切な人工呼吸器設定をした場合：BP 110/60 mmHg，HR 110回/分，SpO_2 94%
人工呼吸器の設定が適切ではない場合：BP 140/90 mmHg，HR 140回/分，SpO_2 84%，高プラトー圧によるアラーム音
■プラトー圧：52 mmHg
　▶呼気のために人工呼吸器の接続回路をはずすまでアラームが鳴り続ける
■血液検査：気管挿管後の動脈血ガス
■画像検査：X線写真3（気管挿管された成人男性の正常胸部X線写真）
■看護師：人工呼吸器アラームに対応するよう促す

■ICU：治療にかかわらず，患者をICUに入室させる

> **クリティカル・アクション**
> - 動脈血ガス分析と胸部X線写真の撮影を含む気管挿管後の管理
> - 鎮痛薬や鎮静薬を投与する
> - アルブテロールによるネブライザーを継続する
> - 1回換気量を減少，PEEPを下げるまたはゼロにする，RRを減少，permissive hypercapnia（高二酸化炭素血症の容認）などの人工呼吸器設定を検討する
> - 吸入を含む追加薬物療法について検討する
> - 適切な診療方針の決定

9 画像と血液検査など

■X線写真3：気管挿管された成人男性の正常胸部X線写真

■心電図1：洞性頻脈

10 参考文献

Brenner B, Corbridge T, Kazzi A. Intubation and mechanical ventilation of the asthmatic patient in respiratory failure. *J Emerg Med* 2009; 37 (Suppl):S23–S34.

Cydulka RK. Acute asthma in adults. In Tintinalli JE, Kelen GD, Stapczynski JS, eds. *Emergency Medicine: A Comprehensive Study Guide*, 6th edn. New York: McGraw-Hill, 2004, Ch. 68.

Nowak RM, Tokarski G. Asthma. In Marx JA, Hockberger RS, Walls RM, eds. *Rosen's Emergency Medicine: Concepts and Clinical Practice*, 6th edn. Philadelphia, PA: Mosby-Elsevier, 2006, Ch. 72.

Rowe BH, Sevcik W, Villa-Roel C. Management of severe acute asthma in the emergency department. *Curr Opin Crit Care* 2011; 17:335–341.

Wood S, Winters ME. Care of the intubated emergency department patient. *J Emerg Med* 2011; 40:419–427.

ケース 12
高地脳浮腫を伴った高地肺水腫

Michael Cassara

1 シナリオ概要

登山に訪れた29歳の男性が高所を目指していたが，途中で急性発症の呼吸困難と意識障害のためにベースキャンプまで連れ戻された。ベースキャンプは標高4,500 mである。患者は昨日800 m登ってベースキャンプに到着した。昨夕，患者は到着を祝ってウィスキーを何杯も「ショット」で飲んだという。昨夜遅くに患者は頭痛と悪心を自覚し，嘔吐したが，周囲には「飲みすぎたせいだ」と話していた。翌朝，患者は別の登山者とともに，さらに800〜1,000 mの登山を目指して出発したが，さらにひどい頭痛，嘔気とめまいを訴えはじめた。出発後間もなく労作性呼吸困難と息切れが出現し，休息をとっても改善しなかった。同行していた登山者によると，患者が「ずっと咳をしており，歩くのがつらそうであった」ので，ベースキャンプまで戻らせるのに説得するのが大変であったとのことである。さらに，患者は徐々に混乱状態に陥り，下山中になんども上着（パーカー），手袋，そして帽子を脱ごうとした。同行者はなんとかベースキャンプまで患者をつれて帰ることに成功し，医療チームに引き渡した。患者は混乱した状態で，頻呼吸，頻脈，傾眠傾向を呈しており，両側肺野で類鼾音（連続性ラ音）と「ガラガラ音」が聴取された。

ベースキャンプの医療用テントでは以下のことが可能である。
- 緊急血糖値測定
- ポータブル胸部X線写真撮影
- ポータブル低濃度・高濃度酸素投与
- ポータブルBiPAP
- ポータブル人工呼吸器
- 12誘導心電図
- ポータブルカルディオバージョン/除細動器/経皮ペーシング
- ポータブルET_{CO_2}測定
- 動脈血ガス測定（pH，$PaCO_2$，PaO_2，HCO_3^-，SpO_2），電解質やその他の血清検査（Na^+，K^+，Ca^{2+}，血糖値，ヘモグロビン，ヘマトクリット，乳酸）を含む
- ポータブル高圧酸素治療

注意：悪天候のため下山や救急搬送は不可能な状況である

2 教育目標/論点

臨床的治療
- 高度は，「高高度 high altitude」「超高度 very high altitude」「極高高度 extreme altitude」で定義する
- 高地における長期間滞在に伴う最も多い合併症を確認する。以下の疾患を含むが，必ずしもこれらに限ったものではない

- ▶急性高山病
- ▶高地肺水腫 high-altitude pulmonary edema(HAPE)
- ▶高地脳浮腫 high-altitude cerebral edema(HACE)
- ▶その他の環境障害(例：低体温症，凍傷，外傷)
- ■急性高地肺水腫の患者に対する適切な初期対応を実施する
- ■急性高地脳浮腫の患者に対する適切な初期対応を実施する

3	準備物品

- ■寝袋(ポータブル高圧酸素治療装置の代わり)
- ■酸素投与セット(非再呼吸式マスク，ネブライザー，バッグバルブマスク，気管挿管など高度気道管理のためのセット)
- ■冬物のパーカーや雪山装備/衣服〔マネキンと同行登山者(俳優)のため〕
- ■輸液セット
- ■「模擬」医薬品

4	ムラージュ

青年男性のマネキン，冷たく乾燥した皮膚を再現する(保冷剤や冷却シートを「皮膚露出部」にあてる)，「シバリング(振戦/痙攣で代用可)」，口唇や爪甲のチアノーゼ色を再現する

5	画像と血液検査

- ■X線写真24：非心原性肺水腫を呈する胸部X線写真
- ■血液検査所見

6	登場人物(シナリオ協力者)とその役割

- ■患者：マネキン
- ■同行の登山者：やや意識レベルが低下しているが協力的
- ■ベースキャンプの看護師：協力的
- ■救助コンサルタント：衛星電話/基地局ラジオで音声のみの登場。非協力的

7	クリティカル・アクション

- ■高濃度酸素を投与する(場合により非侵襲的または侵襲的換気が必要となる)
- ■直ちに下山することを指示する(しかし，下山は不可能である)
- ■高圧酸素治療を開始する〔ポータブル高圧酸素治療装置が使用可能である。推奨初期設定は，約2,000 mの下山に相当するように装置の圧力設定を2 psi(13.8 kPa)とする〕
- ■β刺激薬を投与する〔例：サルメテロール吸入薬を初期投与量50 μg。またはアルブテロールを初期投与量2.5 mg(0.083%)〕
- ■デキサメタゾンを投与する(初期投与量：8 mg静注)
- ■炭酸デヒドロゲナーゼ阻害薬を投与する〔例：アセタゾラミド，初期投与量250 mg経口。患者のアレルギー歴を確認する(サルファ薬)〕
- ■復温を開始する(加温輸液，湿潤させた温風，温熱器具や毛布などを用いた受動的・能動的加温を行う)

> **クリティカル・アクション**
> - 高濃度酸素を投与する
> - 直ちに下山することを指示する
> - 復温を開始する

8　時間経過

開始時点(時間0分)

バイタルサイン：BP 140/90 mmHg，HR 140回/分，RR 36回/分，SpO₂ 85%（room air），BT 91.4°F（33℃），心電図（洞性頻脈，右心負荷所見あり）

■診察時現症のまとめ：29歳の男性，皮膚は冷たく乾燥しており震えている。口唇や爪甲は青く（チアノーゼ），急性発症の呼吸困難と意識障害を呈している

■症例開始時には初期治療なし

■身体所見
　▶概要：傾眠傾向あり，反応は乏しい，意識混濁，見当識障害あり，緩慢な会話
　▶頭頸部・顔面：泡沫状痰（口咽頭に「整髪用ムース」で再現），羞明なし
　▶頸部：頸静脈怒張あり，気管偏位なし，髄膜刺激症状なし
　▶胸部：頻呼吸，類鼾音，喘鳴聴取，速く浅い呼吸，持続する咳嗽（痰のからんだ咳）
　▶心臓：頻脈，リズム整
　▶腹部：軟，腫瘤触知や圧痛なし，腸管蠕動音異常なし
　▶直腸：筋収縮異常なし，出血なし
　▶皮膚：外傷なし，冷たく乾燥した皮膚，湿疹/注射痕なし，爪甲にチアノーゼあり
　▶四肢：運動失調あり，四肢運動の協調性なし，シバリングあり
　▶神経：動作緩慢，傾眠傾向だが容易に覚醒，痛み刺激に対して疼痛部位に手をもっていく，異常肢位なし，意識混濁，シバリングあり

■ベースキャンプ看護師（俳優）
　▶初期評価と患者の安定化を補助する
　▶簡易迅速検査の指示があれば，血糖値測定結果を伝える（「血糖値は90 mg/dLです」）
　▶協力的であり，チームにとって有用である

■同行の登山者（俳優）
　▶聞かれたら，患者の現病歴を伝える
　▶聞かれたら，前日の出来事を伝える
　▶協力的であり，チームにとって有用である（シナリオ責任者の判断により，変更してもよい）
　▶おもな病歴を伝え終わったら，舞台の端に移動する

■救助コンサルタント（俳優）（要請があれば）：非協力的である。緊急下山やベースキャンプへのヘリコプター搬送に応じることができない（「天候が非常に悪くなってきており，救助は不可能です」）

> **クリティカル・アクション**
> - 高濃度酸素の投与
> - 直ちに下山することを指示する
> - 復温を開始する

シナリオ進行1：1分後
バイタルサイン：BP 150/95 mmHg，HR 140 回/分，RR 32 回/分，SpO$_2$ 85～89％，BT 91.4°F（33℃）
■1分経過時点で静脈路の確保を完了する（指示があれば）
　▶検査のために採血をする（指示があれば）
　▶加温輸液を開始する
■高濃度酸素投与 1分後の反応（指示があれば）
　▶SpO$_2$を最大 90～91％まで上げる
　▶RR を 30 回/分に減らす
■HAPE や HACE の認識が遅れると（十分量の酸素投与がされなければ），意識レベル，不穏，頻脈，または SpO$_2$ が増悪する
■ベースキャンプ看護師：チームの補助を行う。「クローズド・ループ」コミュニケーションを行い，協力的である
■救助コンサルタント（要請があれば）：非協力的である。緊急下山やベースキャンプへのヘリコプター搬送に応じることができない（「天候が非常に悪くなってきており，救助は不可能です」）

シナリオ進行2：2分後
バイタルサイン：BP 160/95 mmHg，HR 140 回/分，RR 30 回/分，SpO$_2$ 90～91％，BT 91.4°F（33℃）
■最初の動脈血ガス分析結果が報告される：pH，PaCO$_2$，PaO$_2$，HCO$_3^-$，SpO$_2$
■シナリオ責任者の判断：気管挿管の必要性は状況によって異なる。患者の状態が悪く，気管挿管が必要となる場合，高圧酸素を開始する必要はなくなるかもしれない。もし，患者の状態が気管挿管を必要とするほどではない場合（例えば，BiPAP や内科的治療で患者の状態が改善する場合），高圧酸素治療の必要性を認識して開始させるべきである
■HAPE や HACE の認識が遅れると（十分量の酸素投与がなされなければ），意識レベル，不穏，頻脈，または SpO$_2$ が増悪する
■チームは一刻も早い下山を検討する：しかし，現段階では不可能である（悪天候のため）
■チームはこの段階で復温を開始しなければならない
　▶加温輸液（慎重に）
　▶加湿・加温された酸素
　▶電気毛布
　▶温熱機器を鼠径や腋窩にあてる
■ベースキャンプ看護師：指示があれば，動脈血ガス分析結果を報告する
■救助コンサルタント（要請があれば）：非協力的である。緊急下山やベースキャンプへのヘリコプター搬送に応じることができない（「天候が非常に悪くなってきており，救助は不可能です」）

> **クリティカル・アクション**
> - β刺激薬を投与する
> - デキサメタゾンを投与する
> - 炭酸デヒドロゲナーゼ阻害薬を投与する
> - 復温を開始する
> - 直ちに下山を指示する

シナリオ進行3：4分後
バイタルサイン：BP 170/95 mmHg，HR 130 回/分，RR 30 回/分，SpO$_2$ 91～93％，BT 93.2°F（34℃）
■復温と酸素投与に関する対応（指示した場合）

▶HRを130回/分に下げる
　　　▶体温を34℃に上げる
■胸部X線写真が撮影可能(指示された場合)：X線写真24(非心原性肺水腫を呈する胸部X線写真)をチームに提示する
■**シナリオ責任者の判断**：気管挿管の必要性は状況によって異なる。患者の状態が悪く，気管挿管が必要となる場合，高圧酸素を開始する必要はなくなるかもしれない。もし，患者の状態が気管挿管を必要とするほどではない場合(例えば，BiPAPや内科的治療で患者の状態が改善する場合)，高圧酸素治療の必要性を認識して開始させるべきである
■チームは一刻も早い下山を検討する：しかし，現段階では不可能である(悪天候のため)
■HACEの治療を検討する
　　　▶デキサメタゾン
　　　▶アセタゾラミド
　　　▶ニフェジピン(有効性は専門家により意見が分かれる)
　　　▶吸入β刺激薬
　　　▶マンニトール(考慮してもよい)
■HACEの診断が遅れると，意識レベル，不穏状態は増悪する
■この段階ですでに復温のための治療を開始していなければならない
　　　▶加温輸液
　　　▶加湿・加温された酸素
　　　▶電気毛布
　　　▶温熱機器を鼠径や腋窩にあてる
■ベースキャンプ看護師：胸部X線写真の撮影を促し，画像を提示する
■救助コンサルタント(要請があれば)：非協力的である。緊急下山やベースキャンプへのヘリコプター搬送に応じることができない(「天候が非常に悪くなってきており，救助は不可能です」)

> **クリティカル・アクション**
> - β刺激薬を投与する
> - デキサメタゾンを投与する
> - 炭酸デヒドロゲナーゼ阻害薬を投与する
> - 高圧酸素治療を開始する

シナリオ進行4：5分後

バイタルサイン：BP 170/95 mmHg，HR 120回/分，RR 28〜30回/分，SpO_2 93〜95%，BT 93.2°F(34℃)
■この段階で12誘導心電図の所見を提示する(指示があれば)：洞性頻脈，右心負荷所見があり肺高血圧症が示唆される
■血液検査所見を提示する(指示があれば)：血液検査の追加項目(電解質，ヘモグロビン，ヘマトクリット)
■この時点でチームはHACEを疑い，治療を指示していなければならない：投薬がなされたら，BPを改善させ意識障害や意識混濁を増悪させない
■意識レベル：HACEの診断が遅れれば意識混濁が増悪する。シナリオ責任者の判断で，痙攣/昏睡/ヘルニア徴候へと増悪する
■この段階ですでに復温のための初期治療を開始していなければならない
■この段階で高圧酸素治療を開始していなければならない：ポータブル高圧酸素治療装置として寝袋を使用する

■ベースキャンプ看護師
　▶適切に指示された検査を行い，チームに提示する
　▶高圧酸素治療を提案する（ポータブル高圧酸素治療装置としての寝袋を差しだす）

> **クリティカル・アクション**
> - 直ちに下山を指示する

シナリオ進行5：最後のアクション
バイタルサイン：BP 160/70 mmHg，HR 110 回/分，RR 22～24 回/分，SpO$_2$ 95%，BT 98.6°F（37℃）
■この段階で12誘導心電図を行っていなければならない
■この段階で追加の血液検査（電解質，ヘモグロビン，ヘマトクリット）を行っていなければならない
■HACEと診断されていれば，意識レベル，意識混濁は改善傾向を示す
■この段階ですでに復温のための初期治療を開始していなければならない
■ベースキャンプ看護師
　▶「奇跡的に天気が改善してきました」と報告する
　▶救助コンサルタントにもう1度交渉するように提案する
■救助コンサルタント（要請があれば）：協力的である。緊急下山やベースキャンプまでのヘリコプター搬送などの対応が可能となる（「一時的に天候が回復したようですので，わずかな時間しかありませんが救助を開始することができそうです」）

9　画像と血液検査など

■X線写真24：非心原性肺水腫を呈する胸部X線写真
■血液検査

検査項目	基準範囲/基準値	結果
生化学検査		
Na$^+$	135～145 mEq/L	149 mEq/L
K$^+$	3.5～5.0 mEq/L	4.0 mEq/L
Cl$^-$	95～105 mEq/L	100 mEq/L
HCO$_3^-$	22～28 mEq/L	22 mEq/L
BUN	8～18 mg/dL	28 mg/dL
クレアチニン	0.6～1.2 mg/dL	0.9 mg/dL
血糖	70～110 mg/dL	100 mg/dL
白血球	3,200～9,800/μL	13,700/μL
ヘモグロビン	12.6～17.2 g/dL（男性）	14 g/dL
ヘマトクリット	39～49%（男性）	44%
血小板	150,000～450,000/μL	450,000/μL
pH	7.35～7.45	7.48
PaCO$_2$	40 mmHg	25 mmHg
PaO$_2$	100 mmHg（FIO$_2$ 0.21）	46 mmHg
SpO$_2$（FIO$_2$ 0.21）	97～100%	84%
乳酸	<2 mmol/L（<18 mg/dL）	3.9 mmol/L（35.1 mg/dL）

10　参考文献

Fiore DC, Hall S, Shoja P. Altitude illness: risk factors, prevention, presentation, and treatment. *Am Fam Physician* 2010; 82:1103-1110.
Gallagher SA, Hackett PH. High-altitude illness. *Emerg Med Clin North Am* 2004; 22:329-355.

Hackett PH, Roach RC. High-altitude illness. *N Engl J Med* 2001; 345:107-114.

Hackett PH, Roach RC. High-altitude medicine and physiology. In Auerbach PS, ed. *Wilderness Medicine*, 6th edn. Philadelphia, PA: Mosby-Elsevier, 2012, pp.2-33.

Hackett PH, Shlim DR. Altitude illness. Atlanta, GA: Centers for Disease Control and Prevention, 2013 (https://wwwnc.cdc.gov/travel/yellowbook/2016/the-pre-travel-consultation/altitude-illness, accessed 31 July 2014).

Wedmore I, Laselle BT. Altitude illness: strategies in prevention, identification, and treatment. *Emerg Med Pract* 2007; 9:1-24.

ケース 13
スキューバ：空気塞栓症

Jason Wagner, Christopher Sampson and Brian Bausano

1	シナリオ概要

スキューバ・ダイバーが急速に浮上したため，急性心筋梗塞を伴う減圧症となる。胸痛のために早く水面まで浮上したかどうか友人たちは知らない。

2	教育目標/論点

臨床的治療
- 脳血管障害まで鑑別診断を拡大
- 心血管と脳血管の複合疾病に対する早期の治療方針
- 空気塞栓の姑息的治療としての酸素供給に関する利点
- 減圧症においては高圧酸素療法が不可欠

コミュニケーションとチームワーク
- チームを指揮するよいリーダーシップ
- 心血管と脳血管の複合疾病を治療するための調整
- 複数の専門科（循環器内科，神経内科，高圧酸素療法）の統合

3	準備物品

水着，ウェットスーツや適切なダイビング器材を着用した男性患者

4	ムラージュ

なし

5	画像と血液検査

- 心電図7：STEMI（ST上昇型心筋梗塞）
- CT13：正常頭部，複数スライス
- 血糖123 mg/dL（口頭報告）

6	登場人物（シナリオ協力者）とその役割

- 患者：水着を着用
- 看護師：指示を受けてチームを援助する

■循環器内科専門医：神経症状があることでカテーテル治療を躊躇
■神経内科の医師：心電図で心筋梗塞の波形がみられるので治療を拒否
■高圧酸素療法を行う医師：喜んで手助けをしてくれる。シナリオの最後で高圧酸素治療装置を準備
■友人：協力的で病歴を提供する

7 クリティカル・アクション

■心電図検査により心筋梗塞であることを認識する
■CT検査により正常頭部CTであることを認識する
■酸素を供給する
■患者を高圧酸素治療装置にいれる

8 時間経過

開始時点（時間0分）
バイタルサイン：**心電図（88回/分で洞性頻脈）**
■診察時現症のまとめ：右側顔面神経麻痺を伴った55歳の男性。構音障害があり，混乱と発語の聞き取りにくさから既往歴聴取が難しい。トリアージナースによって「脳卒中コード」が起動され部屋に戻された
■身体所見
　▶概要：不安，混乱，発語が聞き取りにくい。年相応の外見で水着とウェットスーツ着用
　▶頭頸部：ゴーグルにより顔面に圧痕あり，右顔面神経麻痺，瞳孔左右差なし，正円，対光反射あり，目がみえないことに気づき不安がっている（ただし，発語は聞き取りにくい）
　▶胸部：両側呼吸音異常なし
　▶心臓：整
　▶腹部：軟。圧痛なし，膨隆なし
　▶皮膚：濡れている，外傷なし
　▶四肢：正常。ゴーグルをもっている
　▶神経：右顔面神経麻痺，構音障害，四肢麻痺なし，失調の検査指示が理解できない，指示に従わない
■看護師：濡れた肌にモニターを装着することに苦労している

> **クリティカル・アクション**
> - 静脈路確保
> - 酸素投与
> - モニタリング：モニターを装着するために，皮膚を乾かす必要あり

シナリオ進行1：2分後
バイタルサイン：BP 185/90 mmHg，HR 88回/分，RR 16回/分，SpO₂ 99%（room air），BT 37℃
■患者は胸部を指差して胸痛を訴えようとする。とてもイライラしている
■非再呼吸式マスク換気で酸素が（どの段階でも）投与されると，神経学的所見は改善する
■心電図：下壁の心筋梗塞
■看護師：「私は彼が胸痛を訴えていると思う」

> **クリティカル・アクション**
> - 心電図
> - 循環器内科医に相談

シナリオ進行2：4分後

バイタルサイン：BP 185/90 mmHg，HR 88 回/分，RR 16 回/分，SpO$_2$ 99%（room air），BT 37.0℃

■画像検査：CT 撮影の準備完了

■友人たちからの情報
  ▶既往歴はない
  ▶ダイビングと急速浮上したことは関係があるかもしれない

■脳卒中チームが（電話で）呼ばれたら：すべての検査を要求する．心筋梗塞について憂慮する

■循環器内科医が（電話で）呼ばれたら：脳卒中症状について憂慮する

> **クリティカル・アクション**
> - 頭部 CT
> - 脳卒中チームに相談（または，脳血管障害の治療について議論する）

シナリオ進行3：6分後

バイタルサイン：BP 185/90 mmHg，HR 88 回/分，RR 16 回/分，SpO$_2$ 99%（room air），BT 37.0℃

■CT 頭部：正常

■看護師：血栓溶解の準備を指示されたら，心筋梗塞のためか脳血管障害のためかを確認する

■循環器内科専門医
  ▶脳卒中の症状のある患者に対するカテーテル検査を躊躇する
  ▶ダイビングに関連している可能性が高い心電図についてこだわる
  ▶空気塞栓には役立たないと提案する

■神経内科専門医
  ▶心臓の症状を懸念する
  ▶血栓溶解を拒否
  ▶もし聞かれても空気塞栓に関する有益な情報を提供しない

■追加情報：もしチームが悩んでいれば専門医や友人らは，ダイビングや空気塞栓に対する高圧酸素療法に関する経験を示唆する

> **クリティカル・アクション**
> - 高圧酸素療法の必要性を認識
> - 高圧酸素治療装置を準備

シナリオ進行4：最後のアクション

バイタルサイン：BP 185/90 mmHg，HR 88 回/分，RR 16 回/分，SpO$_2$ 99%（room air），BT 37.0℃

■高圧酸素治療装置の準備完了

> **クリティカル・アクション**
> - 高圧酸素治療装置へ搬送する

9　画像と血液検査など

■心電図7：STEMI（ST 上昇型心筋梗塞）
■CT13：正常頭部，複数スライス

10 参考文献

Delaney MC, Bowe CT, Higgins GL. Acute stroke from air embolism after leg sclerotherapy. *West J Emerg Med* 2010; 11:397.

Prasad A, Banerjee S, Brilaks ES. Hemodynamic consequences of massive coronary air embolism. *Ciculation* 2007; 115:e51-e53.

ケース14
左心補助装置

Neal Aaron and Lisa Jacobson

1	シナリオ概要

ステージ4の慢性心不全で4カ月前に左心補助装置を植め込んだ62歳の男性が，装置のアラームが鳴っているためERを受診してきた。彼の家族は休暇で別の州からきており，家族は父親の調子が最近よかったため休暇をとる決心をしたという。アラームが鳴りはじめたとき，家族たちはゴルフをしていた。

2	教育目標/論点

臨床的治療
■電力（プラグ/電池）が必要不可欠であることを強調
■左心補助装置が植え込まれている患者に影響を与える致死的合併症を認識
■正常な患者の評価と対応に関する問題点を認識
■左心補助装置における不整脈の適切な管理を学習

3	準備物品

■左心補助装置の電源装置，プラグおよび電池
■除細動器
■手動式血圧計

4	ムラージュ

左心補助装置を使用している

5	画像と血液検査

■心電図13：心室頻拍
■X線写真27：左心補助装置が植え込まれた胸部X線写真

6	登場人物（シナリオ協力者）とその役割

■患者：質問に適切に答える
■看護師：チームを補助する
■コンサルト：相談できない
■妻：詳しく問診されれば装置に関することと患者の既往歴について提供する

■患者の成人した子どもたち：非常に心配している

7 クリティカル・アクション

■電力（プラグ／電池）が必要不可欠であることを認識
■左心補助装置が植え込まれている患者の不整脈に関する適切な管理
■左心補助装置が植え込まれている患者に，胸骨圧迫は禁忌であることを認識
■左心補助装置植え込み下での心血管機能の評価と，その適切な方法の認識と実施
■左心補助装置センターに連絡して搬送する必要性を認識

8 時間経過

開始時点（時間0分）

バイタルサイン：BP 測定不能，HR 100 回/分，RR 14 回/分，SpO$_2$ 94％（room air），BT 37.0℃，心電図（HR 100 回台/分の左脚ブロック）

■来院時現症のまとめ：質問に回答可能な中年男性（促迫症状なし），左心補助装置のアラームが鳴っている
■初期治療：救急隊により静脈路の確保や心電図検査などは実施済み
■身体所見
　▶概要：栄養など全身状態は良好
　▶頭頸部：正常
　▶心血管：スリルを聴取，Ⅰ音/Ⅱ音の異常所見なし，脈を触知せず
　▶呼吸：左心補助装置のアラームのため聴取困難
　▶腹部：ポンプを触知，圧痛なし，ホルスターを装着
　▶四肢：浮腫なし
　▶神経：正常

シナリオ進行1：1分後

バイタルサイン：**看護師はまだ BP の測定ができていない**，HR 100 回/分，RR 14 回/分，SpO$_2$ 94％（room air）

■身体所見に変化なし
■もし指示されれば容易に静脈路は確保可能
■アラーム音が ER 中に鳴りひびく：他の患者が少し文句を言い始める
■血液検査：利用できるものはない
■画像検査：利用できるものはない
■妻：左心補助装置のアラームに対して少し不満を漏らす

シナリオ進行2：2分後

バイタルサイン：変化なし

■身体所見/病態の変化：なし
■家族たちは何をしなければならないかわかっていると主張し，ポンプのボタンを適当に押す。そして父親の額をふき，問い合わせ番号がどこに書いてあるのかを気にしている。予備の電池を持ってきていないことに気づき，もし聞かれればホテルに取りに帰ることが可能である

■左心補助装置のコンセントを入れるとアラームがとまる
■血液検査：利用できるものはない
■画像検査：胸部 X 線写真
■成人した子どもと妻：ポンプのボタンを押して，診察の邪魔になるような質問をして，より大声をだすようになる

> **クリティカル・アクション**
> - 電源か電池の必要性を認識

シナリオ進行 3：3 分後

バイタルサイン：BP 測定不能，HR 160 回/分，RR 18 回/分，SpO$_2$ 94％（room air），心電図（HR 160 回台/分の心室頻拍）
■脈を触知せず，BP は測定不能
■心電図のリズムが心室頻拍に変わる（治療可能）
　▶アミオダロンかリドカインの投与と輸液負荷を行う：異なるアラーム音が ER に鳴りひびく
■患者はおちついている
■チームは，超音波で心拍出を確認し，観血的動脈圧測定を開始（持続的な圧を呈するが，拍動流は認められず），もしくは ETco$_2$ のモニタリングを開始することを決定する
■家族：新しいアラーム音について尋ね，アラーム音がとまらないことに不安を覚える

> **クリティカル・アクション**
> - 左心補助装置が植え込まれている患者の不整脈に関する適切な管理
> - 心血管系動態を繰り返し評価することを認識

シナリオ進行 4：最後のアクション

バイタルサイン：変化なし（シナリオ進行 3 と同じ）
■アミオダロンあるいはリドカインの投与を開始したにもかかわらず，患者はより冷汗著明となり，混乱して反応がなくなる（治療がなされていない場合はより重篤になる）
■観血的動脈圧測定が開始された場合：脈を認められず，ETco$_2$ は 40 から 20 へ低下する
■除細動が提案された場合：胸骨圧迫をしてはいけない。2 回ショックを行ってよい，その間に薬物投与を行う
■もし胸骨圧迫が開始されたら，家族は部屋にとどまり胸骨圧迫をしてはならないことになっていると大声で注意する。もし家族が部屋にいなければ，看護師は左心補助装置が植え込まれた患者への胸骨圧迫は禁忌であると教わったことを覚えていると伝える
■最も近い左心補助装置センターの電話番号は入手可能
■家族：かなり慌ててパニックになっている。ひどくとりみだし，邪魔をしてくる。胸骨圧迫について上記のことを話す
■看護師：診療を補助する。胸骨圧迫が禁忌であることを伝える
■診療方針：左心補助装置センターに搬送する

> **クリティカル・アクション**
> - 胸骨圧迫なしのショックが適切であることを認識
> - 患者の転院搬送

9	**画像と血液検査など**

■心電図 13：心室頻拍（wide QRS）
■X 線写真 27：左心補助装置が植え込まれた胸部 X 線写真

10	**参考文献**

Cesario DA, Saxon LA, Cao MK, Bowdish M, Cunningham M. Ventricular tachycardia in the era of ventricular assist devices. *J Cardiovasc Electrophysiol*. 2011; 22(3):359-363.

Mechanical Circulatory Support Organization. *EMS Guide*, 2012 (https://www.mylvad.com/assets/ems_docs/00003528-2012-field-guide.pdf, accessed 31 July 2014).

Weingart S. Left ventricular assist devices (LVADS)." *EMCrit Blog* 2013 (https://emcrit.org/wee/left-ventricular-assist-devices-lvads-2/, accessed 31 July 2014).

ケース 15
ST 上昇型心筋梗塞に類似した大動脈解離

Jason Wagner, Christopher Sampson and Brian Bausano

1	シナリオ概要

突然発症の胸痛でレストランから病院に搬送された 42 歳の男性。心電図では ST 上昇型心筋梗塞を呈していたが，大動脈解離も発症している。胸部 X 線写真では縦隔拡大を示している。チームは大動脈解離と診断して適切な治療を実施することが要求される。循環器内科医である患者の隣人が到着すると，カテーテル検査室がワックスがけのために閉鎖されているため，血栓溶解療法を主張してチームの意見と対立する。患者の配偶者は循環器内科医に味方して，チームに治療の根拠をきちんと説明するように強制している。

2	教育目標/論点

臨床的治療
- ST 上昇型心筋梗塞と大動脈解離の鑑別
- 胸痛を伴った患者に対する血栓溶解療法前の胸部 X 線写真確認の重要性
- 大動脈解離の A 型と B 型の鑑別
- 大動脈解離の適切な治療

コミュニケーションとチームワーク
- 迅速にコミュニケーションとチームワークを調整し，ST 上昇型心筋梗塞と大動脈解離を鑑別する
- 家族と患者に対して難しい診断を説明するコミュニケーションのスキル
- 信頼された友人でもある循環器内科医との意見の対立に際し，コミュニケーションスキルとプロフェッショナリズムの発揮

3	準備物品

なし

4	ムラージュ

なし

5	画像と血液検査

- X 線写真 9：縦隔陰影拡大を呈する胸部 X 線写真
- 心電図 11：STEMI（ST 上昇型心筋梗塞）

■超音波2：心臓超音波
■CT4：Stanford A 型大動脈解離

6　登場人物（シナリオ協力者）とその役割

■患者：40代の男性。シナリオは俳優だけではじめてもよいし，マネキンを使用してもよいし，マネキンと俳優を併用して治療がうまくいかず蘇生が必要となったときにマネキンに移行してもよい
■看護師：診療を援助する
■循環器内科医（患者の友人）：近所に住む友人でもある循環器内科医は主張が強い。ST 上昇型心筋梗塞に焦点をあてて，「この病院のカテーテル室が閉鎖している」と怒って血栓溶解を要求する。チームの対応能力にもとづいてある程度の妨害を行う
■妻：夫の病態を懸念しつつ，なぜ溶解が適切な治療ではないのかについて，きちんとした説明がなされるまで友人である循環器内科医の味方をする
■相談した心臓血管外科医：協力的であり，診断がつけば可能な限り早くくる。到着が遅れる場合，チームにBPの管理をさせる。チームが実施しない場合，BPの管理について提案する

7　クリティカル・アクション

■心電図によるST上昇型心筋梗塞の診断
■縦隔陰影拡大を呈する胸部X線写真の撮影と正しい読影
■Stanford A 型の大動脈解離のCT撮影と正しい読影
■心臓血管外科医への相談
■BPのコントロール

8　時間経過

開始時点（時間0分）

バイタルサイン：BP 170/90 mmHg，HR 95回/分，RR 20回/分，SpO$_2$ 99%（鼻カニューラ），BT 37.2℃，心電図（下壁のST上昇を伴った洞性頻脈）
■来院時現症のまとめ：患者は中等度に促迫，不安，冷汗著明。じっと座っていることができず，症状は改善しない。状態はよくなさそう。出勤前のシャワーの段階から2時間にわたって胸痛を訴えている。疼痛は心窩部につきささるような感じである。軽度の息切れがある。悪心や嘔吐はない。腹痛なし。症状増悪や緩和因子なし。もし聞かれれば，疼痛が背部に放散していると述べる
■身体所見
　▶概要：中等度に促迫，不安，覚醒，意識清明で日にち・場所・人は認識している。栄養など全身状態は良好
　▶頭頸部：正常範囲内
　▶心臓：頻脈，整，心雑音なし
　▶胸部：肺音清，胸痛あり
　▶腹部：軟，圧痛なし，正常な腸管蠕動音，肝脾腫なし
　▶四肢：チアノーゼ/ばち指/浮腫なし，末梢動脈の触知良好，左右差なし
　▶精神：正常，適切な行動，軽度不安あり，正常な気分
　▶神経：巣症状なし，脱落症状なし
■友人の循環器内科医：患者はST上昇型心筋梗塞だと思われると主張，もし心電図検査を実施していな

かったら必要と伝える

> **クリティカル・アクション**
> - 心電図検査の実施
> - 静脈路を確保
> - 胸痛時に必要な検査

シナリオ進行1：2分後

バイタルサイン：BP 170/90 mmHg, HR 95 回/分, RR 20 回/分, SpO_2 99%（鼻カニューラ），BT 37.2℃
■身体所見の変化：なし
■もしチームが心電図検査を実施しなければ，患者は胸痛増悪を訴える
■チームが迅速に診療すれば，循環器内科医と妻による干渉を強める
■血液検査：利用できるものはない
■画像検査：ST 上昇型心筋梗塞を呈する心電図 11〔STEMI(ST 上昇型心筋梗塞)〕
■妻：心配しイライラしている
■友人の循環器内科医：引き続き血栓溶解療法を主張する

> **クリティカル・アクション**
> - 心電図を ST 上昇型心筋梗塞として判断
> - 胸部 X 線写真を依頼
> - カテーテル治療をするか血栓溶解療法をするかの判断
> - 胸部 X 線写真の読影

シナリオ進行2：5分後

■バイタルサイン：BP 170/90 mmHg, HR 95 回/分, RR 20 回/分, SpO_2 99%（鼻カニューラ），BT 37.2℃
■チームが ST 上昇型心筋梗塞に気づいていなければ，患者は胸痛増悪を訴える
■画像検査：X 線写真 9（縦隔陰影拡大を呈する胸部 X 線写真）
■友人の循環器内科医：血栓溶解療法をはやくはじめるべきと主張する
■チームは鑑別診断として大動脈解離を考えなければならない。チームが鑑別していなければ患者は背中への放散痛があることを訴える

> **クリティカル・アクション**
> - 胸部 CT の撮影
> - CT の読影
> - 心臓血管外科医をコール
> - BP のコントロール

シナリオ進行3：7分後

バイタルサイン：BP 200/90 mmHg, HR 95 回/分, RR 20 回/分, SpO_2 99%（鼻カニューラ），BT 37.2℃
■もし血栓溶解が行われれば心タンポナーデから心停止となる。この状況は，心肺蘇生と心嚢穿刺を実施し，心臓血管手術のために手術室へ搬送すれば回復する
■血液検査：利用できるものはない
■画像検査：胸部 CT，心臓超音波検査
■友人の循環器内科医：大動脈解離を発症していることがきちんと説明されるまで血栓溶解療法を主張する
■妻：素人でもわかるように説明されるまでは友人である循環器内科医の味方をする

■β遮断薬でBPのコントロールをすることがのぞましい

> **クリティカル・アクション**
> - BPのコントロール：β遮断薬，疼痛管理
> - ベッドサイドに心臓血管外科医をコール

シナリオ進行4：最後のアクション

バイタルサイン

■▶もしBPが**コントロールされた**場合：BP 110/60 mmHg，HR 70回/分，RR 16回/分，SpO_2 99%（鼻カニューラ），BT 37.2℃

▶もしBPが**コントロールされない**場合：BP 220/102 mmHg，HR 95回/分，RR 20回/分，SpO_2 99%（鼻カニューラ），BT 37.2℃

■身体的検査値の変化：疼痛が増悪すること，右前腕の脈拍消失

■胸部外科医：手術室へ患者を搬送して症例終了

■追加ポイント：血液製剤のクロスマッチを行う

■治療方針：手術室へ搬送

9　画像と血液検査など

■X線写真9：縦隔陰影拡大を呈する胸部X線写真

■心電図11：STEMI（ST上昇型心筋梗塞）

■超音波2：心臓超音波

■CT4：Stanford A型大動脈解離

10　参考文献

Cook J, Aeschlimann S, Fuh A, et al. Aortic dissection presenting as concomitant stroke and STEMI. *J Hum Hypertens* 2007; 21:818–821.

Patel PD, Arora RR. Pathophysiology, diagnosis, and management of aortic dissection. *Ther Adv Cardiovasc Dis* 2008; 2:439–468.

Spittell PC, Spittell JA, Jr., Joyce JW, et al. Clinical features and differential diagnosis of aortic dissection: experience with 236 cases(1980 through 1990). *Mayo Clin Proc* 1993; 68:642–651.

ケース 16
上部消化管出血の処置における鎮静の失敗

Christopher Sampson and Jason Wagner

1　シナリオ概要

C型肝炎と食道静脈瘤の既往がある45歳の男性が吐血を主訴にERを受診した。チームがコールされて検査室に到着すると，消化器内科医によりプロポフォール鎮静下で上部消化管内視鏡検査（食道胃十二指腸鏡検査）が施行されていた。患者の意識が悪くなりBPが低下したため過鎮静を心配した看護師がチームをコールした。間もなく，消化器内科医は食道静脈瘤からの出血点を発見する。頻脈と低血圧が増悪していくが，消化器内科医は「もうちょっとだけ続けさせて。あと少しだ」といい，処置の中断を拒否している。チームは強制的に処置を中断させ，吐血患者の気道確保，出血のコントロールを行う必要がある。血液製剤やSB（Sengstaken-Blakemore）チューブを使用しなければならないかもしれない。

2　教育目標/論点

臨床的治療
■目標1：患者の病態が不安定な場合，処置時の鎮静を中止しなければならないことを認識する
　▶手技の中止を要求する
　▶プロポフォール静注を中止する
　▶低血圧を治療する
■目標2：上部消化管出血の適切な治療を理解する
　▶輸液
　▶赤血球輸血
　▶初期治療が不成功のときの大量輸血プロトコル

コミュニケーションとチームワーク
■目標1：はじめに消化器内科医の手技を強制的に中止させる
■目標2：看護師とのコミュニケーション

3　準備物品

マネキン，ストレッチャー，内視鏡の模型，SBチューブ

4　ムラージュ

なし

| 5 | 画像と血液検査 |

出血に対して上部消化管内視鏡検査を施行しているビデオ(提供なし)

| 6 | 登場人物(シナリオ協力者)とその役割 |

■消化器内科医:患者の病態が増悪しているにもかかわらず,上部消化管内視鏡検査を中断しない
■看護師:チームを補助する

| 7 | クリティカル・アクション |

■消化器内科医による鎮静と上部消化管内視鏡検査を中止させる
■鎮静薬を中止する
■BPの低下に対する輸液と赤血球輸血
■大量輸血プロトコルを起動する
■気道管理
■SBチューブを留置

| 8 | 時間経過 |

開始時点(時間0分)

バイタルサイン:BP 80/40 mmHg,HR 130回/分,RR 8回/分,SpO$_2$ 88%,BT 37℃,心電図(洞性頻脈)
■初診時現症のまとめ:45歳の男性,プロポフォールで鎮静されながら上部消化管内視鏡検査を受けている最中に,BPが低下して無反応になった
■初期治療
　▶18Gの末梢静脈路確保(シナリオを開始する前から)
　▶鼻カニューラで酸素投与
■身体所見
　▶概要:鎮静されて上部消化管内視鏡検査を受けている男性
　▶頭頸部:上部消化管内視鏡が挿入されている
　▶胸部:徐呼吸で呼吸音清
　▶心臓:頻脈
　▶腹部:軟
　▶皮膚:冷感あり
　▶神経:鎮静中
■看護師:過鎮静による患者の全身状態を懸念してチームをコールする

> **クリティカル・アクション**
> ・消化器内科医に手技を中止するように指示
> ・気道を管理
> ・鎮静を中止

シナリオ進行1:2分後

バイタルサイン:SpO$_2$が低下したまま変化なし
■身体所見:変化なし

■消化器内科医は手技の中止に抵抗する「あと数分待って」
■看護師：患者の背中を支えている。「患者は頑張っています」
■画像検査：食道静脈瘤から出血している動画

> **クリティカル・アクション**
> - 手技中止の必要性を強調
> - 低血圧を治療するための輸液指示

シナリオ進行2：4分後
バイタルサイン：変化なし
■身体所見/病態：変化なし
■血液検査：利用できるものはない
■画像検査：利用できるものはない
■チームは血液の誤嚥を管理して，ショックを治療しなければならない
■消化器内科医：4分後に手技を断念して部屋を去る

> **クリティカル・アクション**
> - 輸液に反応しないため輸血を指示
> - 気道を管理

シナリオ進行3：6分後
バイタルサイン：BP 80/40 mmHg，HR 130回/分，RR 8回/分，SpO_2 80％
■身体所見/病態の変化
　▶治癒するまで咽頭から出血があふれでる
　▶大量輸血プロトコルでショックは改善する

> **クリティカル・アクション**
> - 上部消化管出血をコントロールするためSBチューブを留置する
> - 大量輸血プロトコルを開始する

シナリオ進行4：最後のアクション
バイタルサイン：HR 130回/分，呼吸状態は人工呼吸器の設定通り，SpO_2 95％
■身体所見の変化
　▶外観：無反応
　▶SBチューブが留置されていたら出血は止まっている
■治療方針：ICUへ入室

> **クリティカル・アクション**
> - バイタルサインを再評価
> - ICUへ入室

9　画像と血液検査など

なし

10　参考文献

Chen ZJ, Freeman ML. Management of upper gastrointestinal bleeding emergencies: evidencebased medicine and practical considerations. *World J Emerg Med* 2011; 2:5-12.

Garcia-Tsao G, Bosch J. Management of varices and variceal hemorrhage in cirrhosis. *N Engl J Med* 2010; 362:823-832.

ケース 17
前医での治療がうまくいっていない患者の転院：経鼻胃管の気管誤挿入

Aaron Gingrich and Michael Falk

1 シナリオ概要

他院で経鼻胃管を肺に誤挿入され，急性呼吸促迫症候群（ARDS）を発症した患者が救急搬送されてきた。当初，患者は他院で消化管出血に対する診療を受けていた。患者は，前医での治療内容に非常に不満をもっている救急隊員の夫とともERに搬送された。このERにおける診療の過程で，彼女の病態はさらに増悪し，救急隊員である夫は，診療に対してどんどんイラつきを増加させていった。ついに彼は，彼女と一緒に病院を「逃げだし」，カルテ持参であなたのERを受診する。

あなたの病院のERに到着し，救急隊員である夫の報告によれば，彼女（患者）は消化管出血を起こしており，「別の病院のER」を受診したときには，覚醒していて呼吸の問題は一切なかったとのことであった。そのERにおける3時間のうちに，彼が彼女と「ヤブ医者」をおいてコーヒーとランチを食べに行ったあとから急に呼吸困難に陥った。医療チームは，呼吸促迫の管理と問題の原因を究明して，過誤をリカバーしなければならない。

2 教育目標/論点

臨床的治療
- すべての転院患者を批判的に再評価する
- 他院のカルテをすべて見直し，カテーテルや静脈路の位置を確認する。経鼻胃管と静脈路の不適切な位置を認識する
- 経鼻胃管を用いた胃洗浄による医原性合併症である明確な肺水腫を認識する

コミュニケーションとチームワーク
- 付添人からの病歴情報を得て，すべての利用可能なカルテ/情報源を再評価する
- 専門家としての態度を保ちながら，訴えの多い患者家族に改めて問診を行う
- 他院での医療過誤を議論する

3 準備物品

経鼻胃管，静脈路確保セット，気管チューブ，喉頭鏡，輸液セット（生理食塩液バッグおよび延長チューブ），模造のカルテ

4 ムラージュ

経鼻胃管を気管に入れておく，末梢静脈路を不適切な場所に留置しておく

| 5 | 画像と血液検査 |

X線写真23：経鼻胃管の気管への誤挿入を呈する胸部X線写真

| 6 | 登場人物（シナリオ協力者）とその役割 |

■患者：声のみ
■看護師：もし指示をされたら，静脈路を抜去し，適切な場所で再留置する
■シナリオ協力者：夫である救急隊員

| 7 | クリティカル・アクション |

■徹底的な全身評価
■新規静脈路確保の必要性を認識し，古い静脈路を抜去する
■夫である救急隊員から病歴を聴取
■呼吸促迫の鑑別診断を行い，医原性の明確な肺水腫を診断
■気管挿管し，心肺蘇生開始，輸液開始，輸血をオーダーする
■他院で発生した医療過誤を認識し，議論する

| 8 | 時間経過 |

開始時点（時間0分）

バイタルサイン：BP 100/50 mmHg，HR 108回/分，RR 24回/分，SpO_2 93％（room air），BT 38.0℃，心電図（洞性頻脈）

■来院時現症のまとめ：中年女性，うめいており疼痛刺激に対して非合目的に反応する。蒼白，冷汗著明，呼吸は早く必死で行っている。気道は開通している。経鼻胃管が口咽頭に挿入されている
■初期治療：他院で確保された静脈路，病院前で検査された12誘導心電図など
■身体所見
　▶概要：栄養など全身良好，皮膚蒼白の女性
　▶頭頸部：経鼻胃管が気管に留置，下顎はかたく，開口しない
　▶心臓：洞性頻脈
　▶胸部：両側でラ音聴取および頻呼吸
　▶腹部：膨満なし
　▶四肢：浮腫なし
　▶神経：疼痛刺激に対して，うめきながら非合目的に反応する
■夫である救急隊員：医療チームに対し，彼女は48歳で救急隊員として働いていると伝える。夫は彼女の同僚でもある。彼女は3時間もの間，公立総合病院のERにいたが，「なんの治療もしてくれない」ためつれだした。別の病院に到着した際，上部消化管出血があり，その診察中に反応がなくなり，呼吸がうまくできなくなっていった

> **クリティカル・アクション**
> ・徹底的な全身評価

シナリオ進行1：2分後

バイタルサイン：BP 98/54 mmHg，HR 110 回/分，RR 26 回/分，SpO$_2$ 92％（room air）
■身体所見：患者は大量吐血をしている
■両側上肢の末梢静脈路は，腫れていて，投与された薬物も点滴も役に立ってはいない．看護師に新しい静脈路確保を指示しても不可能であり，「すでにある太い静脈路をなぜ使わないのですか？」という
■夫である救急隊員：「彼女はヘビースモーカーで，誰よりもコーヒーを飲みます．あと先月から腹痛を訴えていて，制酸薬をキャンディのように服用していました」と報告する

> **クリティカル・アクション**
> - 新規静脈路確保の必要性を認識し，古い静脈路を抜去する
> - 夫から病歴を聴取する
> - 呼吸促迫の鑑別診断

シナリオ進行2：4分後

バイタルサイン：BP 0/0 mmHg，HR 0 回/分，RR 0 回/分，SpO$_2$ 80％（room air）
■患者は低血圧になり，脈が触知しなくなる．BP は測定不能
■心肺蘇生とバッグバルブマスク換気を開始
　▶静脈路を確保する（必要なら骨髄輸液路を確保してもよい）
　▶アドレナリンを静注して，生理食塩液をボーラス輸液する
■新規の静脈路を確保しないで気管挿管しようとした場合，開口させることができない
■最初の気管挿管を試みた後，看護師は新規の静脈路を確保．新規の静脈路は普通に機能している
■夫である救急隊員：前医の診療に不満をいうことに執着しており，どうやったら訴えられるかアドバイスを欲しがっている．しかし，訴えるにしても，はじめ黒色便が大量に排泄されたので病院に行った，と彼女の夫はいっている．いったん彼女を診察室に入れた後，家族を呼びに30分ほど外出して戻ると経鼻胃管が挿入され，「ピンク色の液体が流出」していた．彼女の病態はさらに増悪し，呼吸の問題が生じてきた．「あのERでは殺されるから」と，彼女をここにつれてくるまで彼は奮闘した……

> **クリティカル・アクション**
> - 夫である救急隊員をなだめるか，退室してもらう．追加の病歴を聴取する
> - まだなされていないなら，新規で静脈路を確保して，経鼻胃管を抜去する
> - 気管挿管する
> - 心肺蘇生を開始，輸液，輸血をオーダー

シナリオ進行3：6分後

バイタルサイン：BP 0/0 mmHg，HR 0 回/分，RR 0 回/分，SpO$_2$ 80％（room air），PEA
■心肺蘇生を継続
　▶迅速気管挿管のプロトコルを用いて，患者に気管挿管する
　▶少なくとも2つの方法により気管チューブの位置を確認する
　▶2度目のアドレナリンを投与した時点から患者は回復していく
■画像検査：看護師は，他院からの胸部X線写真を発見し，供覧する
■血液検査：ヘモグロビン 8 g/dL／ヘマトクリット 24％，他は正常
■夫である救急隊員：非常に動転しているが，でしゃばって前医を訴える助けになると考えて医療チームの名前をチェックしている

> **クリティカル・アクション**
> - 医原性の明確な肺水腫を診断
> - 人工呼吸で PEEP を設定

シナリオ進行 4：最後のアクション

バイタルサイン：BP 122/82 mmHg，HR 120 回/分，RR 24 回/分，SpO_2 96%（room air）

■身体所見の変化：気管チューブが挿入されていれば自己心拍再開

■夫である救急隊員：退場させられていたら，戻ってくる。行儀がよくなり，起こった医療過誤について議論を望んでいる。チームは，他院で発生した医療過誤を夫である救急隊員と議論する

■追加点：症例の医学的問題は解決されるべきであり，夫である救急隊員との議論に注意を払うべきである

■診療方針：ICU 入室

> **クリティカル・アクション**
> - 夫である救急隊員と議論する
> - 発生した医療過誤を公表する

9　画像と血液検査など

■X 線写真 23：経鼻胃管の気管への誤挿入を呈する胸部 X 線写真（「模造した」カルテの一部）

10　参考文献

Kalra J, Kalra N, Baniak N. Medical error, disclosure and patient safety: A global view of quality care. *Clin Biochem*. 2013; 46:1161-1169.

Silversides JA, Ferguson ND. Clinical review: acute respiratory distress syndrome-clinical ventilator management and adjunct therapy. *Crit Care* 2012; 17:225.

PartⅡ：SimWars シナリオ集

Section 4：
感染症にかかわるケース

ケース18
肺炎による敗血症性ショック

Jacqueline A. Nemer and Julian Villar

1	シナリオ概要
	気管支喘息，1型糖尿病，甲状腺機能低下症，冠動脈疾患の既往がある74歳の男性が呼吸困難を訴え，自宅から救急搬送された。妻によると，3日ほど前から外出の機会が減り，反応が乏しいとのことである。また，食欲低下，活動性低下，中等度の湿性咳嗽があり，息切れは増悪しているようである。病院前のSpO$_2$はroom airで80％，経鼻酸素4 L/分投与下で88％であった。また，BP 88/56 mmHg，HR 126回/分で整，血糖110 mg/dLであった。妻はERで，ひどく動揺して泣き叫んでいる。「ハリー，ハリー，死なないで。あなたなしでは生きていけないわ！」

2	教育目標/論点
	臨床的治療 ■息切れ，咳嗽の鑑別疾患を理解する：感染症，気管支喘息，肺塞栓症，代謝性疾患，心筋梗塞，心不全 ■敗血症の治療を理解する：全身性炎症反応症候群(SIRS)，敗血症，重症敗血症*，敗血症性ショックの定義 ■気管挿管の適応とピットフォールを理解する 　［*訳注：2016年の敗血症の新定義では「重症敗血症」という用語は消失した］ **コミュニケーションとチームワーク** ■チームリーダーは全体の状況を把握し，各メンバーに役割を与えなければならない ■プロ意識をもって，看護師やコンサルトする医師と連携をとる ■不安に陥っている妻に対して適切に対応する

3	準備物品
	超音波診断装置，直接喉頭鏡，気管チューブ，10 mLシリンジ(気管チューブに使用)

4	ムラージュ
	パジャマを着たマネキン。衣服と皮膚は冷汗のため湿らせる

5	画像と血液検査
	■心電図6：洞性頻脈(虚血や梗塞の所見なし) ■X線写真10：多葉肺炎を呈する胸部X線写真

- ■超音波3：IVC内循環血液量減少
- ■超音波4：正常なIVC（輸液治療後の正常なIVC，呼吸性変動なし）
- ■胸部CT：オーダーがあれば同じものを提示。肺塞栓症の所見なし

6　登場人物（シナリオ協力者）とその役割

- ■患者：マネキン。はじめは指示に従い会話可能だが，しだいに意識レベルが低下する
- ■看護師：患者に対してモニター装着，輸液開始，体温測定，採血，そして投薬を行う
- ■指導医：さまざまな理由をつけ，力にならない
- ■妻：初期には，いくつかの（重要ではない）枝葉末節な情報を提供しつつ，しだいに不安感が募って感情的になってしまう。そのため妻を現場から遠ざけ落ち着かせる必要がでてくる。妻に対して注意深く適切に対処すれば，しだいに平静を取り戻す

7　クリティカル・アクション

- ■積極的な輸液療法の開始
- ■乳酸の測定
- ■広域抗菌薬の投与
- ■気道の評価と気管挿管
- ■難治性低血圧に対する昇圧薬投与

8　時間経過

開始時点（時間0分）

バイタルサイン：BP 84/50 mmHg，HR 128回/分，RR 36回/分，SpO_2 80％（room air），BT 37.7℃（口腔），心電図（洞性頻脈）

- ■来院時現症のまとめ：74歳の男性，気管支喘息の既往あり。数日前から湿性咳嗽と息切れを自覚し，救急隊現着時は息切れ，低酸素血症が著明であった
- ■初期治療：看護師がモニターを装着し，18Gの留置針で左前腕に静脈路を確保する
- ■身体所見
    - ▶概要：冷汗あり，咳嗽，呼吸促迫あり，会話は1単語ごとにしか話せない
    - ▶頭頸部：口唇は乾燥，自発開眼あり
    - ▶頸部：リンパ節腫脹なし，頸静脈怒張なし，項部硬直あり
    - ▶胸部：全肺野で呼吸音低下，類鼾音，かすかな喘鳴を聴取
    - ▶心臓：頻脈，整，頸動脈と大腿動脈は触知可能だが，橈骨動脈は触知できない
    - ▶腹部：軟，圧痛なし，膨隆なし
    - ▶神経：巣症状なし，簡単な指示に従う
    - ▶皮膚：冷汗あり，ツルゴール低下
- ■妻：動揺しながらもでしゃばる
- ■看護師：指示があれば，2本目の静脈路を確保し，採血を行い，輸液を開始する。さらに，直腸温を計測し，患者の体重を伝え〔100 kg（220 lb）〕，12誘導心電図検査を行い（つぎのステージで提示する），抗菌薬と昇圧薬の投与を開始する
- ■指導医：全員が多忙で，対応不可で力にならない

> **クリティカル・アクション**
> - 非再呼吸式マスクの装着
> - 直腸温の測定（39.0℃）
> - 2本目の静脈路確保
> - 妻を現場から遠ざける
> - 晶質液 20 mg/kg 投与
> - 乳酸値の測定

シナリオ進行1：2分後

バイタルサイン：BP 84/50 mmHg，HR 120〜130回/分，RR 38回/分，SpO$_2$ 77%（room air）

■▶非再呼吸式マスクが装着されている場合：SpO$_2$ 94%
　▶鼻カニューラ≧4 L/分が装着されている場合：SpO$_2$ 85%
　▶鼻カニューラ＜4 L/分が装着されている場合：心停止
　▶酸素投与がない場合：心停止

■身体所見の変化：なし

■血液検査：簡易迅速検査にて血糖 92 mg/dL，ヘモグロビン 8.3 g/dL

■画像検査
　▶心電図6：洞性頻脈（前のステージで指示されていれば提示する）
　▶超音波3：IVC内循環血液量減少
　▶胸部X線写真：現段階または前のステージで指示されていても，まだ利用できるものはない

■妻：前のステージで現場から離し，落ち着かせていれば，その後は終始問題となることはない。そうでなければ，引き続きでしゃばって感情的なままでいる

> **クリティカル・アクション**
> - 鑑別疾患をあげ，考察する
> - 気管支喘息に対してアルブテロール吸入薬を投与する

シナリオ進行2：5分後

バイタルサイン：BPは下記参照，HR 120〜130回/分，RR 30回/分，SpO$_2$ 70%（room air）

■▶2本目の静脈路確保も，初期輸液もない場合：心停止
　▶2本目の静脈路確保がなく，輸液＜20 mg/kgの場合：BP 60/0 mmHg
　▶2本目の静脈路確保がなく，輸液≧20 mg/kgの場合：BP 70/30 mmHg
　▶2本目の静脈路確保がなされ，適切な輸液が行われた場合：BP 88/56 mmHg（MAP 67 mmHg）
　▶アルブテロールが投与されている場合：SpO$_2$ 90%
　▶吸入薬の投与がない場合：SpO$_2$は10%低下する

■身体所見／病態の変化
　▶呼吸状態は切迫している
　▶閉眼しており，指示に従わず，発語がない

■血液検査：乳酸 0.6 mmol/L（5.2 mg/dL）

■画像検査：超音波3（IVC内循環血液量減少）

> **クリティカル・アクション**
> - 敗血症性ショックの認識〔乳酸値＞4 mmol/L（36 mg/dL），難治性低血圧〕
> - 輸液の継続，昇圧薬使用の検討
> - 呼吸不全の認識
> - 気管挿管の準備

シナリオ進行3：7分後

バイタルサイン：収縮期BPが10 mmHg低下，HR 120〜130回/分，RR 40回/分，SpO$_2$ 60%（room air）

■身体所見/病態の変化

- ▶GCS 3点
- ▶気管挿管の準備がない場合：心停止
- ▶ボーラスの輸液投与がない場合：筋弛緩薬投与から30秒後に心停止
- ▶ボーラスの輸液投与がなされ，ミダゾラム/フェンタニルまたはプロポフォールを投与した場合：BP 50/0 mmHgとなる．昇圧薬を使用すれば改善するが，もし投与がなければ心停止
- ▶ボーラスの輸液投与，ミダゾラム/フェンタニルまたはプロポフォールを投与，かつ昇圧薬を投与していた場合：BPの変動はなし
- ▶ボーラスの輸液とケタミンを投与したが昇圧薬は投与していない場合：BPの変動はなし
- ▶ボーラスの輸液とケタミンを投与，かつ昇圧薬を投与した場合：BP 85/50 mmHg（MAP 61 mmHg）
- ▶麻酔導入にケタミンを投与したが，気管挿管後に昇圧薬を開始しなかった場合：BP 70/40 mmHg（MAP 50 mmHg）．その後，BPを改善させなければ，心停止
- ▶麻酔導入にケタミンを投与し，気管挿管後に昇圧薬を投与した場合：BP 85/60 mmHg

■血液検査

- ▶白血球 18,000/μL，好中球（桿状核球20%）
- ▶ヘモグロビン 7.9 g/dL
- ▶ヘマトクリット 23%
- ▶クレアチニン 2.5 mg/dL
- ▶その他の血液検査は心筋マーカーを含め，基準値範囲内

■画像検査：最初のステージでオーダーがあればX線写真10（多葉肺炎を呈する胸部X線写真）を提示する．超音波4〔（輸液投与後の）正常なIVC〕も参照

> **クリティカル・アクション**
> - 気管挿管前の輸液ボーラス投与
> - 気管挿管
> - 昇圧薬の開始
> - シナリオ進行3
> - シナリオ進行4

シナリオ進行4：最後のアクション（患者が気管挿管に耐えられる場合）

バイタルサイン：BP 85/60 mmHg（MAP 61 mmHg），HR 100回/分，人工呼吸管理下

■身体所見/病態の変化

- ▶患者は鎮静されており，筋弛緩薬が投与されている
- ▶昇圧薬の増量がある場合：BP 100/70 mmHg（MAP 80 mmHg）

■治療方針：ICU入室

> **クリティカル・アクション**
> - MAP＞65 mmHg を維持できるように昇圧薬を調節
> - 抗菌薬の開始
> - 輸血の検討
> - 気管挿管後の胸部 X 線写真撮影
> - ICU への入室
> - シナリオ進行 4

9 画像と血液検査など

■心電図 6：洞性頻脈
■X 線写真 10：多葉肺炎を呈する胸部 X 線写真
■超音波 3：IVC 内循環血液量減少
■超音波 4：（輸液投与後の）正常な IVC。呼吸性変動なし

10 参考文献

De Backer D et al. Dopamine versus norepinephrine in the treatment of septic shock: a meta-analysis. *Crit Care Med* 2012; 40:725–730.

Dellinger RP et al. Surviving Sepsis Campaign: international guidelines for management of severe sepsis and septic shock: 2012. *Crit Care Med* 2013; 41:580–637.

Rivers E et al. Early goal directed therapy in the treatment of severe sepsis and septic shock. *New Eng J Med* 2001; 345:1368–1377.

Rivers E et al. Early interventions in severe sepsis and septic shock: a review of the evidence one decade later. *Minerva Anestesiol* 2012; 78:712–724.

ケース 19
出血熱を伴う意識障害

Michael Falk

1	シナリオ概要

家人によって119番通報された33歳の男性が救急車で三次医療機関に救急搬送された。彼は国際協力機関の仕事でアフリカに滞在した後，パートナーの家族と住むパナマに帰国した。自宅で最高104.7°F（40.4℃）となる高熱，眼痛を伴った頭痛，筋肉痛と関節痛を訴えていた。これらの症状は帰宅後2日目からはじまり，徐々に増悪している。鎮痛のために服用していたNSAIDが効かないほど重篤な筋肉痛と関節痛の増悪を訴えている。彼のパートナーは朝から彼に会っておらず，夜遅くに仕事から帰宅して彼が浴室で倒れているのを発見し，反応が乏しいことに気づいた。彼は非再呼吸式マスク換気による100%酸素投与と心電図モニターによる監視をされながら救急搬送された。

　パートナーは非常に慌てているが，チームメンバーから病状を説明されて落ち着く。患者は最近のアフリカ訪問を含めてあちこちを移動しており，2週間前に帰宅している。仕事柄，熱帯病の既往があり，彼女が覚えている限りではマラリアとデング熱に感染したことがある。

2	教育目標/論点

臨床的治療
- 高リスク（旅行者）の患者で発熱と意識障害を呈する病態の鑑別疾患をあげる
- 標準的予防策の必要性に関する認識と実施
- 出血熱の鑑別診断
- ショック状態の認識と蘇生
- 気道確保の必要性に関する認識と迅速気管挿管実施

コミュニケーションとチームワーク
- チームリーダーは各メンバーに明確な役割を与える（パートナーから旅行歴と既往歴を聴取するスタッフを含む）
- チームは標準的予防策の必要性を認識する
- チームは出血熱に対して適切に対応するスタッフの必要性を認識してコールする
- 最終的に，チームはER内で感染が拡大しないように患者のための「安全」な場所を確保する

3	準備物品

パジャマ，輸液セット

4	ムラージュ

患者の口と顔面周囲に嘔吐/吐血痕．患者の体のあちこちには多くの比較的「新しい」あざと点状出血が散在．出血熱であることを明確にするために，確保された静脈路の周囲に「血液を漏出させておく」ことが必要である．そのために，輸液セットと留置針の周囲を血液でムラージュする．そこを非透明なガーゼで被覆するが，所見を確認したいときには看護師はガーゼを剥がす

5	画像と血液検査

- 画像は必要ないが，X線写真1(成人男性の正常胸部X線写真)があってもよい
- 血液検査：血算，生化学検査，肝機能検査，動脈血ガス分析，凝固検査

6	登場人物（シナリオ協力者）とその役割

- 患者：マネキン
- 看護師：知識が豊富で有能
- 指導医：感染症専門医がコールされる．迅速にコールされた場合，厳格な隔離と出血熱予防策について指示する．消化器内科医やその他の医師がコールされた場合，感染症専門医にコンサルタントするように助言する
- パートナー：とても慌てている．彼がパナマに帰国した際に婚約したばかりであり，驚いている．チームメンバーが**配慮して話しかけると落ち着いて**，旅行歴とかつてデング熱（ショックに陥った出血熱に類似した病態）に罹患したことがあること，パナマで何らかの疾患の「アウトブレイク」があったことを両親が話していたことを伝える

7	クリティカル・アクション

1. ショック状態を認識して治療する
2. 感染性出血熱の認識とチームに対する適切な予防策の実施
3. 感染性出血熱の症例について，適切な機関に届出を行う
4. ERの他のエリアが安全であることを確認して，患者を隔離する
5. 患者は病態増悪しているため，確実に気道を確保して維持する

8	時間経過

開始時点（時間0分）

バイタルサイン：BP 70/42 mmHg，HR 124回/分，SpO_2 100%（非再呼吸式マスク換気），心電図（洞性頻脈）

- 来院時現症のまとめ：「吐血」のために，パートナー同伴で救急搬送された．患者は呻いていて，疼痛刺激に緩徐に反応．毛細血管再充満時間は4秒を超え，出血斑と斑状皮膚を認める
- 初期治療：救急隊によって静脈路が確保（血液漏出のために「事前に準備」が必要）されており，輸液を開始する
- 身体所見
  ▶ 概要：顔面潮紅，シャツとズボン，シーツの前面は血性吐物で汚れている．質問には呻き声で返し，疼痛刺激に対して非合目的運動をする

- ▶頭頸部：上記のとおりであり，もし口腔内を観察したり経鼻胃管の挿入を試みた場合には歯肉出血が発見される
- ▶胸部：聴診上は異常なし，頻脈
- ▶腹部：軟，圧痛なし，膨隆なし，腸管蠕動音減弱
- ▶皮膚：四肢に出血斑と紫斑が多発し，毛細血管再充満時間は遅延，斑状皮膚を認める
- ▶四肢：上記以外は正常
- ▶神経：刺激に対して呻き声をあげ，疼痛刺激に対して最低限だけ動く
■看護師：非常に有能で，チームが気づかなかった場合でも皮膚所見を発見する
■パートナー：感情的になっているが制御可能

> **クリティカル・アクション**
> - モニター装着
> - 2本目の静脈路確保と採血実施
> - 輸液蘇生の開始
> - 解熱

シナリオ進行1：2分後
バイタルサイン：BP 78/46 mmHg，HR 118回/分，SpO$_2$ 100%（非再呼吸式マスク換気で100%酸素投与）
■身体所見は不変
■2本目の静脈路確保と輸液蘇生を考慮
■経鼻胃管挿入を試みた場合，挿入部位から出血して胃管からは新鮮血が吸引される
■画像検査：胸部X線写真がオーダーされた場合，X線写真1（成人男性の正常胸部X線写真）を提示する
■看護師：2本目の静脈路を確保して採血を実施。チームが指示をしなかった場合，看護師は再び出血斑について言及したり，救急隊が確保してきた静脈路の刺入部を見せる
■パートナー：少し落ち着いて旅行歴と帰宅後の体調不良のエピソードについて話す

> **クリティカル・アクション**
> - 旅行歴を確認する
> - 2度目の大量輸液を考慮する
> - 患者に「出血」に関する問題があることを認識する

シナリオ進行2：4分後
バイタルサイン：BP 78/48 mmHg，HR 118回/分，RR 22回/分，SpO$_2$ 100%（非再呼吸式マスク換気）
■身体所見/病態の変化：意識レベルが低下して疼痛刺激にも反応しなくなる
■大量輸液を考慮して実施
■チームは気道確保の必要性について認識する
■チームは出血と発熱の原因が「まれ」（少なくとも先進国では）であることを認識して，もし実施していなければマスク，ガウン，手袋などの標準的予防策をとる
■血液センターに濃厚赤血球，血小板，血漿製剤をオーダーする
■感染症専門医にコンサルトする
■血液検査：以下参照
■看護師：こうした高リスク患者に対して適切な資源を利用するように促し，「絶対に看護部長と感染制御部に報告するべきだと思います」と発言する
■パートナー：かなり落ち着き，既往歴や「アウトブレイク」のあった場所の近くに両親が住んでいることなど，完全な病歴を伝える

> **クリティカル・アクション**
> - 標準的予防策を実施する
> - 3度目の大量輸液を考慮する
> - 迅速気管挿管の準備をする

シナリオ進行3：6分後

バイタルサイン：BP 86/52 mmHg，HR 110 回/分，RR 22 回/分，SpO_2 92%（非再呼吸式マスク換気），ゴロゴロした呼吸音

■身体所見/病態の変化：完全に無反応になり，気道は開通せず
■BPの低下と敗血症の懸念がある患者に対し，迅速気管挿管による適切な投薬
■少なくとも2つ以上の手段で気管挿管の確認を行う。そのうちの1つはET_{CO_2}モニターでなければならない
■感染症専門医がコールバックする：もし，チームがコールしていなかった場合は感染の危険と適切な対応策の起動について助言する
■画像検査：X線写真3（気管挿管された成人男性の正常胸部X線写真），オーダーされた場合は気管挿管の確認のために撮影
■パートナー：ようすをうかがっており，チームは彼女に病状を説明する

> **クリティカル・アクション**
> - 正しい薬物を選択して迅速気管挿管を行う
> - 高リスクの感染症に対して対応策を起動

シナリオ進行4：最後のアクション

バイタルサイン：BP 86/53 mmHg，HR 110 回/分，呼吸状態は人工呼吸管理下，SpO_2 100%（room air）

■身体所見の変化：患者は気管挿管されている
■この時点で輸血を考慮
■ICUに連絡するが，陰圧室が必要であることを認識しておく
■パートナー：チームリーダーは患者の病態と治療に関する希望について話をするべきである
■MICU：患者を入室させる

> **クリティカル・アクション**
> - MICUに連絡する
> - 輸血を考慮
> - パートナーと話をする

9 画像と血液検査など

■X線写真1（成人男性の正常胸部X線写真）とX線写真3（気管挿管された成人男性の正常胸部X線写真）
■血液検査（次ページ）

項目	測定値	コメント
血算		
白血球	1,700/μL	
ヘモグロビン/ヘマトクリット比	11.3(g/dL)/34(%)	デング熱によるショックで認められる血漿漏出により,血液濃縮が起きている
血小板	37,000/μL	デング熱による血小板減少症,出血熱に合致した血小板減少
生化学検査		
Na^+	127 mEq/L	デング熱では Na^+ 濃度が低下
BUN/クレアチニン比	36(mg/dL)/1.2(mg/dL)	血漿漏出と血液分布異常性ショック
アルブミン	2.1 g/dL	血漿漏出と血液分布異常性ショック
肝機能検査		
AST	546 IU/L	
ALT	477 IU/L	
動脈血ガス分析	代謝性アシドーシス	
PT/aPTT	18秒/41秒	

10 参考文献

Centers for Disease Control and Prevention. *Viral Hemorrhagic Fevers*. Atlanta, GA: National Center for Infectious Diseases, Centers for Disease Control and Prevention, 2013 (https://www.cdc.gov/vhf/index.html, accessed 31 July 2014).

Gubler DJ. Dengue and dengue hemorrhagic fever. *Clin Microbiol Rev* 1998; 11:480-496.

Rothman AL, Sriakiathachorn A, Kalayanarooj S. Clinical manifestations and diagnosis of dengue virus infections. *UpToDate* 2013 (http://www.uptodate.com/contents/dengue-virus-infection-clinical-manifestations-and-diagnosis, accessed 31 July 2014).

ケース 20
自己流ボディーピアッサーによるテタニー

Christopher Sampson and Jason Wagner

1	シナリオ概要

統合失調症をもつ35歳の男性が全身痙攣を主訴に救急搬送された。全身痙攣は光刺激と音刺激で増悪する。財布の中の精神科の診察予約券から氏名がわかり，他に定期的にハロペリドール注射のために通院していることが判明した。

2	教育目標/論点

臨床的治療
■下肢痙攣の鑑別診断
■破傷風治療の理解

コミュニケーションとチームワーク
■シナリオ開始前にチームリーダーを決定する
■チームリーダーがメンバーの役割を指示する

3	準備物品

乳頭ピアスとムラージュ，ハロペリドールデカン酸エステルの定期的な注射予定が記載された診察予約券が入った財布，骨髄針用ドライバー

4	ムラージュ

乳頭ピアスとその周囲に蜂巣炎の所見

5	画像と血液検査

心電図1：洞性頻脈
血液検査：血算，生化学検査

6	登場人物（シナリオ協力者）とその役割

■救急隊員：病院到着時に患者の現病歴を伝える
■交際相手：現病歴の不足分を補足する

7	クリティカル・アクション

■気道の管理
■痙攣が激しく，静脈路が確保できないため骨髄路を確保する
■破傷風免疫グロブリン製剤の投与
■抗菌薬の投与
■ICUへ入室

8	時間経過

開始時点（時間0分）

バイタルサイン：BP 170/90 mmHg，HR 135回/分，RR 22回/分，SpO_2 100%（room air），38.0℃，心電図（洞性頻脈）

■来院時現症のまとめ：救急隊がストレッチャーで患者を搬送してくる。患者は不穏であり，悲鳴をあげては，「電気を消して静かにしてくれ！」と医療従事者に怒鳴っている
■初期治療：救急隊による静脈路確保は不成功であった
■身体所見
　▶概要：不穏であり，数秒ごとに激しく痙攣する。ジーンズとTシャツを着用している
　▶頭頸部：痙笑*あり
　▶頸部：項部硬直あり。他動的な動きに抵抗する
　▶胸部：左乳頭にピアスがあり，周囲に発赤と膿汁排出あり，両側呼吸音異常なし
　▶腹部：筋緊張あり
　▶皮膚：熱感あり，発汗あり
　▶神経：頻繁な筋収縮あり
■救急隊：患者情報を伝える

［*訳注：咬筋や顔面筋の痙攣により，苦笑いをしているように見受けられる所見］

> **クリティカル・アクション**
> ・患者の評価を行う

シナリオ進行1：2分後

バイタルサイン：BP 165/92 mmHg，HR 130回/分，RR 20回/分，SpO_2 98%（room air）
■患者はまた痙攣しはじめ，奇声をあげ，部屋が明るすぎると叫ぶ
■痙攣が激しすぎて，静脈路を確保することができない
■患者の挙動に対して，看護師は身の危険を感じている

> **クリティカル・アクション**
> ・骨髄路の確保
> ・医療従事者や患者の安全のために身体抑制を考慮する
> ・患者の衣服をすべて脱がせる

シナリオ進行2：3分後

バイタルサイン：BP 174/96 mmHg，HR 140回/分，RR 24回/分，SpO_2 99%（room air）
■患者は再度痙攣しはじめるが，ベンゾジアゼピン系薬の投与により速やかに停止する

■看護師がハロペリドール注射の予約券の入った財布を患者ポケットから発見する
■benztropine（抗コリン薬），ジフェンヒドラミンやベンゾジアゼピン系薬の追加投与を考慮する

> **クリティカル・アクション**
> - ベンゾジアゼピン系薬の投与
> - 遅発性ジスキネジアを鑑別診断にあげる

シナリオ進行3：4分後

バイタルサイン：BP 172/94 mmHg，HR 138 回/分，RR 22 回/分，SpO_2 98%（room air）

■患者は喉頭痙攣を発症し，低酸素症に陥る
■SpO_2は82%まで低下する
■気管挿管されなければ呼吸停止する
 ▶（気管挿管）前酸素化が必要
 ▶マネキンを開口できないように設定し，チームの選択した筋弛緩薬に応じて，効果発現までの時間を経過させる
■交際相手：病院に到着し，患者は自宅でピアスの穴を開けたが，その傷から感染を起こした，という情報を伝える

> **クリティカル・アクション**
> - 気道の管理
> - 喉頭痙攣に対して迅速気管挿管

シナリオ進行4：最後のアクション

バイタルサイン：BP 136/94 mmHg，HR 110 回/分，RR 14 回/分，SpO_2 100%（room air）

■患者は気管挿管されており，筋弛緩薬が投与されている
■追加点
 ▶破傷風免疫グロブリン製剤と抗菌薬を投与する
 ▶交際相手に今後予測される経過と対応について話し合う
■治療方針：ICUへ入室。正しく診断された場合のみICU入室となる

> **クリティカル・アクション**
> - ICUへ入室
> - 破傷風免疫グロブリン製剤の投与

9 画像と血液検査など

■心電図1：洞性頻脈
■血液検査
 ▶白血球上昇：13,000/μL
 ▶電解質異常所見なし

10 参考文献

Richardson JP, Knight AL. The management and prevention of tetanus. *J Emerg Med* 1993; 11:737-742.
Sampson CS. Tetanus after home piercing. *J Emerg Med* 2013; 45:95-96.

ケース 21
小児心筋炎

Andrew Schmidt and Lisa Jacobson

1	シナリオ概要

5歳男児が極度の倦怠感を主訴に英語の話すことのできない両親とともに来院した。診察の結果，心筋炎による急性心不全と診断された。患児を転院先の高次医療機関へ搬送するのは，両親が保険未加入で不法滞在状態であることから難しい。

2	教育目標/論点

臨床的治療
- 小児患者における心原性ショックの認識
- 小児における急性心不全の初期蘇生
- 劇症心筋炎の管理
- 専門/集中治療の必要性に関する認識

コミュニケーションとチームワーク
- 通訳サービスの利用
- コンサルティングサービスとの有効なコミュニケーション

3	準備物品

小児マネキン，小児用の気道管理セット，通訳電話，同意書

4	ムラージュ

なし

5	画像と血液検査

- 心電図 8：小児の頻脈
- X線写真 11：小児の胸部 X線写真
- 「画像と血液検査など」の血液検査を参照
- 同意書

| 6 | **登場人物(シナリオ協力者)とその役割** |

■看護師：患児の世話に神経質になっており，同意書に関する対処がチームによって行われない場合，発行を進言する
■両親：英語が話せない。懸念しているようす
■患児：声のみ
■通訳/翻訳：電話回線
■搬送チームへの相談(電話)：高次医療機関の「搬送窓口」に照会することを提案
■紹介先の医療連携室：医療費，保険，市民権について心配している

| 7 | **クリティカル・アクション** |

■重症患児の認識
■患児の低血圧を認識し，適切な初期ボーラス輸液を投与する
■患児にモニターを装着して酸素を投与する
■通訳/翻訳を利用して両親から必要不可欠な診療の同意書を得る
■不安定不整脈の認識
■適切なカルディオバージョンによる不安定不整脈の治療
■ICUをもつ高次医療機関への連絡

| 8 | **時間経過** |

開始時点(時間0分)

バイタルサイン：BP 90/45 mmHg，HR 165回/分，RR 35回/分，SpO_2 93%(2 L 鼻カニューラ)，BT 101°F (38.3℃)，心電図(洞性頻脈)

■来院時現症のまとめ：5歳男児が，両親の自家用車で来院。両親は英語を話せない。子どもは英語を話すことができるが，極度の倦怠感のため反応が悪い。活気も食欲もなく胸痛を訴えている。自宅では薬物を服用することも食事も拒否していた

■身体所見
　▶概要：見当識は保たれているが，嗜眠傾向
　▶頭頸部：正常
　▶頸部：頸静脈怒張あり
　▶心臓：脈圧低下，大動脈弁閉鎖不全による雑音あり，心音減弱，頻脈，心拍動最強点の偏位あり
　▶胸部：頻呼吸，ラ音聴取
　▶四肢：冷感あり
　▶皮膚：冷たく湿っていて蒼白

■両親：「子どもが疲れている」「熱っぽい」「今までに病気をしたことがない」とのみ英語で伝えられる

> **クリティカル・アクション**
> ・重症患児の認識
> ・低血圧を認識し，適切な初期ボーラス輸液を投与する
> ・患児にモニターを装着して酸素供給をする

シナリオ進行 1：3 分後
バイタルサイン：BP 80/35 mmHg，HR 165 回/分，RR 40 回/分，SpO$_2$ 88％（いかなる酸素量を投与されていても），BT 101℉（38.3℃）

■身体所見/病態の変化：輸液負荷や昇圧薬投与にもかかわらず重篤
■血液検査：血算，生化学検査，心筋逸脱酵素，乳酸，赤血球沈降速度（後述）
■画像検査：利用できるものはない
■看護師：気管挿管や中心静脈カテーテル挿入などの侵襲的な手技をチームが試みたときは同意書の取得を進言する

> **クリティカル・アクション**
> - 通訳/翻訳を利用して両親から必要不可欠な同意書を得る

シナリオ進行 2：4 分後
バイタルサイン：BP 75/30 mmHg，HR 165 回/分，RR 40 回/分，SpO$_2$ 86％（いかなる酸素量を投与されていても），BT 101℉（38.3℃）

■身体所見/病態の変化：気管挿管，中心静脈カテーテル挿入，昇圧薬または利尿薬の投与によりわずかに改善
■画像検査
　▶X 線写真 11：小児の胸部 X 線写真
　▶心電図 8：小児の頻脈
　▶「神」の声：左室の拡張，全体的な心収縮力低下あり，心嚢液貯留なし
■看護師：中心静脈カテーテル挿入や気管挿管などの侵襲的な手技をチームが試みたときは同意書の取得を進言する

> **クリティカル・アクション**
> - 積極的な蘇生
> - 家族の同意

シナリオ進行 3：5 分後
バイタルサイン：BP 70/30 mmHg，HR 200 回/分，心電図では心室頻拍
■▶気管挿管された場合：RR 40 回/分，SpO$_2$ 88％
　▶気管挿管されない場合：RR 60 回/分，SpO$_2$ 80％
■身体所見/病態の変化：カルディオバージョンにより心室頻拍（脈あり）は，洞性頻脈に戻る

> **クリティカル・アクション**
> - 不安定不整脈の認識
> - 適切なカルディオバージョンによる不安定不整脈の治療

シナリオ進行 4：最後のアクション
■この時点でチームが転院を要請していない場合，看護師は PICU がないため転院の必要性を促す
■高次医療機関の医療連携室に電話すると，委託しているサービスによる転院搬送だけを受け入れていると回答された。チームがもう一度直接電話をした場合，彼らは受け入れを拒否し，電話を受け付けなくなる
■チームが搬送窓口へ電話をすると，保険と市民権について聞かれる。もし，ないと回答すると転院搬送を拒否される

バイタルサイン：変化なし
■身体所見/病態の変化
  ▶輸液負荷と昇圧薬の投与にもかかわらず患児の病態は重篤
  ▶気管挿管して100%の酸素投与でも難治性の低酸素血症が持続
■両親：保険または市民権について聞かれても，持っていないと回答する

> **クリティカル・アクション**
> - PICUをもつ病院へ相談
> - 積極的な蘇生継続

9　画像と血液検査など

■心電図8：小児の頻脈
■X線写真11：小児の胸部X線写真
■同意書
■血液検査
  ▶血算：白血球 15,000/μL（リンパ球80%）その他の点では正常
  ▶生化学検査：Na^+ 125 mEq/L，その他は正常
  ▶心筋逸脱酵素：トロポニンT 0.08 ng/mL，CK 正常，CK-MB 正常
  ▶乳酸：3 mmol/L（27 mg/dL）
  ▶赤血球沈降速度：50 mm/h

10　参考文献

Freedman SB, Haladyn JK, Floh A et al. Pediatric myocarditis: emergency department clinical findings and diagnostic evaluation. *Pediatrics* 2007; 120:1278–1285.

Levine MC, Klugman D, Teach SJ. Update on myocarditis in children. *Curr Opin Pediatr* 2010; 22:278–283.

Scott MM, Macias CG, Jefferies JL, Kim JJ, Price JF. Acute heart failure syndromes in the pediatric emergency department. *Pediatrics* 2009; 124:e898–e904.

Yee LL, Meckler GD. Pediatric heart disease: acquired heart disease. In Tintinalli JE, Stapczynski JS, Cline DM et al. eds. *Tintinalli's Emergency Medicine: A Comprehensive Study Guide*, 7th edn. New York: McGraw-Hill, 2011, Ch. 122B.

ケース 22
新生児の単純ヘルペスウイルス髄膜炎/脳炎

Kelvin Harold and Lisa Jacobson

1	シナリオ概要
	日齢 11 の男児が昨日から哺乳低下,「何だかおかしい」,呼吸状態が悪いという非特異的な主訴で母親につれられてきた。トリアージエリアで母親は,発熱,嘔吐,下痢,咳嗽,発疹を否定している。患児は重症敗血症で,おそらくは脳炎/髄膜炎からの敗血症性ショックによる重度の呼吸促迫を呈している。シナリオ内では特異的な診断は難しいかもしれないが,決断すべき重要なキーポイントがいくつかある。

2	教育目標/論点
	臨床的治療 ■新生児における呼吸促迫の認識 ■新生児における呼吸促迫の管理 ■新生児における敗血症の認識 ■新生児における敗血症の管理 ■新生児における気道管理 ■母親が妊娠中に単純ヘルペスウイルスに感染していないことの認識 ■重篤/敗血症新生児におけるアシクロビル投与の適応

3	準備物品
	なし

4	ムラージュ
	なし

5	画像と血液検査
	■心電図 9：新生児の洞性頻脈（180 台の心拍） ■X 線写真 12：新生児の正常胸部 X 線写真

6	登場人物（シナリオ協力者）とその役割
	■患児：高規格の新生児/乳児のマネキン ■看護師：薬物の投与,基本的な資器材の準備

■NICU/PICU 指導医：入室を受け入れるが，搬送までに安定化するように指示する
■母親と父親：困惑していて，あまり役に立たない．無関心

7　クリティカル・アクション

目的1：新生児における呼吸促迫の認識
目的2：適切な静脈路の確保と，輸液による状態の悪化している新生児の蘇生
目的3：両親を気遣いながら期待に応える
目的4：治療の必要性を認識し，適切に敗血症および髄膜炎/脳炎を治療する
目的5：新生児のショックの原因と1つとして感染に加えて低血糖を考慮する
目標6：新生児の気管挿管に必要な薬物と器材を正確に準備する

8　時間経過

開始時点（時間0分）
バイタルサイン：BP 51/27 mmHg，HR 180回/分，RR 80回/分，SpO$_2$ 92%（room air），BT 94.5°F（34.7℃），心電図（180台の心拍）
■来院時現症のまとめ：状態不良の新生児，ゼーゼーした呼吸でベットに寝かされている．180台の心拍でSpO$_2$ 90%（room air）
■初期治療：なし．母親の腕に抱かれて来院
■身体所見
  ▶頭頸部：大泉門平坦，瞳孔左右差なし・正円・対光反射あり，鼓膜に異常なし，咽頭に病変なし
  ▶頸部：軟，リンパ節腫脹なし
  ▶胸部：陥没呼吸あり，聴診は異常なし
  ▶心臓：頻脈，心雑音なし，毛細血管再充満時間3秒
  ▶腹部：膨隆あり，右肋下縁下3cm肝臓縁触知，割礼を受けていない
  ▶尿生殖器/直腸：割礼なし，外傷なし，直腸診で筋トーヌス正常，グアヤク反応陰性
  ▶皮膚：斑状皮膚あり，外傷なし
  ▶神経：嗜眠傾向，刺激に弱々しく泣いて反応し，四肢は左右差なく動かす

> **クリティカル・アクション**
> ・呼吸促迫を認識し，酸素投与を開始する

シナリオ進行1：2分後
バイタルサイン：BP 51/27 mmHg，HR 180回/分，SpO$_2$ 92%（room air）
■気道：現時点では開通
■呼吸：非再呼吸式マスク換気で酸素を100%で投与する
  ▶気管挿管されなければ，SpO$_2$は80%まで低下する
  ▶2～3分以内にSpO$_2$の低下に気づかなければ，患児は徐脈に陥る
  ▶非再呼吸式マスクで酸素が投与されれば97～99%までSpO$_2$は上昇する
■循環：骨髄路（静脈路確保が難しく骨髄路が必要）を確保し，生理食塩液を10 mL/kgで急速輸液する
■追加点：ベッドサイドで血糖を検査しなければならない．検査した場合，血糖値は181 mg/dL

> **クリティカル・アクション**
> - 静脈路/骨髄路を確保する
> - 生理食塩液の急速輸液を行う
> - ベッドサイドで血糖を検査する

シナリオ進行 2：3 分後

バイタルサイン（もし前述の治療がされていれば改善する）：BP 59/31 mmHg，HR 180 回/分，RR 72 回/分，SpO_2 98％（15 L/分の酸素投与），BT 94.5°F（34.7℃）

■指示
　▶血算，電解質，BUN，クレアチニン，血糖，肝機能，動/静脈血ガス分析，凝固系（PT-INR/aPTT），血液培養，乳酸などの血液検査
　▶尿検査および尿培養
　▶ポータブル X 線写真

■患児は，短時間の無呼吸発作を起こす，無呼吸発作時に SpO_2 は低下するが刺激で改善する

■もしこの時点で腰椎穿刺が予定された場合，まだ病態は安定していないため，患者の SpO_2 は低下して無呼吸となる

■抗菌薬の経静脈/経骨髄投与を開始する。アンピシリン 100 mg/kg およびセフォタキシム 50 mg/kg

■血液尿検査：尿検査では，白血球，亜硝酸，蛋白，潜血は陰性。比重 1.030

> **クリティカル・アクション**
> - 適切な抗菌薬
> - 胸部 X 線写真のオーダー
> - 無呼吸に対する認識

シナリオ進行 3：4 分後

バイタルサイン：BP 59/31 mmHg，HR 180 回/分，RR 72 回/分，SpO_2 92％（15 L/分の酸素投与），BT 94.5°F（34.7℃）

■母親より得られた出生前と出産に関する追加情報：19 歳の G1P1（妊娠 1 回，出産 1 回）。合併症のない自然経腟分娩で患児を出産，満期産で出生した患児は昨日から哺乳低下があり，蒼白で呼吸困難が存在，妊娠中の感染は否定的

■代償不全：母親が病歴を提供している間に，患児は無呼吸を起こし SpO_2 が低下しはじめる。最初は刺激に反応せず，母親はこの時点でパニックになる

■気道管理：バッグバルブマスク換気を開始する。患児は再度自発呼吸をはじめる。しかし，この時点で気管挿管の判断をしなければならない
　▶迅速気管挿管のための薬物選択：etomidate かケタミンによる導入，スキサメトニウムかロクロニウムによる筋弛緩
　▶器材の選択：適切なサイズの気管チューブを選択しなければならない，または適切なサイズを決定する資料（例えば，Broselow-Luten テープ）を準備する
　▶人工呼吸器を設定し，鎮静/鎮痛に使用する薬物を決定する

> **クリティカル・アクション**
> - 気管挿管の決断
> - 無呼吸に対する刺激
> - 適切な器材と薬物による迅速気管挿管

シナリオ進行4：6分後

バイタルサイン：BPは測定不可，HR 180回/分，RR 72回/分，SpO$_2$ 97％（100％酸素投与下），BT 94.5°F（34.7℃）

■気管挿管後の脈拍は微弱：上腕動脈のみ触知可能
■繰り返しBPを測定するも不可
■2回目のボーラス生理食塩液(10 mL/kg)，加圧が必要
■ボーラス生理食塩液投与：BPは40/20 mmHgにやや改善
■急速輸液を繰り返しても，反応しない
　▶この時点で昇圧薬（ドパミンやその他の薬物）を開始しなければならない
　▶適切な昇圧薬の使用でBPは改善する
■母親：もし十分な病状説明がなされなければ，神経質となり涙を流して対応が困難となる

> **クリティカル・アクション**
> ● BP低下の認識と管理

シナリオ進行5：最後のアクション

バイタルサイン：BP 73/42 mmHg，HR 180回/分，RR 72回/分，SpO$_2$ 97％，BT 94.5°F（34.7℃）

■この時点で腰椎穿刺を考慮する
■胸部X線写真：異常所見なし
■血液検査
　▶血算：白血球24,000/μL，ヘモグロビン10.1 g/dL，ヘマトクリット29％，血小板127,000/μL
　▶生化学検査7項目(chem-7)：Na$^+$ 130 mEq/L，K$^+$ 5.4 mEq/L，Cl$^-$ 99 mEq/L，HCO$_3^-$ 6 mEq/L，BUN 22 mg/dL，クレアチニン0.8 mg/dL，血糖194 mg/dL
　▶PT-INR/aPTT：すべて基準値範囲内
　▶肝機能検査：AST 2,464 IU/L，ALP 379 IU/L（ビリルビン3.5 mg/dL）
　▶動脈血ガス分析：pH 7.1，PaCO$_2$ 22 mmHg，PaO$_2$ 271 mmHg，SpO$_2$ 99％
　▶乳酸：5.3 mmol/L（47.7 mg/dL）
■この時点で低体温，敗血症の所見，呼吸促迫および異常な肝酵素上昇の合併から単純ヘルペスウイルス感染を考慮しなければならない。患児が安定していないために腰椎穿刺が延期されることは許容される。もし，腰椎穿刺が延期されている場合，アシクロビルの投与を行う（20 mg/kg静注）
■もし，腰椎穿刺が実施されれば，結果は以下のとおり：白血球108/μL（多形核白血球20％，単核白血球80％），赤血球47/μL，血糖57 mg/dL，蛋白115 mg/dL
■腰椎穿刺の結果でアシクロビルが開始されなければならない
■もし，チームが認識していなければPICUの指導医はこの時点で診断を確認する

> **クリティカル・アクション**
> ● 患児に広域抗菌薬が投与されていることを確認
> ● 最新のバイタルサインの評価
> ● PICUへ入院

9　画像と血液検査など

■X線写真12：新生児の正常胸部X線写真
■心電図9：新生児の洞性頻脈

10 参考文献

Caviness AC et al. Cost-effectiveness analysis of herpes simplex virus testing and treatment strategies in febrile neonates. *Archives of Pediatrics and Adolescent Medicine* 2008; 162:665–674.

Dellinger RP et al. Surviving Sepsis Campaign: International Guidelines for Management of Severe Sepsis and Septic Shock: 2008. *Critical Care Medicine* 2008; 36:296–327.

El-wiher N et al. Management and treatment guidelines for sepsis in pediatric patients. *Open Inflammation Journal* 2011; 7:101–109.

Jones CA et al. Antiviral agents for treatment of herpes simplex virus infection in neonates. *Cochrane Database of Systematic Reviews* 2013;（8）CD004206.

PartⅡ：SimWars シナリオ集

Section 5： 重症神経救急にかかわるケース

ケース 23
外傷性脳損傷

Nikita K. Joshi and Yasuharu Okuda

1 シナリオ概要

高血圧症と認知症の既往がある75歳の男性が姪とともに犬の散歩をしているときに，交差点で穴につまづき縁石に頭部を打撲した．彼は一時的に意識を失ったが，すぐに回復して帰宅した．その後，より意識障害が出現するようになった．受傷後1時間で救急車が要請され，バックボードとネックカラー固定のうえで救急搬送された．彼は困惑と混乱から，ネックカラーをはずそうとしたりストレッチャーからおりようとしたり，飼い犬のSpottyを呼んだりした．静脈路を確保したが，その後の観察と処置のために鎮静が必要であった．鎮静薬を投与すると，さらに興奮状態となりその後に硬直して反応がなくなった．高度な気道確保が必要であったが，困難気道症例であった．CTでは硬膜外血腫を呈しており正中偏位が認められた．

2 教育目標/論点

臨床的治療
- 外傷性脳損傷を伴った患者に対するプライマリーサーベイとセカンダリーサーベイ
- 外傷性脳損傷のために興奮している患者の治療
- 頭部外傷における気道管理
- 低酸素を回避するバッグバルブマスク換気の手技
- 頭蓋内圧モニタリング
- 頭蓋内圧とBPの管理

コミュニケーションとチームワーク
- 興奮や意識障害を呈する患者の病歴聴取と身体診察の実施
- 指導医とのタフ・ネゴシエーション

3 準備物品

- 静脈輸液
- 薬物投与用のシリンジ
- ネックカラー
- ガーゼ
- 全脊柱固定用*のバックボード
- 非侵襲的気道管理セット：鼻咽頭エアウェイ，非再呼吸式マスク
- 気管挿管セット：バッグバルブマスク，気管チューブ，スタイレット，喉頭鏡，吸引，その他の器材

［*訳注：最近は「脊椎運動制限 spinal motion restriction（SMR）」と表現されるようになった］

| 4 | **ムラージュ** |

四肢と前額部に擦過創と血液付着；左側頭部に4cm大の血腫

| 5 | **画像と血液検査** |

- CT5：正中偏位を伴った硬膜外血腫
- 血液検査：血算，生化学検査，凝固検査，タイプとスクリーニング

| 6 | **登場人物（シナリオ協力者）とその役割** |

- 患者：興奮して好戦的なマネキンで診察に非協力的
- 姪：叔父のことを非常に心配している。はやく救急隊を要請すべきであったと後悔している
- 救急隊：家で患者に接触したときのことを報告する。ネックカラーの装着やバックボード固定が困難であったと説明する
- 看護師：有能でチームに協力的

| 7 | **クリティカル・アクション** |

- 迅速な指先穿刺による血液採取
- 困難気道症例に対する準備
- 対応困難，または意識障害を呈する患者の安全管理
- 低血圧を回避する治療
- ATLS*プロトコルの遵守
- 緊急頭部CTの撮影

［＊訳注：ATLSは米国における外傷初期診療ガイドライン］

| 8 | **時間経過** |

開始時点（時間0〜4分後）

バイタルサイン：BP 100/74 mmHg，HR 120回/分，RR 20回/分，SpO_2 94%，BT 36.4℃（鼓膜温），指先迅速血糖85 mg/dL（指示された場合のみ），心電図（洞性頻脈）

- 来院時現症のまとめ：高血圧症と認知症の既往がある75歳の男性が道路の穴につまづき縁石で側頭部を打撲した。彼は一時的に意識を失ったが，すぐに回復して姪に力を借りて家に帰宅した。その後，意識障害が出現したため，受傷後1時間で救急車が要請された。バックボードとネックカラー固定のうえで救急搬送された。ERで混乱・興奮して，ネックカラーをはずそうとしたりストレッチャーからおりようとしている。チームは看護師から鎮静をするように依頼される
- 身体所見
  - 概要：興奮して不安そうにしている。場所は把握している。飼い犬を探そうとしてストレッチャーからおりようとしたり，ネックカラーをはずそうとしている。すぐに気管挿管しようとすると拒絶する
  - 頭頸部：左側頭部に4cm大の血腫，瞳孔2mmで左右差なし，対光反射あり
  - 頸部：ネックカラーを装着，明らかな外傷はない
  - 胸部：両側呼吸音異常なし
  - 心臓：整

▶腹部：正常
▶皮膚：両側膝部と左手に擦過創
▶神経：明らかな巣症状なし，すべての命令に従うことができない

■初期治療
▶問題なく副橈側皮静脈に 20 G の静脈路確保
▶血液検査：血算，生化学検査，PT-INR/aPTT，タイプとスクリーン
▶頭部 CT のオーダー

■救急隊：観察，ネックカラー装着，バックボード固定が困難であったため，すぐに搬送開始した

■姪：外傷の病態を詳細に述べる．ER に犬をつれていきたいと希望する．犬をつれてきたら患者が落ち着くのではないかと考えている．検査の指示に従おうとさせるが，チームには侵襲的なことをしてほしくないと伝える．まだ叔父が会話可能であるため，すぐの気管挿管を拒んでいる

■看護師：有能で協力的．診察のためにハロペリドールやロラゼパムによる鎮静を推奨する

> **クリティカル・アクション**
> - 外傷性頭部損傷に関する詳細な病歴聴取
> - 徹底的な神経学的検査の実施
> - ログロールおよび直腸診を含めたプライマリーサーベイとセカンダリサーベイに則った ATLS の実施
> - 外傷性脳損傷を伴った患者の不穏の治療

シナリオ進行 1：4 分後

バイタルサイン：BP 140/84 mmHg，HR 60 回/分，RR 10 回/分（Cheyne-Stokes 呼吸），SpO_2 91％（酸素投与）

■身体所見：鎮静薬が投与されると，患者はさらに興奮状態となり，その後に硬直して反応がなくなる．除脳硬直

■チームは，意識状態の変化に気づき確実な気道確保を行わなければならない
▶迅速気管挿管と LOAD*を考慮する
▶etomidate を最大量投与した場合：BP は低下する
▶プロポフォールを最大量投与した場合：BP は低下する
▶ケタミンを投与した場合：BP は上昇する
▶気道管理器具を準備する
▶適切なバッグバルブマスク換気を行う
▶気道管理器具が準備されていなければ，1 回目の気管挿管は失敗する
▶2 回目も気道管理器具が準備されていなければ失敗する
▶3 回目の気管挿管は成功する

■CT 撮影の準備完了
▶気管挿管されていなければ，診療放射線技師は電話で「病態が不安定なため，CT 検査はできない」という
▶気管挿管されていれば診療放射線技師は「CT 検査は可能」という

■気管挿管されれば BP 90/54 mmHg まで低下し，生理食塩水 1 L の投与にのみ反応する

■姪：鎮静後の患者の状態に恐怖を感じ何が起こっているか知りたがる

■看護師：有能で協力的

［＊訳注：リドカイン lidocaine，オピオイド opioid，アトロピン atropine，非脱分極性筋弛緩薬 defasciculation のこと］

> **クリティカル・アクション**
> - 患者の病態増悪を認識
> - 気道管理器具を準備しつつ困難気道を認識
> - 確実な気道確保を実施
> - 外傷患者の気管挿管時における頸椎正中固定
> - 気管挿管および過鎮静の結果として発生した低血圧の治療

シナリオ進行2：最後のアクション（6分後）

バイタルサイン：BPは鎮静薬と迅速気管挿管での使用薬物により変動，HR 60回/分，RR 10回/分，人工呼吸管理下（100％酸素投与下）

■身体所見：鎮静されて筋弛緩薬を投与されているが，それ以外は変化なし

■CT室：頭部CT画像が正常ではないことを報告。左側に巨大な硬膜外血腫が存在することが指摘される

■チーム：過呼吸のために人工呼吸器の設定を変える必要があり，マンニトールや高張食塩液投与の必要性を考慮して，頭部を30度挙上する

■脳神経外科医が相談を受けた場合：ERに電話をして，患者の病歴とERにおける初療が知りたいと述べる。脳神経外科ICUへ入室することに同意する

■姪：硬膜外血腫とは何か知りたがる

■看護師：有能で診療を補助する

> **クリティカル・アクション**
> - 頭蓋内血腫の治療
> - 脳神経外科医に相談
> - 脳神経外科ICUに患者を移送

9 画像と血液検査など

■CT5：正中偏位を伴った硬膜外血腫

■血液検査
- ▶血算：白血球 13,000/μL，ヘモグロビン 9 g/dL，ヘマトクリット 30％，血小板 200,000/μL
- ▶生化学検査：Na^+ 133 mEq/L，K^+ 4.2 mEq/L，Cl^- 108 mEq/L，HCO_3^- 23 mEq/L，BUN 15 mg/dL，クレアチニン 2.3 mg/dL，血糖 140 mg/dL，Ca^{2+} 9 mg/dL
- ▶凝固系：PT/aPTT 12秒/33秒
- ▶タイプとスクリーニング

10 参考文献

Chan EW, Taylor DM, Phillips GA, Castle DJ, Kong DC. Intravenous droperidol or olanzapine as an adjunct to midazolam for the acutely agitated patient: a multicenter, randomized, double-blind, placebo-controlled clinical trial. *Ann Emerg Med* 2013; 1:72–81.

Chesnut RM, Temkin N, Carney N et al. A trail of intracranial-pressure monitoring in traumatic brain injury. *N Engl J Med* 2012; 367:2471–2481.

Wakai I, Roberts G, Schierhout G, et al. Mannitol for acute traumatic brain injury. *Cochrane Database Syst Rev* 2007;（1）: CD001049.

ケース 24
てんかん重積状態

Nikita K. Joshi and Yasuharu Okuda

1 シナリオ概要

31歳の肥満女性が全身性強直性間代性痙攣のため救急搬送されてきた。救急隊はコーヒーショップに出動すると，目撃者が「女性が本を読んでいたら，椅子の右側に崩れ落ちて全身をゆらしだし口から泡を吹きだした」と伝えてきた。救急隊は非再呼吸式マスク換気で酸素を投与しつつERに搬送した。搬送中に，患者は約1分間継続する2回目の痙攣を起こすと，痙攣がないもとの状態には戻らなくなった。最初の痙攣発症からER到着まで10分を要している。患者はERでも痙攣し続け，チームはてんかん重積状態の診断と治療をしなければならない。

2 教育目標/論点

臨床的治療
- 適切な抗痙攣薬の投与量，投与経路と種類
- 抗痙攣薬の潜在的合併症の認識，予測と治療
- 確実な気道確保
- 非痙攣性のてんかん重積発作状態に対してベッドサイドで脳波検査を実施して解析する

コミュニケーションとチームワーク
- 救急隊からの正確な病歴聴取
- てんかん発作が疑われる患者や非痙攣性てんかん重積状態の患者からの病歴聴取が困難であることを認識
- 多職種チームで効率的な協働

3 準備物品

- 静脈輸液
- 静脈路確保困難な場合の骨髄路
- 薬物投与用のシリンジ
- 非侵襲的気道管理セット：鼻咽頭エアウェイ，非再呼吸式マスク
- 気管挿管セット：バッグバルブマスク，気管チューブ，スタイレット，喉頭鏡，吸引，その他の器具
- 「痙攣性疾患」と書かれている医療用のリストバンド（メディックアラート）

4 ムラージュ

痙攣する機能がついているマネキンに医療用リストバンドを装着する

5	画像と血液検査

- CT1：正常頭部
- 心電図 12：洞性頻脈
- 血液検査：血算，妊娠反応検査，血液および尿による簡易薬物スクリーニング検査

6	登場人物（シナリオ協力者）とその役割

- 救急隊：患者を ER に搬送する。患者は当初，救急車内で混乱していたが，再度痙攣してから反応がなくなったと伝える。チームには，BLS の救急隊であるため，患者には薬物を投与していないと報告する
- 看護師：チームの指示に従い，薬物などの投与を行う
- 神経内科指導医（音声のみ）：脳波検査が行われていないならば，実施を促す。腰椎穿刺を行ったかどうか確認する。確実な気道確保を推奨する。もし，すべてが実施されていれば，神経内科医はチームを賞賛して，ER に診察にいくという
- ICU 指導医（音声のみ）：患者を ICU へ入室させる

7	クリティカル・アクション

- 徹底的な神経学的検査の実施
- 痙攣性と非痙攣性発作の認識
- 適切な薬物投与：発作のタイプに応じた投与量，投与経路
- 確実な気道確保
- 脳波検査を実施し正確に判読する
- 腰椎穿刺の考慮
- 神経内科医にコンサルトする
- ICU への入室

8	時間経過

開始時点（時間 0 分）

バイタルサイン：BP 110/65 mmHg, HR 110 回/分, RR 10 回/分, SpO_2 97%（100%酸素投与下），BT 36.4℃，指先穿刺血糖 95 mg/dL（聞かれたら答える）

- 来院時現症のまとめ：31 歳の肥満女性が，目撃者のある全身性強直性間代性痙攣のため救急搬送されてきた。救急隊はコーヒーショップに出動すると，目撃者が「女性が本を読んでいたら，椅子の右側に崩れ落ちて全身をゆらしだし口から泡を吹きだした」と伝えてきた。BLS として非再呼吸式マスク換気で酸素が投与され，ER に搬送された。搬送中に 1 分間継続する 2 回目の痙攣を起こし，もとの状態に戻らなくなった。最初の痙攣発症から ER 到着までは 10 分を要している
- 身体所見
  - ▶概要：反応なし，頭蓋の大きさは正常で外傷なし，尿臭あり
  - ▶頭頸部：瞳孔 4 mm。左右差なし/対光反射あり
  - ▶頸部：軟
  - ▶胸部：両側呼吸音異常なし
  - ▶心臓：整で頻脈，心雑音なし
  - ▶腹部：軟，圧痛なし，膨隆なし

▶皮膚：蒼白ではない，発汗あり，チアノーゼあり
▶神経：四肢に左右差なく，疼痛刺激から逃避する
■初期治療：医療用リストバンド確認，患者にモニター装着，静脈路確保困難
■静脈路確保に2分を要する
　▶右前腕の副橈側皮静脈に18Gで静脈路確保
　▶中心静脈カテーテル留置に5分を要する
　▶骨髄路確保に2分を要する
■生理食塩液1L以上のボーラス投与で低血圧を治療する
■救急隊：病歴を伝える。BLS救急隊であるため薬物は何も投与していないと報告する。尿臭について強調し，チームが気づかなかった場合に医療用のリストバンドについて伝える
■看護師：チームを補助して，必要とされるすべての業務を遂行する

> **クリティカル・アクション**
> - 患者にモニター装着
> - 指先穿刺で血糖を測定
> - 徹底的な神経学的検査の実施
> - 静脈路を確保
> - 低血圧の認識

シナリオ進行1：1分後

バイタルサイン：BP 110/65 mmHg，HR 110回/分，RR 10回/分，SpO$_2$ 97%（100%酸素投与下），BT 36.4℃
■身体所見：全身性強直性間代性痙攣
　▶3回目の痙攣時に静脈路はまだ確保されていない
　▶チームがミダゾラム5 mgを筋注すれば，痙攣は停止する
　▶チームが薬物を経直腸投与したり，何も筋注しなければ，痙攣は継続する
■チームが低血圧に対し輸液のボーラス投与をしなければ，BP 80/55 mmHgになる
■看護師：チームを補助して，必要とされるすべての業務を遂行する

> **クリティカル・アクション**
> - ミダゾラムを筋注して痙攣を停止させる
> - 静脈路/骨髄路または中心静脈カテーテルにより薬物投与経路の確保を試みる

シナリオ進行2：3分後

バイタルサイン：BP 80/55 mmHg（輸液のボーラス投与がされていても），HR 100回/分，RR 6回/分，SpO$_2$ 90%（100%酸素投与下）
■静脈路確保に成功
■身体所見：新たな全身性強直性間代性痙攣（数分前に停止させていたら新たな痙攣，あるいは別の新たな痙攣）
■ロラゼパムを急速静注した（≧10 mgの場合：痙攣は停止する）
　▶BP 80/55 mmHg，HR 100回/分，100%酸素投与下でSpO$_2$は90%に低下，RRは6回/分に低下
■ロラゼパム10 mgを分割投与した場合：低酸素症は起こらない
　▶BP 100/65 mmHg，HR 90回/分，100%酸素投与下でSpO$_2$ 96%，RR 10回/分
■ロラゼパム静注（<10 mg）した場合：痙攣は持続
　▶BP 100/65 mmHg，HR 90回/分，100%酸素投与下でSpO$_2$ 96%，RR 10回/分
■看護師はバイタルサインの変化を指摘する。指示されたとおり薬物を正確に投与する

> **クリティカル・アクション**
> - 静脈路を確保する
> - 痙攣治療薬をロラゼパムに変更
> - 低血圧および呼吸抑制などの副作用の認識

シナリオ進行3：4分後

バイタルサイン：BP 100/65 mmHg，HR 110回/分，RR 8回/分，SpO$_2$は80%（100%酸素投与下）

■身体所見：新たな全身性強直性間代性痙攣（数分前に停止させていたら新たな痙攣，あるいは別の新たな痙攣）
  ▶18 mg/kgのホスフェニトインまたはフェニトインを投与した場合，痙攣は停止する
  ▶ホスフェニトインまたはフェニトインを治療量未満で投与した場合，痙攣は持続する

■バイタルサイン
  ▶気管挿管した場合：BP 100/65 mmHg，HR 110回/分，SpO$_2$ 100%（バッグバルブマスク換気）
  ▶気管挿管しない場合：BP 80/50 mmHg，HR 110回/分，RR 6回/分，SpO$_2$ 70%（100%酸素投与下）

■看護師：チームが気管挿管を実施しない場合は，その必要性を指摘する。遷延する痙攣に対して，追加の薬物投与の必要性を提案する

> **クリティカル・アクション**
> - てんかん重積状態の治療として第2選択薬の投与を実施
> - 呼吸抑制とてんかん重積状態に対して気管挿管の必要性を認識

シナリオ進行4：6分後

バイタルサイン
■▶気管挿管した場合：BP 100/65 mmHg，HR 110回/分，SpO$_2$ 100%（バッグバルブマスク換気）
  ▶気管挿管しない場合：BP 60/30 mmHg，HR 40回/分，RR 6回/分，SpO$_2$ 50%（100%酸素投与下）

■身体所見では痙攣持続：第3選択薬の投与，気管挿管していない場合は実施が必要
■輸液負荷なしにペントバルビタール（5 mg/kg）を投与した場合，BPは低下する
■痙攣はペントバルビタールで停止する
■看護師：両眼が左方共同偏視していることに気づく
■気管挿管していない場合，PEAに陥る

> **クリティカル・アクション**
> - てんかん重積状態の治療として第3選択薬投与を実施
> - 呼吸抑制とてんかん重積状態に対して気管挿管の必要性を認識

シナリオ進行5：最後のアクション

バイタルサイン：気管挿管した場合は，BP 100/65 mmHg，HR 110回/分，SpO$_2$ 100%（バッグバルブマスク換気）

■PEAの場合：BP 60/30 mmHg，SpO$_2$ 30%
■気管挿管した場合：頭部CTは正常，血液検査の結果では治療域未満のフェニトインの血中濃度，簡易薬物スクリーニング検査でベンゾジアゼピン系薬が陽性，心電図の結果が供覧される
■神経内科医にコンサルト：症例について議論する。脳波検査が実施されていない場合，検査を推奨する
■ICU指導医：ICUへ入室させる
■PEAの場合，シナリオが終了するまで心停止のまま

> **クリティカル・アクション**
> - 非痙攣発作における脳波検査の重要性に関する認識
> - 適切なコンサルテーション
> - 適切な治療方針の決定

9　画像と血液検査など

■CT1：正常頭部
■心電図12：洞性頻脈
■血液検査
- ▶血算：白血球 14,000/μL，ヘモグロビン 13.8 g/dL，ヘマトクリット 34%，血小板 150,000/μL
- ▶生化学検査：Na^+ 132 mEq/L，K^+ 7.2 mEq/L，Cl^- 103 mEq/L，HCO_3^- 20 mEq/L，BUN 13 mg/dL，クレアチニン 9.0 mg/dL，血糖 200 mg/dL，Ca^{2+} 9.3 mg/dL
- ▶妊娠反応検査：陰性
- ▶フェニトイン：5μg/mL
- ▶バルプロ酸：検出不能
- ▶フェノバルビタール：検出不能
- ▶尿簡易薬物スクリーニング検査：ベンゾジアゼピン系薬で陽性

10　参考文献

ACEP Clinical Policies Subcommittee on Seizures. Clinical policy: critical issues in the evaluation and management of adult patients presenting to the emergency department with seizures. *Ann Emerg Med* 2004; 43:605–625.

Hirsch LJ. Intramuscular versus intravenous benzodiazepines for prehospital treatment of status epilepticus. *N Engl J Med* 2012; 366:659–660.

Prasad K, Al-Roomi K, Krishnan PR, Sequeira R. Anticonvulsant therapy for status epilepticus. *Cochrane Database Syst Rev* 2009;（4）:CD00372321

ケース 25
頭蓋内出血

Nikita K. Joshi and Yasuharu Okuda

1	シナリオ概要

不整脈と高血圧症の既往がある64歳の男性。1時間にわたる中等度の頭痛，めまい，そして頻回の嘔吐を主訴にERを受診した。病院まで車を運転してきた妻は，患者を車椅子に乗せて慎重に搬送しなければならなかった。症状が現れたのは，ちょうどクリニックでワルファリンを処方されて帰宅したばかりのときであった。患者は，霧視，発熱，四肢の脱力を否定している。多少，イライラして不安げにみえる。CT画像上，小脳に出血性脳卒中が認められた。CT撮影後に反応が鈍くなり，緊急気道管理，高血圧緊急症の治療，そして治療域を超えたPT-INRをリバースする必要がある。

2	教育目標/論点

臨床的治療
■ tPA投与の可能性を考慮して，ストロークコード*を起動する
■ 指尖迅速血糖測定
■ 頭蓋内出血におけるBPの管理
■ 異常高値を示すPT-INRの正常化
■ 脳神経外科医への緊急コンサルテーション
■ 高度な気道管理

コミュニケーションとチームワーク
■ 群衆をコントロールする
■ 妻に悪いニュースを知らせる
■ 重症患者の再評価

[＊訳注：脳卒中が疑われる患者を認識した際に，診療に関する職員に一斉通知され，定型的な検査・治療を進めるための院内対応システム]

3	準備物品

■ 車椅子
■ 静脈輸液
■ 薬物の入ったシリンジ
■ 非侵襲的気道管理セット：鼻咽頭エアウェイ，非再呼吸式マスク
■ 気管挿管器材：バッグバルブマスク，気管チューブ，スタイレット，喉頭鏡，吸引，その他の器材

4	ムラージュ

マネキンに嘔吐させる，四肢に出血斑

5	画像と血液検査

■CT6：小脳出血
■心電図10：心拍が制御された心房細動
■血液検査：血算，生化学検査，凝固検査

6	登場人物（シナリオ協力者）とその役割

■患者：俳優が行い，1回目の頭部CT撮影から戻るとマネキンに交替する
■妻：嘔吐したあたりからとり乱している。医学的知識が不足している
■警備員：妻が駐車場からERまで患者を運ぶのを手伝う
■看護師：チームの指示に従って，薬物投与や治療の補助を行う
■神経内科指導医（音声のみ）：チームと治療に関して議論し，実施していなければ2回目のCT撮影をすすめる
■脳神経外科指導医（音声のみ）：面倒くさがり，脳神経学的治療を提案せず，ベッドサイドでの診察を拒否している

7	クリティカル・アクション

■tPA投与の可能性を考慮してストロークコードを実施する
■指尖迅速血糖測定を急いで行う
■頭蓋内出血におけるBPの管理
■異常高値を示すPT-INRの正常化
■脳神経外科医への緊急コンサルテーション
■高度な気道管理

8	時間経過

開始時点（時間0分）

バイタルサイン：BP 220/120 mmHg，HR 90回/分，RR 20回/分，SpO_2 100%，BT 37.4℃（鼓膜温），指尖迅速血糖 110 mg/dL（質問されれば答える），心電図（90回/分に心拍が制御された心房細動）

■来院時現症のまとめ：1時間にわたる中等度の頭痛，めまい，頻回の嘔吐を主訴に，不整脈と高血圧症の既往がある64歳の男性がERを受診。病院まで車を運転してきた妻は，患者を車椅子に乗せて慎重に搬送しなければならなかった。症状出現時，患者はクリニックでワルファリンを処方されて帰宅したばかりであった

■身体所見
　▶概要：興奮して不安げであり，めまいと嘔吐からぐったりしている。空えづきを繰り返す，見当識あり，閉眼して手で頭を抱えている
　▶頭頸部：瞳孔2mm左右差なし/対光反射あり，垂直性眼振あり
　▶頸部：軟

- ▶胸部：両側呼吸音異常なし
- ▶心臓：整，過剰心音なし
- ▶腹部：軟，圧痛なし，膨隆なし
- ▶皮膚：軽度の発汗，チアノーゼなし，蒼白ではない
- ▶神経：指鼻試験・踵膝試験がうまくできない，立位不能

■初期治療
- ▶前腕に18Gの静脈路確保，血液検査結果はすぐに得られない
- ▶心臓モニターを装着
- ▶小脳卒中の可能性を考慮してストロークコードを起動すべき
- ▶心電図検査を実施

■警備員：車椅子で車まで迎えに行かなければならなかった患者は，とても状態が悪そうだったと伝える
■妻：非常に動転し，泣き叫んでいる．クリニックから帰宅するまではすべてが順調だった．彼女は，不整脈に対してワルファリンを服用していると考えている．なぜ患者の嘔吐が止まらないのか理解できない
■看護師：有能でチームの診療を補助する

> **クリティカル・アクション**
> - 不安定な状態の患者の指先迅速血糖値を測定する
> - 徹底的な神経学的診察を実施する
> - 小脳卒中の症状を認識し，ストロークコードを起動する
> - ワルファリンの服用歴を入手する

シナリオ進行1：2分後

バイタルサイン：BP 220/120 mmHg，HR 90回/分，RR 20回/分，SpO₂ 100%，心電図（90回/分に心拍が制御された心房細動）

■身体所見：変化なし，嘔吐と空えづきを繰り返す
■チームがストロークコードを起動したら，CT撮影の準備は完了している
■患者は，看護師の補助でストレッチャーに移乗されてCT室に搬送される
■妻：非常に動転しているが，チームにより落ち着かされる
■ストロークコードが起動された場合：神経内科指導医が電話で神経学的診察結果をたずね，緊急頭部CT撮影をすすめ，PT-INR測定を指示する
■看護師：チームに指示された採血を実施し，患者の搬送を補助する．ストレッチャー上の俳優とマネキンを入れ替える

> **クリティカル・アクション**
> - ストロークコードで決められている血液検査を実施する：血算，生化学検査，PT-INR/aPTT，タイプとスクリーン
> - 患者を安定させ，CT室に搬送

シナリオ進行2：4分後

バイタルサイン：BP 230/120 mmHg，HR 65回/分，RR 10回/分，SpO₂ 97%

■患者がCT室からERに帰室（マネキンに交替）
■帰室後の身体所見
- ▶概要：混乱，嗜眠傾向
- ▶頭頸部：瞳孔4mm左右差なし，対光反射は緩慢
- ▶神経：除皮質肢位

■頭部 CT 画像：小脳出血を呈している
■血液検査：PT-INR 4.0
■確実な気道確保と気管挿管の必要性を認識する必要がある
■緊急に神経内科指導医と脳神経外科指導医にコンサルトする
■患者は傾眠傾向で命令には従わず，除皮質肢位を呈する
■妻：非常に動転しているが，気管挿管に同意する
■看護師：チームを補助する

> **クリティカル・アクション**
> - 患者が重篤であることの認識
> - 確実な気道確保
> - PT-INR 異常高値による頭蓋内出血であることの認識
> - 高血圧緊急症の認識

シナリオ進行3：6分後

バイタルサイン：BP 230/120 mmHg，HR 65 回/分，RR 10 回/分，SpO$_2$ 97%
■身体所見
　▶概要：気管挿管されている，鎮静のうえで筋弛緩状態
　▶頭頸部：瞳孔 4 mm，対光反射なし
　▶神経：除皮質肢位
■チームは高血圧緊急症を認識しなければならない
　▶ニトログリセリンが投与された場合：BP を 130/90 mmHg に下げる
　▶ニトロプルシドが＞1 μg/kg を投与された場合は，BP 130/90 mmHg へ。0.25 μg/kg の場合は，ゆっくり BP を下げる
　▶ラベタロールが投与された場合：高血圧症のまま
　▶ニカルジピン（1.2 mg/h）が投与された場合：徐々に BP は低下
■チームは治療域をはるかに超えた PT-INR を認識し，拮抗薬を投与しなければならない
　▶ビタミン K：20 分かけてボーラス投与
　▶新鮮凍結血漿：血液センターに連絡する。4 単位を解凍するのに 4 時間を要する
　▶プロトロンビン複合体製剤を投与
■脳神経外科医：小脳出血のコンサルトに回答。神経内科医に連絡して，出血の部位とサイズそして脳ヘルニアのリスクに関して議論するように指示
■看護師：指示された業務を遂行

> **クリティカル・アクション**
> - 妻に悪いニュースを知らせる
> - 脳神経外科の ICU へ適切に患者を搬送する

シナリオ進行4：最後のアクション

バイタルサイン：投与された薬物によって BP は変動。HR 65 回/分，RR 10 回/分，SpO$_2$ 100%
■身体所見：変化なし
■チームは，妻に小脳出血の診断と治療に関する悪いニュースを知らせる必要がある
■脳神経外科指導医は電話で，脳神経外科 ICU に入室させるべきだと伝える
■妻：予後に関してチームにたずねる
■看護師：指示された業務を遂行

| 9 | **画像と血液検査など** |

- ■CT6：小脳出血
- ■心電図 10：心拍が制御された心房細動
- ■血液検査
  - ▶血算：白血球 17,000/μL，ヘモグロビン 9 g/dL，ヘマトクリット 30％，血小板 200,000/μL
  - ▶生化学検査：Na^+ 133 mEq/L，K^+ 4.2 mEq/L，Cl^- 108 mEq/L，HCO_3^- 23 mEq/L，BUN 15 mg/dL，クレアチニン 3.0 mg/dL，血糖 140 mg/dL，Ca^{2+} 9 mg/dL
  - ▶PT-INR 4.0

| 10 | **参考文献** |

Ansell J, J Hirsh, A Jacobson, M Crowther, G Palareti. Pharmacology and management of the vitamin K antagonists: American College of Chest Physicians Evidence-Based Clinical Practice Guidelines (8th edition). *Chest* 2008; 133:160S–198S.

Fallowfield L and V Jenkins. Communicating sad, bad, and difficult news in medicine. *Lancet* 2004; 24:321–329.

Morgenstern LB, JC Hemphill 3rd, C. Anderson et al. Guidelines for the management of spontaneous intracerebral hemorrhage: a guideline for healthcare professionals from the American Heart Association/American Stroke Association. *Stroke* 2010; 41:2108–2129.

ケース26
脳卒中/医療情報聴取（血栓溶解薬）

Nikita K. Joshi and Jacqueline A. Nemer

1　シナリオ概要

高血圧症，糖尿病，高脂血症，前立腺癌の既往をもつ65歳の男性が，妻とゴルフを楽しんでいたところ，突然の構音障害，流涎，右片麻痺が出現した。当初，妻はゴルフ中にカクテルを飲みすぎたためと思い，救急要請が遅れてしまった。患者は脳卒中症状発現から2.5時間後にERに到着した。チームは，tPAのリスクと効果を考慮して妻と議論しなければならない。発症後3時間*にどんどん近づくにつれ，看護師はtPAの指示が間違いないかを確認し，妻はtPAのリスクを質問している。病院は脳卒中チームを有していない。

　［*訳注：現在，tPA投与の適応は発症から4.5時間に延長されている］

2　教育目標/論点

臨床的治療
- 神経学的に重症の患者に効果的な神経蘇生
- 急性脳卒中症状の認識
- 急性脳卒中におけるtPA適応に対する知識

コミュニケーションとチームワーク
- 異なった考えをもつチームにおけるTeamSTEPPS®*の効果的な利用
- 家族とtPAに関するリスクと効果の検討
- 複雑な医療情報システムにおける高リスク治療薬の投与指示

　［*訳注：Team Strategies and Tools to Enhance Performance and Patient Safetyのこと。米国国防総省が開発した，チームワークの向上により最良のパフォーマンスを発揮するためのプログラムを医療従事者向けに最適化したもの］

3　準備物品

- 静脈輸液
- tPAの入った注射器
- 電子カルテ
- 医薬品分配システム
- 非侵襲的気道管理セット：鼻咽頭エアウェイ，非再呼吸式マスク
- 気管挿管セット：バッグバルブマスク，気管チューブ，スタイレット，喉頭鏡，吸引，その他の器材
- 電話の切れる音
- 電話保留音（音楽）

4	ムラージュ

- ■模擬よだれ
- ■看護師：白衣
- ■妻：スカーフ，サングラス，ゴルフウェア
- ■患者：ゴルフ用帽子，サングラス，ゴルフウェア
- ■ゴルファーの友人たち：ゴルフ用帽子，奇抜なシャツ，サングラス

5	画像と血液検査

- ■CT1：正常頭部
- ■心電図1：洞性頻脈
- ■血液検査：血算，生化学検査，凝固検査，タイプとスクリーン

6	登場人物（シナリオ協力者）とその役割

- ■患者：右顔面神経麻痺，流涎，軽度構音障害，右上下肢運動麻痺があり，小脳失調検査に従わない現実の俳優がストレッチャー上に仰臥している
- ■マネキン：シナリオ開始から1～2分後に，患者役の俳優がはじめに，もごもごと意味のない発語，流涎，いびきを立てはじめたころに交替する
- ■看護師：すべての指示を実施前にはっきりと確認する，クローズド・ループ・コミュニケーションを用いる
- ■妻：すべての治療について説明を求める。tPAのリスクに対する不安があるが，投与開始の遅れについて懸念している
- ■救急隊：チームに症状の時間経過を短く伝える
- ■ゴルファー（1または2）：シナリオの途中でERに到着する。横柄でどうしようもない。チームに退室させられるまでうろつき回る
- ■神経内科/脳卒中指導医（電話のみ）：ERの重症患者対応のために多忙。簡潔な症例提示を要求し，チームにうまく対処しておいてと告げる。チームがインフォームドコンセントに関する問題点を報告しなければ，すぐに電話をかけなおしてtPAに対する妻の反応を質問する
- ■かかりつけ医（電話のみ）：「私はあまり時間がない」とどこか不遜な態度。tPAの決定に関する質問をする

7	クリティカル・アクション

- ■プライマリーサーベイとセカンダリーサーベイ，徹底的な神経学的評価の実施
- ■指尖迅速血糖値の測定
- ■緊急頭部CTの撮影
- ■本症例におけるtPAの利点，禁忌，リスクの評価：データ収集，最近の検査データや既往歴，tPA禁忌の情報を得るためにかかりつけ医に連絡する
- ■妻にtPAのリスクと効果について説明して同意を取得する
- ■複雑なコンピュータシステムを用いて適切な投与量のtPAを処方
- ■神経内科/脳卒中指導医に症例を提示するとともにtPAのリスクに関する妻の憂慮について報告

8　時間経過

開始時点（時間0分）

バイタルサイン：BP 200/103 mmHg，HR 102回/分，RR 20回/分，SpO$_2$ 98％（room air），BT 37℃，GCS 15点，指尖迅速血糖 107 mg/dL（質問があれば伝える），心電図（105回/分の洞性頻脈）

■来院時現症のまとめ：高血圧症，糖尿病，高脂血症，寛解した前立腺癌の既往をもつ65歳の男性。妻とゴルフを楽しんでいたところ，突然の構音障害，流涎，右片麻痺が出現した。当初，妻はゴルフ中にカクテルを飲みすぎたためと思い，救急要請が遅れてしまった。脳卒中症状発現から2.5時間後にERに救急搬送された

■初期治療：救急隊により左前腕に静脈路確保

■身体所見（この時点での患者役は俳優）
　▶概要：意識清明，軽度の錯乱，構音障害，人・時間のオリエンテーションは良好（場所は理解できていない，デンバーにいることを忘れている）
　▶心臓：軽度頻脈，心雑音なし
　▶胸部：両側呼吸音異常なし
　▶腹部：軟，圧痛なし，膨隆なし
　▶神経：咽頭反射は正常，咳をして「やめてくれ」という，右共同偏視あり，右顔面麻痺，流涎，構音障害，右上下肢運動麻痺，指鼻試験不可

■救急隊：右片麻痺と流涎の所見を報告し，素早く帰署する

■妻：不安そう，すべての治療について説明を求める。当初，症状は単にカクテルのせいに違いないといっていた。かかりつけ医の電話番号を伝える

■看護師：有能だが，明確なコミュニケーションを求める。患者にモニターを装着し，採血を行う

> **クリティカル・アクション**
> - プライマリーサーベイとセカンダリーサーベイ
> - 徹底的な神経学的検査
> - 指尖迅速血糖の測定
> - 救急隊からの報告入手
> - 妻とのコミュニケーション

シナリオ進行1：2分後

バイタルサイン：BP 200/100 mmHg，HR 100回/分，RR 20回/分，SpO$_2$ 98％（room air）

■身体所見の変化：GCS 13点（指示に従わない）
　▶ストロークコードを起動した場合，患者をCT室に搬送し，帰室時にマネキンに交替する
　▶ラベタロール20〜40 mg静注された場合，BPは170/90 mmHgになる

■神経内科/脳卒中指導医：別の重症患者対応のためERにはいけないと電話する

■患者は，マネキンに交替してCT室から帰室する。流涎と気道閉塞音を認めるが，下顎挙上で改善。チームが気道を評価すると患者は咳をして，「やめてくれ」という

■妻：非常に心配しており，tPAのリスク，特に夫のケースにおける危険性，前立腺癌が悪影響を及ぼしていないかなどの詳しい説明を求める。チームが気管挿管をしようとしたところ，拒否をする
　▶「カクテルを少し飲んで疲れたといって，昼寝をするときと同じようによだれをたらしている」
　▶「専門家にお任せします」といって，tPA使用に同意する
　▶患者の詳細な内服薬や既往歴はわからないため，かかりつけ医の電話番号を伝える

■看護師：患者をCT室に搬送し，マネキンに交替してつれて帰る。適切なインフォームドコンセントが

行われているかどうか確認する

> **クリティカル・アクション**
> - ストロークコードの起動
> - 頭部CT撮影に先立った指尖迅速血糖値測定
> - 時宜を得た頭部CT撮影
> - ラベタロールによる高血圧症治療
> - 妻からのインフォームドコンセント取得
> - TeamSTEPPS® を用いた看護師との効果的な協働

シナリオ進行2：4分後

バイタルサイン：BP 170/90 mmHg（ラベタロール投与あり），BP 200/110 mmHg（ラベタロール投与なし），HR 100回/分，RR 20回/分，SpO_2 99%（room air），GCS 10点
■身体所見の変化：咳嗽あり，よだれで窒息，自発開眼なし，明瞭に話せない
■頭部CT検査結果〔CT1（正常頭部）〕：同時にCTを供覧
■血液検査は利用可能
■心電図は利用可能〔心電図1（洞性頻脈）〕
■チームがかかりつけ医と話したいと希望すれば，電話がつながる
  ▶不遜な態度で「1週間前の血液検査では，血小板もクレアチニンも基準値だったよ」
  ▶「10年前に前立腺癌の既往があるね」
  ▶tPAに関して質問する．もし神経内科医によるチームであればリスクについて質問する
  ▶妻との会話を求める「奥さん，本当にtPA投与を希望しますか．投与すれば，旦那さんは今より改善するかもしれませんが，脳出血で死ぬかもしれません．奥さんの決断にご加護があることを祈っています．それでは」
■患者の気道：咽頭反射は正常．咽頭反射や嘔吐が出現した際には，「やめてくれ」という

> **クリティカル・アクション**
> - 頭部CTの読影
> - 患者の神経学的所見と気道の再評価．気管挿管の検討
> - かかりつけ医から重要な情報の取得
> - 血液検査と心電図の評価
> - 妻や看護師との効果的なコミュニケーション

シナリオ進行3：6分後

バイタルサイン：BP 160/90 mmHg，HR 90回/分，RR 20回/分，SpO_2 99%（room air）に設定，GCS 10点
■身体所見の変化なし
■tPAの投与指示（0.9 mg/kgで最大90 mgを60分かけて投与，初期投与量として全体の10%を1分かけて投与）
■看護師：指示に混乱してしまい，明確な指示を求めている
  ▶Pyxis（コンピュータオーダーシステム）は，患者の体重が入力されなければtPAの投与量を決定できない
  ▶最初の10%を1分以上かけ，残りを60分以上かけて投与するオーダーの入力法がわからない．「コンピュータでは，90 mgを1分かけて，さらに90 mgを60分かけて投与する内容になっているけど何かおかしい」
  ▶tPA投与前にコンピュータシステムをチェックして，1つ1つ計算を確認しなければならない
■妻：チームがtPA投与のタイミングが重要だといったにもかかわらず投与が遅れていることを心配して

いる。また，tPA使用に関して質問してくる。最終的に使用承諾したにもかかわらず，投与が遅れたことにより予後が悪くなった場合に責任をとってくれるのかと詰めよる
■ゴルファーたちが戻ってくる
▶「彼はどうなっている？ どんな感じだ？」とチームに質問する
▶患者との関係を聞かれると，「知りあったばかりだけど本当にいい人たちなので，どうなっているか気になっているんだ」とチームに退室させられるまで，うろつき回る

> **クリティカル・アクション**
> - tPAの正しいオーダーと投与
> - 電子カルテにおける難しいオーダーシステムの習熟
> - 体重を基準としたtPAの投与量の重要性
> - 患者のプライバシー確保のために不必要な人を退室させる

シナリオ進行4：最後のアクション

バイタルサイン：BP 160/90 mmHg，HR 90回/分，RR 20回/分，SpO₂ 99%（room air），GCS 10点
■身体所見の変化なし：咽頭反射は正常
■看護師とチームが電子カルテを確認し，オーダーに問題がなければtPAを投与
■看護師：電子カルテ，オーダリングシステム，チームに対して不満を述べる。tPA投与による副作用を懸念している
■かかりつけ医：電話をかけてきて「tPAを投与した？ 私はtPA投与の判断に関して関係がないことをはっきりさせておきたい。家族会議もなく，このような重大な決定をさせたくない」（チームが電話を切るまで30年以上にわたる臨床経験をだらだら話す）
■神経内科/脳卒中指導医：電話をしてきてチームに本症例に関する質問をする
▶チームがインフォームドコンセントに関する問題点を報告しなければ，tPAに対する妻の反応を質問する
▶脳神経外科のICUに患者を入室させる

> **クリティカル・アクション**
> - 妻や看護師およびかかりつけ医との効果的なコミュニケーション
> - 神経内科/脳卒中指導医への症例報告：状態 situation，背景 background，評価 assessment，勧告 recommendation（SBAR）

9 画像と血液検査など

■CT1：正常頭部
■心電図1：洞性頻脈
■血液検査
▶血算：白血球 13,000/μL，ヘモグロビン 9 g/dL，ヘマトクリット 30%，血小板 200,000/μL
▶生化学検査：Na⁺ 133 mEq/L，K⁺ 4.2 mEq/L，Cl⁻ 108 mEq/L，HCO₃⁻ 23 mEq/L，BUN 15 mg/dL，クレアチニン 2.3 mg/dL，血糖 140 mg/dL，Ca²⁺ 9 mg/dL
▶PT/aPTT：12秒/33秒
▶タイプとスクリーン

10 参考文献

Capella J, Smith S, Philp A, et al. Teamwork training improves the clinical care of trauma patients. *J Surg Educ* 2010; 67:439–443.

Hacke W, Donnan G, Fieschi C, for the ATLANTIS Trials Investigators, ECASS Trials Investigators and NINDS rt-PA Study Group Investigators. Association of outcome with early stroke treatment: pooled analysis of ATLANTIS, ECASS, and NINDS rt-PA stroke trials. *Lancet* 2004; 363:768–774.

National Institute of Neurological Disorders and Stroke rt-PA Stroke Study Group. Tissue plasminogen activator for acute ischemic stroke. *N Engl J Med* 1995; 333:1581–1587.

ケース 27
アメリカンフットボール外傷：神経原性ショックを伴った頸椎骨折

Jacqueline A. Nemer and Marianne Juarez

1 シナリオ概要

アメリカンフットボールのプレイオフゲーム中に，17 歳のクォーターバックがタックルを受けて多くの選手に覆い被さられた（ドッグパイル）後に救急搬送された。そのときは，仰向けの彼のうえに人が積み重なっている状態だった。話をすることはできたが内容は混乱しており，スポーツトレーナーと整形外科医によってフィールド外に運び出された。彼が同じ質問を繰り返したり，混乱した答えをいうことに救急隊は気づいた。事故発生の 5 分後に ER に搬送されてきた。

チームドクターである整形外科医は ER に到着すると，すぐに救急チームから診療の指揮権を奪おうとして，救急チームメンバーにより患者から引き離されるまで，骨と関節だけに焦点をあてて診療を行った。その後，神経症状が増悪したため気管挿管され，輸血や昇圧薬が反応しにくい低血圧を呈した。チームは，外傷評価を行い，脊髄ショックを伴った頸椎骨折を診断して治療しなければならない。その後，脳神経外科センターへの転院のために安定化させなければならない。

病院はレベル 3（軽症）の外傷センターであるが，試合会場から最も近い病院であり，下記の設備がある。
- 救急医療に必要なすべての血液検査
- ポータブル X 線撮影：胸部，頸椎，骨盤
- CT 撮影室は 3 階の長い廊下の向こうにある
- 脳神経外科医はいない
- 外傷外科医もいない

2 教育目標/論点

臨床的治療
- 目標 1：外傷患者の評価として ABCDE アプローチを用いる
  - 気管挿管時の薬物を投与する前に，神経学的評価を行う
  - プライマリーサーベイを終える前に，脱衣のうえで全身を観察する
- 目標 2：ヘルメットをかぶった患者に対して適切に気道管理する
  - 頸椎固定した状態での非侵襲的気道管理
  - 吸引時の下顎挙上
  - 鼻咽頭エアウェイ
  - フェイスガード/チンパッドの取り外し
  - 頸椎固定を継続しながらの気管挿管，および頭部外傷に対する気管挿管
- 目標 3：外傷患者における低血圧に対して適切な初期対応を行う
  - 輸液路

▶輸液蘇生
▶適応があれば昇圧薬
■目標4：外傷性低血圧の鑑別診断をあげる
▶出血性ショック：脾/肝損傷，長管骨骨折など
▶急性鈍的心損傷
▶神経原性ショック
■目標5：神経原性ショックを認識し，適切な初期治療をはじめる
▶輸液蘇生
▶昇圧薬
▶ステロイド薬を考慮

コミュニケーションとチームワーク
■目標1：救急隊員，整形外科医，脳神経外科医，家族とのコミュニケーション

3　準備物品

■アメリカンフットボールのヘルメット，肩パッド，ジャージ，マウスガード
■非侵襲的気道管理器具
■気管挿管セットと吸引
■俳優の衣服
▶整形外科医のスポーツドクタージャケット
▶看護師用白衣
■輸液セット
■模造血液製剤
■模造薬物

4　ムラージュ

■前胸壁の打撲痕，口唇周囲に乾いた血液
■家族が着るチームの応援衣装，「1番」と人差し指を立てたウレタン製グローブ

5　画像と血液検査

■X線写真1：成人男性の正常胸部X線写真
■X線写真3：気管挿管された成人男性の正常胸部X線写真
■X線写真13：第7頸椎がみえていない第1〜6頸椎の側面像
■X線写真14：第1頸椎のJefferson骨折を呈する頸椎開口位像
■超音波1：正常なFAST
■血液検査：血算，生化学検査，血液ガス分析

6　登場人物（シナリオ協力者）とその役割

■患者：マネキン
■看護師：輸液路確保，薬物投与
■救急隊員：現病歴聴取と初期観察

■チームドクターである整形外科医：最初に診察をはじめる。チームによって感謝の意を表されて患者から引き離されるまで診療を妨害する
■診療放射線技師：単純X線を撮影するが，撮影前にヘルメット/パッドをはずすことをすすめる。不適切な体位を調整しようとする
■脳神経外科医（電話のみ）：外傷センターへの転院搬送の前に追加検査を指示する
■家族：シナリオ開始から2～3分後に既往歴を提供する

7　クリティカル・アクション

■プライマリーサーベイ（ABCDEアプローチ）の完遂：気管挿管時の薬物を投与する前に神経学的所見をとる。完全に脱衣をして胸部の打撲痕を発見する
■正しい方法でヘルメットをはずす
■頸椎固定を維持しながらの気道管理
■外傷患者における低血圧を治療する（鑑別診断をあげながら初期輸液をはじめて血液製剤をオーダーする）
■神経原性ショックを認識して昇圧薬投与を指示する

8　時間経過

開始時点（時間0分）
バイタルサイン：BP 125/80 mmHg，HR 109回/分，RR 36回/分，SpO$_2$ 88％（room air），BT 37.0℃，指先迅速血糖 90 mg/dL（指示があれば），心電図（洞性頻脈）
■来院時現症のまとめ：ヘルメットと肩パッドをつけている17歳の男性。同じ質問を繰り返し，早くて浅い呼吸。唇とマウスガードに少量の血液，唾液貯留あり
■身体所見
　▶概要：ジャージ，肩パッド，ヘルメット
　▶頭頸部：マウスガードに少量の血液付着あり，咽頭反射あり
　▶頸部：気管の偏位はなく，頸椎のズレを触知しない。「ドンマイ」と混乱した発言があり，正確ではないが後頸部正中に圧痛がありそう
　▶胸部：頻呼吸，早くて浅い呼吸，前胸部に打撲痕あり，胸郭は安定，轢音なし
　▶心臓：頻脈，リズム整，心雑音なし，摩擦音なし，ギャロップなし
　▶腹部：軟，腫瘤触れず，腸管蠕動音正常，外傷なし
　▶直腸：肛門括約筋収縮減弱，前立腺の位置は正常，血液付着なし
　▶皮膚：前胸壁に打撲痕あり
　▶神経：傾眠傾向であるが刺激で覚醒する。呼名反応あり，呼びかけで開眼あり，返答は遅くて混乱しており，ゆっくり。「監督，わかりました」「ドンマイ」など繰り返しチームに関する見当違いな答えをいう。四肢麻痺で疼痛刺激に対して逃避はないが，「監督，わかりました」と話す。四肢の筋収縮はほとんどない
■初期治療
　▶静脈路確保（搬送時なし）
　▶心電図：洞性頻脈（110回/分）
■救急隊員：現病歴と現場でのバイタルサインを伝える

> **クリティカル・アクション**
> - 静脈路確保
> - モニター装着
> - 迅速血糖測定

シナリオ進行1：1分後

バイタルサイン：BP 120/80 mmHg，HR 112 回/分，RR 36 回/分，SpO_2 88%（room air），BT 37.0℃

■ABCDアプローチ：気道評価をした後，吸引，鼻咽頭エアウェイを挿入してもよい．咽頭反射あり．「おーい監督」などといっている

■酸素投与
- ▶RR 30 回/分まで減少する
- ▶SpO_2は最大95%まで上昇
- ▶シナリオ初期は呼吸状態を安定させておき，気管挿管前に神経学的診察をする時間を与える

■静脈路確保の指示
- ▶1分以内に確保完了
- ▶採血しておき，指示があれば提出
- ▶指示があれば輸液開始

■血液検査：利用できるものはない

■画像検査：利用できるものはない

■整形外科医：外傷にのみ注目してチームに指示をしはじめる．きちんと対応すれば，協力的で邪魔をしない．無視したらABCの安定化を遅らせ邪魔をするようになる

> **クリティカル・アクション**
> - 低酸素症に対する酸素投与
> - 輸液と採血の指示

シナリオ進行2：2分後

バイタルサイン：BP 109/68 mmHg，HR 82 回/分，RR 10 回/分，SpO_2 91%（room air）

■身体所見の変化
- ▶概要：まだヘルメットと肩パッドを装着している
- ▶胸部：さらに浅い呼吸
- ▶神経：もはや話すことができない，声かけや疼痛刺激でも開眼しない

■脱衣
- ▶頸椎を保護しながらフェイスマスクをはずす
- ▶頸椎を保護しながらパッドとヘルメットをはずす

■血液検査：利用できるものはない

■画像検査
- ▶頸椎または胸部X線写真．X線は防具を透過しないため，診療放射線技師は撮影前にヘルメットと肩パッドをはずすことを要求する
- ▶ヘルメットや肩パッドをはずす前に頸椎X線写真撮影が指示された場合は，診療放射線技師は画像の質を保つために両上肢を足側に引っ張ることを要求する．これを行わなければ「重大なエラー」とする
- ▶胸部X線写真撮影が指示された場合，診療放射線技師はログロールで背板をいれることを要求する．これを行わなければ「重大なエラー」とする

■診療放射線技師
　▶X線撮影の前に防具をはずすことを要求する
　▶頸椎X線では上肢牽引，胸部X線ではログロールを提案する

シナリオ進行3：4分後
■気管挿管：気管挿管の準備ができていない場合，先にX線撮影を行ってもよい
　▶バイタルサイン：BP 108/58 mmHg，HR 80回/分，RR 10回/分，SpO_2 76％（非再呼吸式マスク換気）
　▶頸椎固定
　▶頭部・頸椎損傷を疑う患者に対する迅速気管挿管
　▶気管挿管後のX線写真撮影．指示がなければ看護師が撮影を提案する
■頭部と頸椎CT撮影が指示された場合，看護師は「最も近いCTは3階にあります．ポータブル頸椎X線で撮影したらどうでしょうか」と提案する
■血液検査：静脈血ガス分析，乳酸
■画像検査
　▶気管挿管後の胸部X線写真（X線写真3：気管挿管された成人男性の正常胸部X線写真）
　▶指示があればFAST〔超音波1（正常なFAST）〕：正常
■看護師：CT撮影の指示があればポータブルX線写真の撮影を提案する．気管挿管後の胸部X線写真の撮影がなければ提案する

> **クリティカル・アクション**
> - 気管挿管
> - 気管挿管後の胸部X線写真撮影
> - 頸椎X線写真撮影

シナリオ進行4：6分後
■気管挿管後の低血圧
　▶バイタルサイン：BP 78/43 mmHg，HR 45回/分，SpO_2 100％（気管挿管済み）
　▶輸液蘇生と輸血オーダー
　▶心電図：洞性徐脈（心電図5：洞性徐脈）
■家族：ERに到着．ヒステリー状態でカウンセリングが必要．診療の邪魔をする
■画像検査
　▶X線写真13：第7頸椎がみえていない第1〜6頸椎の側面像（明らかな骨折なし）
　▶X線写真14：第1頸椎のJefferson骨折を呈する頸椎開口位像
■放射線科医：チームが骨折に気づかなければ「不安定型第1頸椎骨折の可能性があり，臨床症状も合っている」と連絡する
■昇圧薬＋/－ステロイド投与を指示
■看護師：昇圧薬＋/－ステロイド投与の指示がなければ「血圧が輸液と輸血に反応しません」と報告
■脳神経外科医に連絡する

> **クリティカル・アクション**
> - 輸液蘇生
> - 頸椎損傷を認識する
> - 神経原性ショックを認識する
> - 昇圧薬＋/－ステロイド投与を指示する

シナリオ進行5：最後のアクション
■昇圧薬に対する反応
　▶指示があった場合：BP 100/70 mmHg，HR 92回/分
　▶指示がなかった場合：BP 60/35 mmHg，HR 45回/分
■脳神経外科医：脳神経外科外傷センターへの転院前に，必要とされるすべての追加検査や処置を行うことをチームに要求する
■チームが決断すべきこと
　▶頭部，胸部，腹部/骨盤のCT撮影
　▶鎮静
　▶追加の昇圧薬投与
　▶尿道カテーテル留置
　▶胃管留置
■家族：頸椎損傷の診断に関する告知，および脳神経外科外傷センターへの転院の説明を受ける必要がある
■診療方針：脳神経外科外傷センターへの転院

> **クリティカル・アクション**
> - 脳神経外科医へのプレゼンテーション
> - 診断と今後の診療方針について家族に説明する
> - 転院前に適切な検査と安定化を実施する

9 画像と血液検査など

■X線写真1：成人男性の正常胸部X線写真
■X線写真2：成人女性の正常胸部X線写真
■X線写真13：第7頸椎がみえていない第1～6頸椎の側面像
■X線写真14：第1頸椎のJefferson骨折を呈する頸椎開口位像
■超音波1：正常なFAST
■心電図5：洞性徐脈
■血液検査

生化学検査	
Na^+	140 mEq/L
K^+	4.0 mEq/L
Cl^-	100 mEq/L
HCO_3^-	22 mEq/L
BUN	14 mg/dL
クレアチニン	0.9 mg/dL
血糖	90 mg/dL
白血球	13,700/μL
ヘモグロビン	14 g/dL
ヘマトクリット	44%
血小板	450,000/μL
乳酸	1.9 mmol/L (17.1 mg/dL)
動脈血ガス分析	
pH	7.48
$PaCO_2$	25 mmHg
PaO_2	66 mmHg
SpO_2 (FiO_2 0.21)	84%

10 参考文献

Baron BJ, McSherry KJ, Larson JL, Jr., Scalea TM. Spine and spinal cord trauma. In Tintinalli JE, Stapczynski JS, Cline DM et al. eds. *Tintinalli's Emergency Medicine: A Comprehensive Study Guide*, 7th edn. New York: McGraw-Hill, 2011, Ch. 255.

Mower WR, Hoffman JR, Mahadevan SV. Cervical spine fractures. In Wolfson AB, Hendey GW, Ling LJ et al. eds. *Harwood-Nuss' Clinical Practice of Emergency Medicine*, 5th edn. Philadelphia, PA: Lippincott Williams & Wilkins, 2010, Ch. 28.

Waninger KN. Management of the helmeted athlete with suspected cervical spine injury. *Am J Sports Med* 2004; 32:1331–1350.

PartⅡ：SimWars シナリオ集

Section 6：
産婦人科救急にかかわるケース

ケース 28
フロッピー新生児(筋緊張低下新生児)の蘇生

Christopher G. Strother

1	シナリオ概要

在胎32週の未熟児が蘇生エリアで子癇前症の母親から産まれる。新生児はチアノーゼを呈し,筋緊張は低下していて無呼吸で出生した。チームは,新生児二次救命処置 neonatal advanced life support(NALS)*のアルゴリズムに従って蘇生を行った。適切な蘇生が行われれば新生児は徐々に回復するが,質の悪い蘇生や蘇生後のケア(保温が不十分など)が行われると再度増悪する。

[*訳注:新生児が出生してから最初の90秒に焦点をしぼった標準化教育コース]

2	教育目標/論点

臨床的治療
- 心拍が60回/分以下の新生児に対して胸骨圧迫を行う
- 心拍が100回/分以下の新生児にはバッグバルブマスクで換気する
- 新生児には保温が必須。低体温はすぐに状態を増悪させる

コミュニケーションとチームワーク
- チームリーダーは全体を見渡し,個々の処置に直接手をだすべきではない
- バイタルサインの変化に関するメンバーとリーダーの間のコミュニケーションが不可欠である

3	準備物品

- 新生児シミュレータ,臍帯脈を触知できれば理想である
- 新生児用バッグバルブマスク
- インファントウォーマー,毛布

4	ムラージュ

胎脂(100%シリコン混合物)。ベビーパウダーと水でもよい

5	画像と血液検査

なし

6	登場人物(シナリオ協力者)とその役割

- 患者:マネキン

- ■看護師：誤りを指摘できる「インファントウォーマーに入れてはだめですか」
- ■NICU 指導医：入室のコンサルテーションには応じるが，協力的ではない．「すぐに降りていきます」とだけ告げる
- ■新生児の母親：分娩するだけ．2 人目の患者にすることもできるし，質問するだけでも可能

7　クリティカル・アクション

- ■高度徐脈を認識し，適切な新生児蘇生を開始する
- ■中等度徐脈を認識し，HR が 60 回/分以上である場合は，バッグバルブマスク換気を継続する
- ■乳児を暖かくして，胎脂を拭き取り，刺激を与える
- ■新生児をできるだけ早くインファントウォーマーの下に入れ，そこで診療をする

8　時間経過

開始時点〔時間 0 分（無呼吸かつ徐脈）〕

バイタルサイン：HR 40 回/分，RR 0 回/分，BT 34.0℃（皮膚プローブ）に設定，胎脂のためにモニター装着ができない

- ■出生時現症のまとめ：青くて筋緊張低下の無呼吸の新生児．触ると冷たく，胎脂に覆われている（胎便はあってもなくてもよい）
- ■初期治療：産科医から直接，新生児を手渡される
- ■身体所見
  - ▶概要：青くて冷たい，筋緊張低下，無呼吸
  - ▶頭頸部：正常
  - ▶肺：換気すると断続性ラ音聴取，無呼吸
  - ▶心臓：Ⅰ音/Ⅱ音正常，雑音/擦過音/ギャロップなし，徐脈
  - ▶腹部：正常，臍帯は正常（3 本の血管あり）
  - ▶四肢：チアノーゼ
- ■親：質問をする

> **クリティカル・アクション**
> - 保温，胎脂の拭き取り，刺激を与える
> - 手短に吸引する
> - 脈拍を触知し，徐脈があれば蘇生
> - 良質な胸骨圧迫およびバッグバルブマスク換気（3：1）

シナリオ進行 1：2 分後（蘇生が行われれば改善）

バイタルサイン：HR 75 回/分，RR 0 回/分

- ■心拍は増加するが，依然として無反応
- ■当初から質の高い蘇生が行われれば，HR 70 回/分になる．質の高い蘇生でなければ 40 回/分のまま
- ■胸骨圧迫は中止可能：バッグバルブマスク換気は継続する．バッグバルブマスク換気を行わなければ HR 40 回/分になる
- ■血液検査：利用できるものはない
- ■画像検査：利用できるものはない
- ■親：質問をする

> **クリティカル・アクション**
> - 脈拍を再評価する
> - 胸骨圧迫を中止して，バッグバルブマスク換気を継続
> - 保温を継続
> - ナロキソン投与を検討

シナリオ進行2：5分後（啼泣/四肢動作開始）

バイタルサイン：HR 120回/分，RR 20回/分

■皮膚色が改善する。嫌がり，泣きはじめる。四肢を動かしはじめる

■患児に対し保温と胎脂の拭き取りがされなければ，再度増悪する

■血液検査：指尖迅速血糖 70 mg/dL

■親：啼泣を聞いて安心し，赤ちゃんを抱きたがる

■追加点：新生児が泣きはじめたら，保温と刺激が鍵となる。NICUに連絡していなければ，この時点までに報告する。ほかの血液検査や画像検査は，利用できるものがないか必要がない

> **クリティカル・アクション**
> - HR 100回/分以上ならばバッグバルブマスク換気を中止して，自発呼吸にする
> - 保温と刺激を継続

シナリオ進行3：7分後（安定化）

バイタルサイン：HR 140回/分，RR 40回/分

■身体所見/病態の変化：しっかり泣くようになり，四肢の運動や体色は改善

■NICU指導医：患児を入室させる，直接的なケアの助言はしない

■親：ここまでの進捗，および今後の見通しに関する説明が必要

> **クリティカル・アクション**
> - 保温，刺激/拭き取りを継続する
> - NICUに連絡する

シナリオ進行4：最後のアクション

バイタルサイン：変化なし（HR 140回/分，RR 40回/分）

■身体所見の変化：なし

■NICU指導医：連絡していなければコールする

■追加点：今回の蘇生では，静脈/臍帯静脈/骨髄路を確保する必要はない。新生児蘇生において血糖値以外の検査所見は必要なく，有用ではない。一般的にバッグバルブマスク換気が容易であるため，チームは急いで気管挿管する必要はない

■診療方針：NICU入室

> **クリティカル・アクション**
> - 新生児を被覆する

9 画像と血液検査など

なし

10 参考文献

American Heart Association and American Academy of Pediatrics. 2005 American Heart Association (AHA) guidelines for cardiopulmonary resuscitation (CPR) and emergency cardiovascular care (ECC) of pediatric and neonatal patients: neonatal resuscitation guidelines. *Pediatrics* 2006; 117:e978–e988.

Biban P, Filipovic-Grcic B, Biarent D et al. New cardiopulmonary resuscitation guidelines 2010: managing the newly born in the delivery room. *Early Hum Dev* 2011; 87 (Suppl 1): S9–S11.

Kattwinkel J, Perlman JM, Aziz K et al. Part 15: neonatal resuscitation: 2010 American Heart Association Guidelines for Cardiopulmonary Resuscitation and Emergency Cardiovascular Care. *Circulation* 2010; 122:S909–S919.

Roehr CC, Hansmann G, Hoehn T, Buhrer C. The 2010 Guidelines on Neonatal Resuscitation (AHA, ERC, ILCOR): similarities and differences – what progress has been made since 2005? *Klin Padiatr* 2011; 223:299–307.

ケース 29
死戦期帝王切開と新生児痙攣

Nicholas Renz, Christopher Sampson and Jason Wagner

1	シナリオ概要

G1P0（1経妊，0経産）の32歳女性が妊娠38週で子癇前症のため救急搬送された。救急要請時は自宅で痙攣していたが，現場到着時には停止していた。搬送中にさらに2回の痙攣発作が起こり，その3分後に心停止した。心肺蘇生をされながらERに到着した。

2	教育目標/論点

臨床的治療
- 目標1：死戦期帝王切開の適応を理解する
  - ▶乳児が生存可能か（在胎24週以降，または子宮底部が臍以上）
  - ▶母体の心停止から5分間以内に娩出することができれば，胎児の神経学的予後はよい
  - ▶母体への心肺蘇生を継続しながら分娩を行う
  - ▶心肺蘇生の間，タオルなどで左側臥位を保つ
- 目標2：新生児痙攣に対する適切な対応を理解する
  - ▶気道確保
  - ▶低血糖を考慮：血糖測定，10％グルコース液の静注
  - ▶電解質異常を考慮
  - ▶感染症を考慮
  - ▶最も多い原因は低酸素性虚血性脳症 hypoxic-ischemic encephalopathy（HIE）
  - ▶抗てんかん薬を適切に使用する

コミュニケーションとチームワーク
- 目標1：母体の蘇生と評価を最初に行う必要がある
- 目標2：死戦期帝王切開を早期に決断する
- 目標3：チームを分割して分娩後の2名の患者の治療について準備する。帝王切開，母体蘇生，新生児蘇生の役割を適切に割り振る

3	準備物品

- 女性のマネキン
- 新生児のマネキン
- 帝王切開用器材
- 新生児処置台，新生児の蘇生器具（気道管理器具，臍帯静脈カテーテル，薬物など）

■臍帯クリップ
■女性のマネキンに装着できる死戦期帝王切開モデル

| 4 | ムラージュ |

なし

| 5 | 画像と血液検査 |

■超音波5：(生存を示す)胎児心拍
■新生児の血糖
■超音波6：女性(母体)の心停止
■血液検査：血糖値

| 6 | 登場人物（シナリオ協力者）とその役割 |

■患者：若い女性のマネキン
■救急隊：心肺蘇生とバッグバルブマスク換気を行いながらERに患者を搬送する。現病歴を伝える
■NICU指導医：NICUに新生児を入室させる
■父親：動揺しており，シナリオで実施される治療の説明を求める

| 7 | クリティカル・アクション |

■初期は気道確保（高度な気道確保が必須だが，最低でも声門上デバイスを留置する）。静脈還流を改善する左下側臥位を保ちながらの心肺蘇生など，母体蘇生に集中する。適切な輸液と蘇生薬物を投与する
■ER到着後，即時の帝王切開を実施（胎児生存確認は任意）
■新生児のAPGARスコアを確認する
■痙攣している新生児の血糖値を測定する
■低血糖に対して10%グルコース液を静注する
■新生児をNICUへ入室させる
■父親(夫)と話し合う

| 8 | 時間経過 |

開始時点（時間0分）

バイタルサイン：BP測定不能，HR測定不能，RR 16回/分（バッグバルブマスク換気），SpO_2 100%，BT 36.5℃，心電図（心静止）

■来院時現症のまとめ：32歳の妊婦。心停止となったため，心肺蘇生されながら搬送されてきた
■初期治療
　▶救急隊により18Gの末梢静脈路が確保
　▶心肺蘇生継続
　▶バッグバルブマスク換気
■身体所見
　▶概要：無反応な妊婦
　▶頭頸部：異常なし。バッグバルブマスク換気は良好，瞳孔は散大・固定

▶胸部：聴診上，呼吸音異常なし
▶心臓：心肺蘇生を継続
▶腹部：子宮内妊娠
▶皮膚：温かい
▶神経：反応なし

■父親(夫)：動揺しており，何が行われているかを知りたがっている

> **クリティカル・アクション**
> - 声門上デバイスを挿入
> - 心肺蘇生を継続
> - 妊婦を左側臥位にする
> - 死戦期帝王切開の決断と準備

シナリオ進行1：2分後

バイタルサイン：変化なし

■身体所見：変化なし

■緊急帝王切開の決断をしない場合，父親は「赤ちゃんが大丈夫か」と質問する

▶血液検査：母体の血糖 95 mg/dL

■画像検査

▶超音波6：女性(母体)の心停止

▶超音波5：(生存を示す)胎児心拍

> **クリティカル・アクション**
> - この時点で帝王切開が進行中でなければならない
> - 心肺蘇生，人工呼吸，生理食塩液輸液，蘇生薬物投与など，母体蘇生の努力を継続する
> - 役割を割り振る。(a)母体蘇生，(b)帝王切開，(c)新生児蘇生

シナリオ進行2：3分後

母体

バイタルサイン：変化なし

■身体所見：変化なし

■血液検査：利用できるものはない

■画像検査：超音波では母体の心収縮はなく，モニター上は心静止

■父親(夫)：目の前で起こっていることに強い不安を感じている

新生児

バイタルサイン：BP 測定不能，HR 80 回/分，当初はパルスオキシメトリでも測定不能

■身体所見(APGAR スコア)

▶皮膚色(appearance)：蒼白

▶HR(pulse)：＜100 回/分

▶刺激に対する反射(grimace)：刺激に対して弱い啼泣

▶筋緊張(activity)：刺激に対してやや屈曲

▶呼吸(respiration)：微弱

■血液検査：迅速血糖 20 mg/dL(指示があれば)

■画像検査：利用できるものはない

■追加点：酸素投与と刺激で APGAR スコアはわずかに改善する

> **クリティカル・アクション**
> - 緊急帝王切開，胎児の娩出，臍帯をクランプしたうえで切断，新生児蘇生チームに引き継ぐ
> - 母体の心肺蘇生を継続
> - 新生児処置台と蘇生器具を準備
> - 新生児蘇生チームは APGAR スコアが低いことを認識し，適切な処置（体を拭く，刺激を与える，酸素投与，再評価）につとめる

シナリオ進行 3：6 分後

母体

バイタルサイン：変化なし

新生児

バイタルサイン：BP 測定不能，HR 75 回/分，RR 10 回/分，SpO_2 98%

■身体所見/病態：この時点で低血糖に気づかなければ，顔を横に向けて激しい四肢の痙攣が起きる

■血液検査：迅速血糖 20 mg/dL（指示があれば）

■父親：蘇生チームが新生児の痙攣に気づいてなければ，父親は「痙攣しているようだ」という

■追加点
- ▶低血糖を認識して適切に治療した場合，新生児は回復していく。気管挿管は不要で，5 分後の APGAR スコアは 9 点になる
- ▶低血糖を認識できなかった場合，痙攣の 2 分後に心停止となる。そして，グルコース投与以外のいかなる治療にも反応しない

> **クリティカル・アクション**
> - 即時に低血糖を診断して 10% グルコース液を投与する
> - グルコース液を投与するために臍帯静脈路を確保する

シナリオ進行 4：最後のアクション

母体

継続的な蘇生処置にもかかわらず自己心拍再開せず。瞳孔は固定・散大して，モニター上は心静止，超音波では心収縮なし

新生児

低血糖の治療がなされていない場合，心静止になる。この時点でシナリオを終了する

タイミングよくグルコース液が投与された場合，HR 130 回/分，RR 25 回/分，SpO_2 100%

■身体所見の変化（APGAR スコア）
- ▶皮膚色：全身ピンク
- ▶HR：>100 回/分
- ▶刺激に対する反射：刺激に対して強い啼泣
- ▶筋緊張：活発な運動
- ▶呼吸：規則正しい自発呼吸

■父親：涙ぐみながら母親と新生児についてたずねる

■診療方針：新生児は NICU に入室，母体は剖検のために霊安室へ搬送

> **クリティカル・アクション**
> - 新生児に対する適切な蘇生処置と NICU 指導医による NICU 入室許可
> - 適切な処置をした後に母親の死亡を宣告する
> - 父親（夫）に状況を報告して，慰めの言葉をかける

9 画像と血液検査など

- ■超音波6：女性（母体）の心停止（心収縮なし）
- ■超音波5：（生存を示す）胎児心拍
- ■母体の血糖 95 mg/dL
- ■胎児の初期血糖 25 mg/dL

10 参考文献

American College of Obstetricians and Gynecologists. *ACOG Educational Bulletin 249: Obstetric Aspects of Trauma Management*. Washington DC: American College of Obstetricians and Gynecologists, 1998.

American College of Obstetricians and Gynecologists. *ACOG Practice Bulletin 100: Critical Care in Pregnancy*. Washington DC: American College of Obstetricians and Gynecologists, 2009.

Katz VL, Dotters DJ, Droegenmueller W. Perimortem cesarean delivery. *Obstet Gynecol* 1986; 63:571–576.

McGowan, JE. Neonatal hypoglycemia. *Pediatric Rev* 1999; 20:e6–e15.

Sampson C, Renz NR, Wagner J. An inexpensive and novel model for perimortem cesarean section. *Simul Healthc* 2013; 8:49–51.

ケース30
分娩後出血をきたした肩甲難産

Jason Wagner, Christopher Sampson and Brian Bausano

1	シナリオ概要

G3P2（3経妊，2経産）の28歳女性が妊娠約38週でERを受診した。彼女は，産前のケアはまったく受けていないが，前回は「巨大児」だったといっている。来院約1時間前に破水し，陣痛は2分間隔である。シナリオ開始時点で娩出は開始している。内診をしたところ，胎児の頭頂部がタートルサインを呈している（陣痛に合わせ腟内にでたり入ったりしている）。分娩は進行せず，産科医もいない。チームが肩甲難産分娩手技を行うと，新生児は多少の蘇生が必要な促迫状態で出生した。母体には，子宮底マッサージやオキシトシン，輸血が必要なくらいの大量出血が認められる。

2	教育目標/論点

臨床的治療
■肩甲難産を認識する
■肩甲難産分娩手技を行う
■新生児に蘇生処置を行う
■分娩後出血の認識と治療を行う

コミュニケーションとチームワーク
■分娩のための母体と新生児に対する準備と，それに関するチームワークとコミュニケーション
■新生児と母体の蘇生のためのチーム分割
■何が起きているか母親と父親に説明をする

3	準備物品

経腟分娩をするマネキンの準備
提案：肩甲難産をシミュレーションできるモデル（例：ソフィー産科シミュレーターまたはPROMPT Flex）を使用

4	ムラージュ

なし

5	画像と血液検査

■心電図4：胎児心拍

■緊急分娩であるため，超音波は使用できない．しかし，オプションとして追加してもよい

| 6 | 登場人物（シナリオ協力者）とその役割 |

■患者：中等度に促迫した分娩中の母体
■看護師：チームの指示に対して協力的に補助する
■夫：体の大きな俳優が望ましい．シナリオ開始時は幸福そうに振る舞い，シナリオの進行とともに疲れてくる．チームが患者から離れようとすると邪魔をする
■2人目の看護師（オプション）：チームの新生児蘇生のレベルに応じて，必要であれば2人目の看護師を登場させる

| 7 | クリティカル・アクション |

■切迫分娩を認識する
■肩甲難産を認識する
■肩甲難産のための適切な手技を開始する
　▶McRoberts体位
　▶恥骨上部圧迫法
　▶後在上肢の娩出
　▶前左肩甲骨の圧迫
　▶5分以内に娩出
■新生児蘇生
■分娩後出血を認識して治療する

| 8 | 時間経過 |

開始時点（時間0分）
バイタルサイン：BP 133/88 mmHg，HR 103回/分，RR 20回/分，SpO_2 99％（room air），BT 37.2℃に設定
■来院時現症のまとめ：繰り返す陣痛と分娩開始状態のために自家用車でERを受診
■初期治療：なし
■身体所見
　▶頭頸部：異常なし
　▶胸部：両側呼吸音異常なし，喘鳴，ラ音または類鼾音なし
　▶心臓：整，雑音なし
　▶腹部：妊娠子宮底は臍上20 cm
　▶四肢：異常なし
　▶神経：おおむね正常で神経欠落徴候なし
　▶皮膚：発赤なし
　▶生殖器：内診では陣痛時に児頭頂部がタートルサインを呈する
■看護師（1名または2名）：協力的でチームをよく補助するが，助言はしない
■父親：興奮して不安になる．その後ハッピーになる

> **クリティカル・アクション**
> - 切迫分娩を認識する
> - 分娩の準備をする

シナリオ進行1：2分後
バイタルサイン：BP 133/88 mmHg，HR 110回/分，RR 20回/分，SpO_2 99%（room air）
■母体は，陣発時のいきみを頑張るが疲弊している．陣発と陣発の間は児頭が腟内から子宮に戻る（タートルサイン）
■分娩監視装置を装備すると遅発性徐脈を示す
■血液検査：利用できるものはない
■画像検査：遅発性徐脈を示す分娩監視装置
■父親：何かよくないことが起こっていることに気づき，より不安になっていく
■難産の初期対処はうまくいかない

> **クリティカル・アクション**
> - 難産を認識する
> - 難産に対する手技を実施する
> - 応援を要請する

シナリオ進行2：5分後
バイタルサイン：BP 133/88 mmHg，HR 110回/分，RR 20回/分，SpO_2 99%（room air）
■患者は娩出努力をするが分娩は進行しない
■血液検査：利用できるものはない
■画像検査：遅発性徐脈を示す分娩監視装置
■父親：不安が増強してくる．チームが迅速に対処した場合，邪魔をして処置を遅らせる
■チームが2〜3回難産手技を行った後に分娩は成功する
■母体は分娩直後から大量の経腟出血をきたす

> **クリティカル・アクション**
> - 難産に対する手技を試行する
> - 新生児のための準備をする
> - 胎児を娩出させる

シナリオ進行3：6分後
母体
バイタルサイン：BP 80/55 mmHg，HR 130回/分，RR 22回/分，SpO_2 99%（room air）
■身体所見/病態の変化：出血量が増加し，チームが適切な処置をするまでBPは低下し続ける

新生児
バイタルサイン：収縮期BP 65 mmHg，HR 130回/分，RR 48回/分，SpO_2 85%（room air）から99%（酸素投与）に変化させる
■身体所見/病態の変化
　▶APGARスコアは，1分で8点，5分で10点になる
　▶刺激，加温，酸素吹きつけに反応してすぐに元気になる

シナリオの進行
■父親：不安が持続する．チームが迅速に対処した場合，邪魔をして処置を遅らせる．子どもの予後が悪

かった場合，訴えると脅かす
■ケースのファシリテーターは，シナリオの進行に応じ，母体と新生児の不安定性や父親の困った行動などで引き起こされる混沌とした状況を変えさせる必要があるかもしれない

> **クリティカル・アクション**
> - 新生児蘇生
> - 子宮底マッサージ
> - オキシトシン投与
> - 赤血球輸血

シナリオ進行 4：最後のアクション
母体
バイタルサイン：BP 110/75 mmHg，HR 87 回/分，RR 16 回/分，SpO_2 99%（room air）
乳児
バイタルサイン：収縮期 BP 65 mmHg，HR 125 回/分，RR 40 回/分，SpO_2 99%（room air）
■身体所見/病態：APGAR スコアは，5 分で 10 点
ゴール
■医療ミスで患者を死なせてはならない
■蘇生後に母体と新生児を安定化して安楽にさせる
■父親：チームに対して感謝し，落ち着きを取り戻す

9　画像と血液検査など

■心電図 4：胎児心拍

10　参考文献

Allen RH. On the mechanical aspects of shoulder dystocia and birth injury. *Clin Obstet Gynecol* 2007; 50:607–623.
Spong CY, Beall M, Rodrigues D, Ross MG. An objective definition of shoulder dystocia: prolonged head-to-body delivery intervals and/or the use of ancillary obstetric maneuvers. *Obstet Gynecol* 1995; 86:433–436.

PartⅡ：SimWars シナリオ集

Section 7： 小児救急にかかわるケース

ケース 31
小児てんかん重積状態

Scott Goldberg and Steven A. Godwin

1	**シナリオ概要**
	14カ月の男児が母親につれられてERを受診した。昨日から熱、鼻閉、咳嗽の症状が認められる。発熱があり、痙攣している。痙攣はいったん停止したが、続けて難治性の2回目の痙攣発作が始まる。患者の母親は不安のあまりパニック状態になり、現場はかなり混乱する。
2	**教育目標/論点**
	臨床的治療 ■小児患者における発熱の原因と治療法を認識する ■小児患者における痙攣重積発作を治療する ■気道管理が必要となる小児患者の呼吸障害に対処する **コミュニケーションとチームワーク** ■小児重症患者の治療にあたって、メンバーに適切な役割を与えて効果的なチーム運営を行う ■現場を落ち着かせて混乱をコントロールする ■適切な部署と連携をして最適の治療を行う
3	**準備物品**
	なし
4	**ムラージュ**
	なし
5	**画像と血液検査**
	迅速血糖測定。その他の検査所見や画像所見はなし
6	**登場人物(シナリオ協力者)とその役割**
	■看護師:おおむね協力的である。患児の痙攣の状況についてチームに随時報告しなければならない ■母親:シナリオをつうじて、終始動揺しており進行の妨げとなる。経過とともにますますパニック状態に陥る ■PICU:必要に応じて推奨される追加治療を提供する。要請があれば、PICUへの入室を受け入れる

7　クリティカル・アクション

■発熱を主訴とする小児患者に対して，解熱薬投与を含む適切な初期治療を行う
■小児痙攣の鑑別疾患をあげる
■気管挿管を行い，進行する呼吸障害への対応を行う
■複雑型熱性痙攣に対して適切な精査を開始する
■治療行為を妨げるなどの困難な保護者に対して適切な対応を行う

8　時間経過

開始時点（時間0分）

バイタルサイン：BP 92/50 mmHg，HR 185回/分，RR 30回/分，SpO_2 99%（room air），BT 41.1℃，心電図（洞性頻脈）

■来院時現症のまとめ：14カ月の男児が昨日より発熱，鼻閉，間欠的な咳嗽が出現したとのことで母親につれてこられた。呼吸困難はなく，腹痛，嘔吐や下痢などの症状もない。食欲が低下しており，元気がない
■患児はしっかりと覚醒しており，母親の膝のうえに座っている
■既往歴：正期産で出生。医学的な問題はない
■手術歴：なし
■社会歴：母親と生活，託児所や保育所の使用なし
■薬物：内服なし
■アレルギー：薬物アレルギーなし
■予防接種：すべてスケジュールどおり接種済み
■身体所見
　▶概要：覚醒しており意識は清明だが，ぐったりしている
　▶頭頸部：瞳孔左右差なし，対光反射正常，咽頭所見に異常なし，鼻漏あり
　▶頸部：項部硬直なし
　▶胸部：両側呼吸音異常なし
　▶心臓：頻脈，雑音なし
　▶腹部：軟，膨隆なし，腫瘤なし
　▶尿生殖器：異常所見なし
　▶皮膚：発赤なし，熱感あり
　▶神経：覚醒し，意識清明だが，ぐったりしている
■母親：気にしていないようすで「この子のお兄ちゃんやお姉ちゃんもよく風邪をこじらせていましたから」

> **クリティカル・アクション**
> ・プライマリーサーベイを行う
> ・解熱薬を投与する
> ・十分な病歴聴取と身体所見評価を行う

シナリオ進行1：1分後

バイタルサイン：BP 92/50 mmHg，HR 185回/分，RR 30回/分，SpO_2 92%（room air）
■シナリオの進行具合にかかわらず，1分後に痙攣しはじめる：全身性強直性間代性痙攣

■痙攣は30秒間で停止する：薬物投与前
■血糖値：178 mg/dL
■看護師：痙攣のはじまりと終わりを適宜チームに伝えて気づかせる
■母親：不安が増したようすで「この子に何が起きているの？」

> **クリティカル・アクション**
> - 気道が開通する体位にする
> - 酸素を投与する
> - 血糖値を確認する
> - 静脈路を確保する
> - 抗痙攣薬/ベンゾジアゼピン系薬の投与を考慮する
> - 小児痙攣の鑑別診断を考慮する

シナリオ進行2：2～3分後
バイタルサイン：BP 95/50 mmHg，HR 170 回/分，RR 30 回/分，SpO_2 88%（room air），92%（鼻咽頭エアウェイ換気），97%（非再呼吸式マスク換気）
■患児の痙攣は停止し，痙攣発作後の意識混濁状態にある
■30秒後につぎの発作が起きる
■母親：しだいに不安感が高まって感情的となり，子どもに近づき抱き上げようとする

> **クリティカル・アクション**
> - 血液検査など必要な検査を続ける
> - 母親を落ち着かせ，現場を沈静化させる

シナリオ進行3：3～7分後
バイタルサイン：BP 95/50 mmHg，HR 180 回/分，RR 30 回/分，SpO_2 80%（room air），84%（鼻咽頭エアウェイ換気），88%（非再呼吸式マスク換気）
■患児の痙攣が再発：全身性強直性間代性痙攣
　▶ベンゾジアゼピン系薬が投与された場合：変化なし
　▶フェニトイン/ホスフェニトインが投与された場合：変化なし
　▶バルビツレートやプロポフォールが投与された場合：痙攣は停止する
　▶気管挿管がされない場合：呼吸抑制が生じ，SpO_2は低下する
■母親：ますます感情的となり，聞く耳をもたず子どもに近寄ろうとする

> **クリティカル・アクション**
> - 複数の薬物を併用して痙攣の治療を行う
> - バルビツレートまたはプロポフォール投与の前に（または同時に），気管挿管による気道管理を行う
> - 迅速気管挿管を行う場合は短時間作用型の筋弛緩薬を使用する
> - 母親を別室に案内する

シナリオ進行4：最後のアクション
バイタルサイン：BP 90/48 mmHg，HR 150 回/分，人工呼吸管理下，SpO_2 98%
■人工呼吸器に接続され，患児は安定している
■筋弛緩薬が使用された場合，その後は痙攣を発症しない
■筋弛緩薬が使用されなかった場合，間欠的に短い痙攣発作が起こる
■PICU指導医：患児の入室を受け入れ，まだチームが行っていない処置があればER訪室までの実施を提案する

■ もしチームが小児神経内科医などの専門家にコンサルトした場合，彼らはすぐに駆けつけることはできないが，必要があれば後ほど診察を行う予定とする

> **クリティカル・アクション**
> - バルプロ酸，ミダゾラム，ペントバルビタールやプロポフォール持続静注など，痙攣に対する追加治療を考慮する
> - 脳波検査をオーダーをする
> - 血液検査，各種培養検査，尿検査と胸部 X 線写真をオーダーする
> - 患児が安定していると判断したら，腰椎穿刺を行う
> - 広域抗菌薬の経験的投与を行う
> - 患児を PICU に入室させる

9 画像と血液検査など

なし

10 参考文献

Berg CD, Schumann H. An evidence-based approach to pediatric seizures in the emergency department. *Pediatr Emerg Med Pract* 2009; 6:1–22.

Hampers LC, Spina LA. Evaluation and management of pediatric febrile seizures in the emergency department. *Emerg Med Clin North Am* 2011; 29:83–93.

Nigro MA. Seizures and status epilepticus in children. In Tintinalli JE, Kelen GD, Stapczynski JS, eds. *Emergency Medicine: A Comprehensive Study Guide*, 6th edn. New York: McGraw-Hill, 2004, Ch. 125.

Rubin DH, Kornblau DH, Conway EE Jr., Caplen SM. Neurologic disorders. In Marx JA, Hockberger RS, Walls RM, eds. *Rosen's Emergency Medicine: Concepts and Clinical Practice*, 6th edn. Philadelphia, PA: Mosby-Elsevier, 2006, Ch. 173.

ケース 32
新生児心停止

Scott Goldberg and Yasuharu Okuda

1	**シナリオ概要**
	生後6日目の新生児(男児)が2日前から呼吸努力の増加,不機嫌,哺乳不良のためにERにつれてこられた。患児は自宅で満期の正常自然経腟分娩で出生した。今日になって,急速にチアノーゼと呼吸促迫が増悪した。
2	**教育目標/論点**
	臨床的治療 ■新生児の原因不明のショックを認識して治療する ■動脈管が開存している循環動態を適切に認識して治療する ■極度のチアノーゼを呈する新生児にプロスタグランジン投与の適応について考慮する **コミュニケーションとチームワーク** ■困難な新生児心肺蘇生において,チームとして効果的なコミュニケーションをとる ■両親と信頼関係を構築し,患児の治療計画を立案する
3	**準備物品**
	乳児/新生児エアウェイ関連物品,骨髄輸液セット
4	**ムラージュ**
	なし
5	**画像と血液検査**
	■X線写真30:心拡大を呈する新生児の胸部X線写真 ■血液検査:動脈血ガス分析,血算,生化学検査,肝機能検査,凝固検査,乳酸値,尿検査
6	**登場人物(シナリオ協力者)とその役割**
	■看護師:おおむね有能 ■親:子どものことを心配している。しかし,邪魔にはならないが,シナリオの進行状況によって変化する ■小児循環器内科医:早期にコンサルトされた場合,多忙のために少ししてからERにやってくる。もし,

心停止しかけていれば，プロスタグランジン投与を提案する．もし，コンサルトするのが遅れたならば，チームだけで診療を継続する
- PICU指導医：患児を受け入れるが，それ以外は何もしない

7	クリティカル・アクション

- 新生児のショックを適切に認識して経験的治療を開始する
- 気道を管理して，最終的に気管挿管する
- 適切な輸液路を確保して輸液蘇生を行う
- 動脈管開存症を診断して，プロスタグランジンを投与する
- とり乱した親と一緒に患児の治療について協議する

8	時間経過

開始時点（時間0分）

バイタルサイン：BP 85/45 mmHg，HR 180回/分，RR 64回/分，SpO_2 80％（room air），BT 37.5℃，心電図（洞性頻脈）

- 来院時現症のまとめ：生後6日目の新生児が自家用車でERを受診．患児は興奮していて，チアノーゼ，四肢に斑状皮膚，明らかな促迫状態を呈している
- 静脈路を確保できない，骨髄路は確保可能
- 酸素を投与しても，SpO_2は改善しない
- 既往歴：満期産，妊娠中に問題なし
- 手術歴：なし
- 社会歴：家族と同居
- 薬物：内服なし
- アレルギー：薬物アレルギーなし
- 予防接種：なし
- 身体所見
  - 概要：興奮している，弱々しい，発汗著明
  - 頭頸部：大泉門陥凹，粘膜の乾燥
  - 頸部：軟
  - 胸部：清，頻呼吸
  - 心臓：部位の特定が不能な心雑音
  - 腹部：軟，圧痛なし，膨隆なし，臍断端は正常
  - 尿生殖器：正常
  - 四肢：チアノーゼ/斑状皮膚
  - 皮膚：発汗著明，冷感あり，チアノーゼあり
  - 神経：嗜眠傾向
- 迅速血糖 90 mg/dL

> 🖐 **クリティカル・アクション**
> - 患児にモニターを装着する
> - 血糖値をチェックする
> - 骨髄輸液路を確保する
> - 酸素を投与する
> - 新生児の原因不明のショックを鑑別する

シナリオ進行1：2分後

バイタルサイン：BP 60/30 mmHg，HR 190回/分，RR 40回/分，SpO$_2$ 75%（酸素投与下）

■嗜眠傾向が増悪

■骨髄路からの輸液ボーラス投与：BPはわずかに上昇

■広域抗菌薬を投与する

■気道管理を考慮する

■親：何が起きているのかを知りたいと，目にみえてとり乱している。「昨日まで元気だったのに！ いったい何が起きているんですか？」しかし，容易に落ち着く

■気管挿管の前にプロスタグランジンが投与された場合，患児は無呼吸になり，SpO$_2$は低下する（プロスタグランジン投与による一般的な副作用）

> 🖐 **クリティカル・アクション**
> - 輸液蘇生
> - 気道管理（バッグバルブマスク換気または気管挿管）
> - 抗菌薬投与を含めたショックに対する経験的治療の開始
> - 治療に関する親との協議

シナリオ進行2：5分後

バイタルサイン：BP 60/30 mmHg，HR 100回/分，呼吸状態は死戦期呼吸，SpO$_2$ 70%（酸素投与下）

■HRは30回/分までしだいに低下する

■気管挿管されなければならない

■プロスタグランジンが投与されなければならない

　▶プロスタグランジンが投与された場合：つぎの展開へ

　▶プロスタグランジンが投与されない場合：BP 00/00 mmHg，HR 30回/分，呼吸状態は死戦期呼吸，SpO$_2$は測定できず。プロスタグランジンが投与されない限り，どのような治療がなされても，患者の状態はこのまま不変

■血液検査：動脈血ガス分析，血算，生化学検査，凝固検査，乳酸値，尿検査

■画像検査：胸部X線写真

■親：依然として患児の治療について心配している。親に患児の状態を知らせるべきである

> 🖐 **クリティカル・アクション**
> - 気管挿管する
> - プロスタグランジンを投与する
> - 血液検査および画像検査を評価する

シナリオ進行3：最後のアクション

■バイタルサイン：BP 80/50 mmHg，HR 170回/分，呼吸状態は人工呼吸管理下，SpO$_2$ 90%（人工呼吸管理下）

■患児は気管挿管され，プロスタグランジンが投与される

- ■プロスタグランジンの点滴が開始される
- ■中心静脈路の確保を考慮する
- ■小児循環器内科医：現在の治療方針に同意する。ERにおける超音波を含む評価と管理を行う。PICUへの入室を提案する
- ■PICU指導医：入室を受け入れる

> **クリティカル・アクション**
> - プロスタグランジン投与を継続する
> - 中心静脈路の確保を考慮する
> - 動脈血ガス分析を含む気管挿管後の管理を行う
> - 小児循環器内科医による評価
> - PICUへの適切な搬送

9 画像と血液検査など

■X線写真30：心拡大を呈する新生児の胸部X線写真

10 参考文献

Cepeda EE, Bedard M. Neonatal resuscitation and emergencies. In Tintinalli JE, Kelen GD, Stapczynski JS, eds. *Emergency Medicine: A Comprehensive Study Guide*, 6th edn. New York: McGraw-Hill, 2004, Ch. 13.

Colletti JE, Homme JL, Woodridge DP. Unsuspected neonatal killers in emergency medicine. *Emerg Med Clin North Am* 2004; 22:929–960.

Inaba AS. Cardiac disorders. In Marx JA, Hockberger RS, Walls RM, eds. *Rosen's Emergency Medicine: Concepts and Clinical Practice*, 6th edn. Philadelphia, PA: Mosby-Elsevier, 2006, Ch. 169.

Rohan AJ, Golombek SG. Hypoxia in the term newborn: Part 1 – cardiopulmonary physiology and assessment. *MCN Am J Matern Child Nurs* 2009; 34:106–112.

Steinhorn RH. Evaluation and management of the cyanotic neonate. *Clin Pediatr Emerg Med* 2008; 9:169–175.

ケース 33
ER 待合室におけるアナフィラキシー

Michael Falk

1	シナリオ概要

「入院目的」で紹介となった5歳の男児。小児科病棟が満床であったため，評価と入院目的でER受診となった。患児は当初，かかりつけ医によって診察を受け，蜂巣炎後に感染が拡大したため入院目的での紹介となった。右腓腹部に「虫さされ」があり，そこが感染していた。右下肢全体に発赤，腫脹，疼痛があり，膝上にまで拡大している。

あなたがちょうど勤務が終わり帰宅しようとしていたとき，看護師から患児について相談を受ける。薬物投与の後，瘙痒を伴う発疹が出現して，突然の激しい息切れと喘鳴がはじまったという。看護師は研修医をポケベルで呼びだしたが，5分経過しても返信はなかった。看護師はあなたに患者を診察してほしいと頼んでいる。父親は動転しており，さらに入院ベッドが空くのをERで夜通し待っていたためすでに怒っている。

2	教育目標/論点

臨床的治療
■迅速にアナフィラキシーを認識して治療する
■小児の困難気道を認識して管理する
■アナフィラキシーに伴うショックを認識して管理する

コミュニケーションとチームワーク
■緊急事態において，動揺している両親から病歴を聴取して落ち着かせる
■「医療過誤」と合併症に関して情報を開示して家族と話し合う

3	準備物品

■小児マネキン
■困難気道に対するビデオ喉頭鏡や他の高度な気道確保器具
■輸液セット
■非再呼吸式マスク
■気管チューブと適切なサイズの喉頭鏡
■吸引カテーテル

4	ムラージュ

右膝上にまで拡大している下肢蜂巣炎。全身に斑状の蕁麻疹。血管性浮腫

| 5 | 画像と血液検査 |

なし

| 6 | 登場人物（シナリオ協力者）とその役割 |

■患者：マネキン
■看護師：協力的で有能．しかし，あまりに多くの患者を担当している研修医からのコールバックがないことを怒っている
■研修医：戸惑って混乱している．研修3日目で，外見からも完全に圧倒されて困惑しているのがわかる
■父親：はじめはとても怒っている．夜通し待ち続けていて眠れず，疲れて，イライラしている．彼に「コネ」があり「病院幹部の友人」であるということは役に立たないけれども，チームが頻繁にようすをみてくれるため納得している．自分自身を落ち着かせようとしている．息子の状態がとても悪いことに気づくと，2〜3分後に怒りは恐怖と不安に変化する

| 7 | クリティカル・アクション |

■アナフィラキシーを認識して治療する
■困難気道を予測して対応する
■アナフィラキシーショックを認識して治療する
■医療過誤を認識して家族に説明する
■対応が難しい親を想定し，落ち着かせて安心させる

| 8 | 時間経過 |

開始時点（時間0分）

バイタルサイン：BP 81/49 mmHg，HR 120回/分，RR 28回/分，SpO_2 100％（非再呼吸式マスク換気），BT 38.7℃，心電図（洞性頻脈）

■来院時現症のまとめ：5歳の男児．呼吸促迫（呼気性喘鳴，吸気性喘鳴，頻呼吸，呼吸仕事量増加），口唇腫脹を伴った蕁麻疹あり
■父親：明らかに怒って怒鳴っている．「何が起こっているんだ？」「なぜ，一晩中こんな糞みたいなところで待たされるんだ？」など，状況を知りたがっている
■初期治療：右上肢に静脈路を1本確保して抗菌薬（セフトリアキソン）が投与される．パルスオキシメータは装着済み．SpO_2や血圧計など呼吸/循環モニターが必要となる
■2本目の静脈路を確保する
■身体所見
　▶概要：呼吸仕事量が増加しており1〜2つの単語しか話すことができないが，まだ吸気性喘鳴はない
　▶頭頸部：軽度の口唇浮腫と「咽喉頭瘙痒」の訴えあり
　▶頸部：正常
　▶胸部：両側喘鳴あり，右呼吸音の低下，頻呼吸，呼吸仕事量の増加
　▶心臓：洞性頻脈
　▶腹部：軟，圧痛なし，膨隆なし，腸管蠕動音あり
　▶皮膚：四肢末梢の脈を触知するが微弱．軽度の冷感あり，全身に蕁麻疹と発赤あり
　▶四肢：右下肢に蜂巣炎あり

▶神経：傾眠傾向であるが覚醒する．呼吸促迫のために上手に回答できない
■父親：チームが父親に説明をしなければ，もっと邪魔をする
■看護師：とても有能だが明らかに怒っている．「研修医たちはどこにいるの？ 何度も呼びだしているのに！」と話している

> **クリティカル・アクション**
> - 初期評価/検査
> - 呼吸と循環のモニタリング
> - 父親と話をして落ち着かせる
> - 2本目の静脈路を確保する

シナリオ進行1：2分後

バイタルサイン：変化なし

■患児の呼吸状態はゆっくり増悪している．最後には話すことができなくなり，反応がなくなる
■看護師：セフトリアキソンの投与中に患児の病態が増悪してきたとチームに伝える．患者にはペニシリンアレルギーがあり，「なぜセフトリアキソンを投与したのですか？」と聞く
■チームがすべきこと
　▶生理食塩液の1回目のボーラス投与を開始する
　▶アナフィラキシーを認識する
　▶適正な用量と濃度でアドレナリンを投与する（1/1,000倍を0.01 mg/kg皮下注か筋注，または1/10,000倍を0.01 mg/kg静注）
■血液検査：利用できるものはない
■画像検査：利用できるものはない
■父親：怒りは恐怖と不安に変化する

> **クリティカル・アクション**
> - 輸液を開始する
> - アドレナリンを投与する
> - アレルギー反応の原因を特定する：セフトリアキソン

シナリオ進行2：4分後

バイタルサイン：BP 73/45 mmHg，HR 130回/分，RR 18回/分，SpO$_2$ 91％（非再呼吸式マスク換気でSpO$_2$ 100％）

■患者の呼吸状態は増悪しており，気道管理の必要性を迅速に認識しなければならない
■「困難気道」に対する準備と対応
　▶迅速気管挿管の薬物をオーダー
　▶前酸素化 preoxygenate
　▶通常のサイズの気管チューブと，狭窄が疑われる気道に対して1サイズ小さい気管チューブ
　▶気道確保困難に対するその他の資器材
■アナフィラキシーショックの治療を継続する．生理食塩液20 mL/kgで2回目のボーラス投与．ジフェンヒドラミン（抗ヒスタミン薬）静注 1.25 mg/kg．ステロイド投与（静注が望ましい）
■血液検査：利用できるものはない
■画像検査：利用できるものはない
■研修医：ERに到着するが，すべてにおいて明らかに圧倒されて慌てている．看護師と父親は研修医への怒りを口にしている

> **クリティカル・アクション**
> - 困難気道と迅速気管挿管の必要性を認識する
> - アナフィラキシーショックを治療する
> - 混乱した現場と家族をコントロールする

シナリオ進行3：7分後

バイタルサイン：BP 71/42 mmHg，HR 130回/分，呼吸状態は気管挿管中，SpO_2 100%（人工呼吸管理下）

■患者は気管挿管されたが，その後も頻脈，低血圧が持続している
　▶看護師は毛細血管再充満時間が4秒で，末梢動脈の触知は弱いと報告する
■生理食塩液の3回目のボーラス投与と昇圧薬（アドレナリン）投与でショックを治療する
■研修医：この時点で「当直チームがペニシリンアレルギーの可能性を無視してセフトリアキソンを投与しました」と伝える（「患者が2歳のときにペニシリンで発疹がでた」）
■父親：チームリーダーや他のメンバーに対して非常に怒っている。彼らの治療が正しかったのかどうかを知りたがっている
■チーム：「医療過誤」について父親に説明する
■研修医：とても動揺しており「私に責任があるのかもしれません」と述べる。チームは「医療過誤」について研修医と話し合う必要がある

> **クリティカル・アクション**
> - 難治性アナフィラキシーを認識して治療する
> - 家族や研修医と「医療過誤」について話し合う

シナリオ進行4：最後のアクション

バイタルサイン：BP 87/56 mmHg，HR 112回/分，RR 12～16回/分，SpO_2 100%

■患者は輸液とアドレナリンで安定する。維持輸液とその他のアナフィラキシーの治療（ヒスタミン H_2 受容体拮抗薬など）を継続する必要がある
■チームリーダーはPICU指導医に連絡する。PICU指導医にアナフィラキシーの原因，治療，「医療過誤」を報告して引き継ぐ
■最後にもう1回，父親と話をする
■父親：感謝を示して，激怒したことを謝る
■診療方針：PICUに入室させる

> **クリティカル・アクション**
> - 輸液とその他の治療
> - PICU指導医に引き継ぎ
> - 最後にもう1回，父親と話をする

9 画像と血液検査など

なし

10 参考文献

Lane RD, Bolte RG. Pediatric anaphylaxis. *Pediatr Emerg Care* 2007; 23:49–56.
Santillanes G, Gausche-Hill M. Pediatric airway management. *Emerg Med Clin North Am* 2008; 26:961–975.

ケース 34
オンダンセトロンと QT 延長症候群

Michael Falk, Viril Patel and Kirill Shishlov

1	シナリオ概要

救急隊と父親は，2日間持続する嘔吐・下痢の生後10カ月の乳児（男児）を搬送してくる。本日，患児は微熱があり経口摂取ができず乏尿になっていた。既往歴は先天性難聴のみで発達は正常である。はじめにかかりつけ医が診察したが，詳細な評価が必要と考えたため ER への搬送を依頼した。かかりつけ医は嘔吐に対してオンダンセトロン〔ゾフラン®（5-HT_3受容体拮抗薬）〕を患児に処方したが，父親には説明をしていなかった。ER での診察では，患児はぐったりしており，激しい嘔吐，頻脈，粘膜の乾燥が認められた。父親は「どうにかしてくれ」と訴え続けて，嘔吐している子どもに何かを与えた。ER でオンダンセトロンを投与すると，すぐに患児の反応がなくなり，心停止する。チームは多形性心室頻拍（torsade de pointes）と診断してマグネシウムを投与した結果，自己心拍再開する。後に患児には QT 延長の家族歴があるとわかった。

2	教育目標/論点

臨床的治療
■脱水による循環血液量減少性ショックの管理
■QT 延長と原因薬物の認識
■torsade de pointes の治療
■PALS の実践

コミュニケーションとチームワーク
■両親から完全な病歴を聴取する重要性
■対応が難しい家族とのコミュニケーション
■看護師との明確なコミュニケーション

3	準備物品

小児のマネキン

4	ムラージュ

非血性，非胆汁性の濃い吐物

5	画像と血液検査

なし

6 登場人物（シナリオ協力者）とその役割

- 看護師：薬物を投与する
- 父親：英語力は低い．興奮しており，投与された薬物が何かということに執着する

7 クリティカル・アクション

- 乳児の心停止を認識する
- 心肺蘇生を開始する
- 気道確保と静脈路/骨髄路の確保
- 除細動
- torsade de pointes の診断と硫酸マグネシウムの投与

8 時間経過

開始時点（時間0分）

バイタルサイン：BP 83/45 mmHg，HR 160回/分，RR 24回/分，SpO_2 100%（room air），BT 99°F〔37.2℃（直腸温）〕，心電図（洞性頻脈）

- 来院時現症のまとめ：10カ月の乳児，正常経腟分娩で出生したが，先天性難聴あり．他の既往歴なし．患児は2日間の非血性・非胆汁性の頻回嘔吐，1日10回以上の水様性下痢，経口摂取不良を呈している．患児の兄が数日前に同様の症状を示していたが自然に回復した．予防接種は予定通り接種済み．最近の旅行歴はなく，抗菌薬の使用もない．患児は小児科家庭医の診察を受けて，制吐作用のある「ある薬物」を投与された．小児科家庭医は輸液が必要と考え，ERに患児を紹介した
- 初期治療：かかりつけ医によって処方された制吐薬．「Zではじまる何か」
- 身体所見
  - 概要：成長は良好．覚醒しているが傾眠傾向
  - 頭頸部：頭部に外傷なし，正常な大きさ，眼球陥凹あり，粘膜乾燥あり，口咽頭に発赤や病変なし，正常鼓膜
  - 心臓：洞性頻脈，Ⅰ音/Ⅱ音正常，雑音/摩擦音/ギャロップ音なし
  - 胸部：両側呼吸音異常なし，呼吸補助筋の使用なし
  - 腹部：圧痛なし，膨隆なし，腸管蠕動音亢進あり
  - 四肢：正常
  - 尿生殖器：正常
  - 皮膚：ツルゴール低下，毛細血管再充満時間6秒，皮疹や病変なし
- 父親：患児の状態が悪いため，非常に興奮したり苦痛の表情を浮かべている．前述のとおりの病歴を話す．さらに患児の聴力障害の原因を質問すると，「正確な原因はわかりません．先生からは先天性といわれています」と答える
- 看護師：チームが直ちにモニター装着を指示しない場合，看護師から申しでる

> **クリティカル・アクション**
> - モニター装着
> - 現病歴の聴取
> - 全身の診察
> - 父親を落ち着かせる

シナリオ進行 1：2 分後（バイタルサインと病歴聴取の直後）

バイタルサイン：変化なし

■身体所見の変化
　▶患児は激しく嘔吐しはじめる
　▶吐物は非血性，非胆汁性

■患児に経口または静注オンダンセトロンを投与した場合，嘔吐が止まる

■チームがオンダンセトロン以外の制吐薬をオーダーした場合，「薬剤部から取り寄せる必要があります」または「国内の薬剤不足で在庫がありません」と看護師は報告する

■血液検査：利用できるものはない

■心電図：洞性頻脈と QT 延長（チームからのオーダーがあったときのみ）

■父親：患児が嘔吐しはじめると同時に，さらに動揺してしまい，「前に効果があった薬」を要求する。要求がとおらず患児にオンダンセトロンを投与しなければ，法的措置をとると脅す。父親はオンダンセトロンが投与されるまで執拗に要求を続ける

■看護師：静脈路の確保を数回試みるが確保できない。チームからオーダーがあれば骨髄輸液セットを取り寄せる

■追加点：チームは，静脈路か骨髄路の確保，輸液のボーラス投与の実施，検査のオーダー，嘔吐の治療をしなければならない。これらが行われなければ，看護師がチームに助言する

> **クリティカル・アクション**
> - 輸液路を確保して輸液をボーラス投与する
> - 嘔吐を治療する

シナリオ進行 2：3 分後（患児は無反応になり PALS が開始される）

バイタルサイン：BP 測定不能，HR 脈拍触知せず，呼吸状態は無呼吸，SpO₂ 60%（room air），心電図（数秒の torsade de pointes の後に心室細動に変化）

■身体所見/病態の変化：突然の無反応，無呼吸，脈拍触知せず，チアノーゼ出現

■血液検査：利用できるものはない

■画像検査：利用できるものはない

■父親：患児が無反応になるとヒステリックになる。しかし，チームメンバーが父親に病状を説明すると，父親は静かになり邪魔をしなくなる

■追加点：チームは患児の状態の増悪に気づいて心肺蘇生/PALS を開始する。特別な気道管理はチームに任せる。静脈路・骨髄路が確保されていなければ，看護師が指摘する。チームが心肺蘇生を開始して除細動を行い，気道と静脈路/骨髄路を確保したら，つぎの段階に進む

> **クリティカル・アクション**
> - 心肺蘇生/PALS を開始する
> - 気道を確保する
> - 除細動を行う

シナリオ進行 3：5〜7 分後（PALS）

バイタルサイン：BP 測定不能，HR 脈拍触知せず，呼吸状態は無呼吸，心電図（心室細動）

■身体所見/病態の変化：まだ無反応，無呼吸，脈拍触知せず，チアノーゼあり

■血液検査：利用できるものはない

■画像検査：利用できるものはない

- ■看護師：PALSを全面的に補助して薬物を投与する
- ■心肺蘇生2サイクル，アドレナリン投与，除細動の後もtorsade de pointesの原因であるQT延長が認識されていなければ，看護師はチームにオンダンセトロンにはQT延長に関する米国食品医薬品局（FDA）の警告があることを伝える
- ■追加点：マグネシウムが投与されるまで心室細動が持続する。マグネシウムが投与されれば心拍再開してBPが測定できるようになる

> **クリティカル・アクション**
> - 心肺蘇生/PALSを継続する
> - マグネシウムを投与する

シナリオ進行4：最後のアクション（自己心拍再開）

バイタルサイン：BP 78/42 mmHg，HR 180回/分，呼吸状態は気管挿管中，SpO_2 98％〔人工呼吸管理下（100％酸素投与下）〕，心電図（QT延長を伴った洞性頻脈）
- ■身体所見の変化：無反応であるが，脈は強く触れ，チアノーゼは改善している
- ■血液検査：利用できるものはない
- ■画像検査：利用できるものはない
- ■父親：もう怒ってはおらず，何が起こったのかとても心配して今にも泣きだしそうである。病状の説明が行われれば邪魔をしなくなる
- ■看護師：人工呼吸器の設定を手伝う。PICU指導医に連絡してなければ優しく助言する
- ■PICU指導医：関連のあるすべての病歴をチームにたずねる。チームが先天性聴力障害とQT延長との関連に気づいていなければ，先天性QT延長と聴力障害を示すJervell and Lange-Nielsen症候群について言及する
- ■診療方針：PICU指導医に入室させる

> **クリティカル・アクション**
> - 適切な診療のためPICUに連絡する

9 画像と血液検査など

なし

10 参考文献

Chameides L, Samson RA, Schexnayder, MS, Hazinski MF. *Pediatric Advanced Life Support Provider Manual*. Washington, DC: American Heart Association, 2012.

Tranebjaerg L, Samson RA, Green GE. Jervell and Lange-Nielsen syndrome. In Pagon RA, Bird TD, Dolan CR et al. eds. *GeneReviews*. Seattle, WA: University of Washington, Seattle, 2012.

ケース 35
小児死亡のデブリーフィング

Christopher G. Strother

1	**シナリオ概要**
	このシナリオでは無益な蘇生について取り扱う．困難な状況のスタッフに対応し，蘇生の中止を宣言したことで混乱したチームメンバーにデブリーフィングを行うことでチームを再度立て直し，つぎに搬送されてくる外傷患者にそなえる．

2	**教育目標/論点**
	臨床的治療 ■無益な蘇生の認識と蘇生の中止 **コミュニケーションとチームワーク** ■混乱したチームメンバーの管理 ■適切なメンバー配置 ■チーム間のコミュニケーション ■特別なデブリーフィング技術

3	**準備物品**
	ムラージュを施した小児シミュレータまたは乳児シミュレータ

4	**ムラージュ**
	多発外傷痕をマネキンに施す

5	**画像と血液検査**
	なし

6	**登場人物（シナリオ協力者）とその役割**
	■患者：マネキン ■看護師1：蘇生の最中に泣き崩れる新人看護師は，患児の死から受けるストレス/悲嘆に対応しきれない ■看護師2：厳格で非協力的で怒っている．他の看護師を助けずに「きちんとやりなさい」と怒鳴るなど ■牧師/管理者：チームにこの状態についてデブリーフィングを行うように指示する．つぎの患者が間もなく搬送されるだろうからとチームを立て直す

7 クリティカル・アクション

■無益な蘇生とつぎに搬送されてくる患者の受け入れ準備をしておく必要性を認識する
■チーム間の良好なコミュニケーションと適切なメンバー配置を行う
■困難な状態のスタッフにきちんと対応する
■蘇生中止後にチームでデブリーフィングを行い，つぎに搬送されてくる患者にそなえて準備を行う

8 時間経過

開始時点〔時間 0 分（症例の開始，懸命な蘇生中）〕

バイタルサイン：BP 0 mmHg，HR 0 回/分（胸骨圧迫中），RR 0 回/分（バッグバルブマスク換気），SpO₂ 80%（room air），BT 35℃，心電図（心静止）

■来院時現症のまとめ：チームはベッドサイドにいくように指示される。多重自動車事故現場の車外で発見され，心静止の状態で救急隊によって救急搬送された2歳児の蘇生をしていると伝えられる。現在までに，血液検査，心肺蘇生，気管挿管，薬物投与など20分間に及ぶ治療を行うが反応は認められない。子どもの母親（運転手であり，このERの看護師でもある）は，他の場所で心肺蘇生を受けている。チームは1名が胸骨圧迫，もう1名がバッグバルブマスクで換気するように指示されている

■初期治療：救急隊による静脈路確保と12誘導心電図施行など
  ▶すでに2本の静脈路/骨髄路が確保され，気管挿管済み。モニターが装着されている
  ▶両側に胸腔ドレーンが挿入されている

■身体所見
  ▶概要：意識なし，四肢運動なし
  ▶頭頸部：瞳孔は散大固定
  ▶頸部：異常なし
  ▶胸部：バッグバルブマスク換気で両側呼吸音異常なし。自発呼吸なし
  ▶心臓：心音なし
  ▶腹部：膨隆あり，斑状出血あり
  ▶皮膚：冷感あり，多発打撲痕
  ▶神経：GCS 3点

■看護師1：新人看護師，ストレスで集中力が低下，業務をきちんと遂行できない
■看護師2：厳格で，看護師1にイライラしている

> **クリティカル・アクション**
> ・蘇生を継続する
> ・無益な蘇生について考慮しはじめる
> ・怒鳴っている看護師に対応する

シナリオ進行1：2分後（混乱が起こる）

バイタルサイン：変化なし
■身体所見の変化：なし
■患児はいかなる蘇生処置でも改善しない
■血液検査：利用できるものはない
■画像検査：利用できるものはない。オーダーがあれば，多発外傷（血胸/気胸，骨折，肺挫傷，下肢骨折，陽性FASTなど）を供覧する

■看護師1：新人看護師で患児が死亡したことで打ちひしがれているところを看護師2に発見される。泣いており，ストレス/悲嘆に耐えることができない
■看護師2：同僚の子どもであることを認識していて「何てことなの！ Cindyの子どもなのよ！ 父親は海外にいるのに！」と叫ぶ。厳格で非協力的態度で怒っている。基本的に何もいわず，他の看護師の援助もせず，ただ「しっかりやりなさい」と怒鳴っている
■牧師/管理者：最初は静観しているが，最終的にはチームにこの状況に対するデブリーフィングを行うように指示する。「つぎの患者が間もなく搬送されるだろうから」とチームを立て直す
■チームは蘇生に駆りだされたのであり，治療を継続すべきである。看護師2は，子どもが同僚の子どもであり，父親が海外転勤になっていることに気がつく。彼女は名前を確認し，看護師1は悲嘆を乗り越えようとしている。両看護師には配慮が必要である

> **クリティカル・アクション**
> - 無益な蘇生を認識する
> - 混乱して怒っている看護師に対処する

シナリオ進行2：5分後（死亡宣告/チームへのいたわり）

バイタルサイン：変化なし
■身体所見の変化：なし
■血液検査：利用できるものはない
■画像検査：利用できるものはない
■2名の看護師：2名とも打ちひしがれたため，仕事を中断して帰宅しそうになる。さらに多くの外傷患者が搬送中であると聞いて，完全に気力を失っている。看護婦1はますます泣きわめき/落ちこむ。看護婦2は怒って語気が荒くなる
■追加点：シナリオが3～4分経過したところで，6名が巻き込まれた多重衝突事故であることがわかり，2名が現場で死亡し，大人2名と子ども2名の計4名が搬送中であることが院内放送される。看護師たちはこれ以上の仕事はできないと言い出す

> **クリティカル・アクション**
> - チーム間のコミュニケーション
> - 憤慨しているチームのメンバーへの対応
> - つぎに搬送されてくる患者の受け入れ準備を開始

シナリオ進行3：6分後（グループの立て直し/チームへのデブリーフィング）

■患児はチームによって死亡宣告される
■2名の看護師：完全に打ちひしがれているため，チームリーダーにより励まされ，デブリーフィングを行い，つぎに搬送されてくる患者の受け入れ準備ができるようにする。チームによって慰められ，チームリーダーやデブリーフィングをしてくれる人の話を聞く
■牧師/管理者：最初は静観しているが，最終的にはチームにこの状況に対するデブリーフィングを行うように指示する。「つぎの患者が間もなく搬送されてくるだろう」「全員でこの事態について話し合わなければならない」と述べる
■追加点：この時間帯がシナリオの鍵となる。チームが立て直され，起きたことに対してデブリーフィングを行い，つぎに搬送されてくる患者の受け入れ準備をすることに焦点をあてる

> **クリティカル・アクション**
> - チームデブリーフィングを行う

シナリオ進行 4：最後のアクション

デブリーフィングが行われていなければ，チームリーダーはこの症例ではどのようにデブリーフィングするかということをきちんと述べなければならない

9　画像と血液検査など

なし

10　参考文献

American Heart Association and American Academy of Pediatrics. 2005 American Heart Association (AHA) guidelines for cardiopulmonary resuscitation (CPR) and emergency cardiovascular care (ECC) of pediatric and neonatal patients: pediatric basic life support. *Pediatrics* 2006; 117: e989–e1004.

Cole E, Crichton N. The culture of a trauma team in relation to human factors. *J Clin Nurs* 2006; 15:1257–1266.

Hunziker S, Johansson AC, Tschan F, et al. Teamwork and leadership in cardiopulmonary resuscitation. *J Am Coll Cardiol* 2011; 57:2381–2388.

Norris EM, Lockey AS. Human factors in resuscitation teaching. *Resuscitation* 2012; 83:423–427.

Wampler DA, Collett L, Manifold CA, Velasquez C, McMullan JT. Cardiac arrest survival is rare without prehospital return of spontaneous circulation. *Prehosp Emerg Care* 2012; 16:451–455.

ケース36
乳児虐待と医療従事者の怒り

Michael Falk

1	シナリオ概要

「子どもの元気がない」とのことで，生後10カ月の乳児（男児）が母親によってERにつれてこられた。男児は2日前から上気道感染の症状と発熱があり，昨晩からはずっと寝ていて食事もあまりとらず，6時間ぐらい排泄がない状態である。父親は母親が働いている夜間に患児の世話をしており，日中は働いている。母親が帰宅すると，子どもが元気ないことに気づいた。彼女はアセトアミノフェンを投与して，何とか食べさせようとしたが，最終的にERにつれてきた。患児は「活気がなく」，診察や疼痛刺激に対しても弱々しい反応しかしない。頻脈で，毛細血管再充満時間は遅延（3～4秒）し，末梢の脈拍触知は微弱である。腹臥位にして診察すると，背中とお尻に打撲痕がある。

一連の診察の途中で，看護師の1名が幼児虐待に対し「逆上」してきた。最初のうち，彼女は無関心で，母親ともコミュニケーションをとっていなかった。しかし，父親がやってきて，虐待を行っていたことがわかると，彼女は父親に対して敵意をむきだしにし，ついには父親とけんかをはじめ激しい口論になる。

2	教育目標/論点

臨床的治療
- ■「活気のない」患児の認識と鑑別診断
- ■乳児虐待による頭部外傷に起因する意識レベル低下の認識
- ■乳児の不安定な気道の確保と安定化
- ■小児/乳児虐待に対する適切な評価とコンサルテーション

コミュニケーションとチームワーク
- ■逆上して/怒っているチームのメンバーをコントロールして対応する
- ■小児/乳児虐待が疑われる患児の両親とコミュニケーションをとる

3	準備物品

- ■乳児のマネキン：乳児には「おくるみ」を着させる。チームはパジャマを脱がせる必要がある
- ■生後10カ月の乳児の蘇生に適切な気道と輸液関連器具
- ■ERに子どもをつれてくるのに適切な親の服装（普段着，気をてらわない格好など）

4	ムラージュ

乳児マネキンの背部と臀部に，新旧や色調がさまざまな打撲痕のムラージュを施す

5 画像と血液検査

- X線写真15：肋骨骨折を伴った小児虐待のX線写真（気管挿管後）
- CT7：小児の硬膜下血腫

6 登場人物（シナリオ協力者）とその役割

- 患児：マネキン
- 看護師：女性である．当初は協力的で適切な対応をする．小児/乳児虐待であることが明らかになると，「寡黙になり」「激怒する」ようになる．父親の関与が明らかになると，彼女は明らかに父親に敵意をむきだしにして，父親が否定を続けると最後には彼に「怒鳴りだす」
- コンサルテーション：PICU指導医および小児/家族対応チームまたは社会福祉担当者は，電話で対応可能
- 母親：非常に逆上しているが適切な対応ができる．最初に虐待が疑われたとき，彼女はぞっとして，とても心配になってくる．もし質問されたら，子どもはまだ一人歩きはしておらず，2～3回立ち上がろうとしているくらいと回答する
- 父親：虐待が判明して3分経過してから登場する．彼は黙っており，質問されても，どうして打撲痕がそんなところにできたのか見当もつかないとしらばっくれている．さらに責め立てられると，「歩きはじめようとして何度も転んだからだ」などといい訳をする（即座に母親は「私はまだ歩いたのをみたことがない」という）

7 クリティカル・アクション

- 「活気のない」乳児/幼児を認識して評価する
- 頭部外傷が疑われる乳児/小児の気道を管理する
- 幼児虐待の疑いを認識して評価する
- 怒りで手がつけられないチームメンバーをコントロールする
- 虐待が疑われる患児の両親とコミュニケーションをとる

8 時間経過

開始時点（時間0分）

バイタルサイン：BP 76/46 mmHg，HR 178回/分，RR 32回/分，SpO$_2$ 98%（room air），BT 38.3℃，心電図（洞性頻脈）

- 来院時現症のまとめ：「活気のない」状態で，診察や疼痛刺激に対して弱々しい反応しかしない生後10カ月の乳児．2日前から上気道感染の症状があり，母親が仕事から帰宅して子どもの状態がよくないことに気づく
- 初期治療：連続測定可能なパルスオキシメーターとBPが測定可能なモニターを装着する
  - ▶乳児用のGCSスコアを含めた徹底的な全身診察
  - ▶末梢静脈路を確保して輸液を開始する
- 身体所見
  - ▶概要：乳児はストレッチャーのうえに横たわり，おくるみ着せられている．泣いてはいない．疼痛刺激に対しては弱々しく反応し，逃避して泣く
  - ▶頭頸部：瞳孔左右差なし，正円，対光反射正常．軽度の鼻閉あり，両側鼓膜とも正常
    - ▶肺：両側ともラ音，喘鳴，類鼾音なし，軽度頻呼吸

▶心臓：頻脈，雑音やⅢ音/Ⅳ音なし．毛細血管再充満時間4秒，脈の触知は微弱
▶腹部：軟，圧痛なし，膨隆なし，腸管蠕動音なし，腫瘤なし
▶四肢：左右差なし
▶神経：疼痛刺激に対してゆっくり開眼〔開眼反応（E 2点）〕，疼痛に対して弱々しい泣き声〔言語的反応（V 3点）〕，疼痛刺激に対して逃避〔運動反応（M 4点）〕．GCS 9点
▶皮膚：背部と臀部に打撲傷（色調は新しい外傷）

■母親：非常に逆上しているが協力的．問題なく病歴を伝えるなど，チームに対して協力的
■看護師：協力的で有能なチームのメンバーである

> クリティカル・アクション
> - 患児のおくるみを脱がせる
> - 母親から病歴を聴取する
> - 輸液路を確保する

シナリオ進行1：2分後

バイタルサイン：到着時と同様
■変化なし
■チームは20 mL/kgの輸液の必要性を認識して開始する
▶輸液が行われた場合，HRとBPは改善する
▶HRを正常化させるためにはさらなる輸液が必要となる
■頭部外傷を伴うGCS 9点の乳児に対する確実な気道確保の必要性を認識する．気道を確保するか，迅速気管挿管を行う
■背部の打撲痕とその原因を認識し，母親と話し合う
■血液検査：利用できるものはない
■画像検査：利用できるものはない
■母親：背部の打撲痕を指摘されると非常に困惑する．彼女はどうしてそれができたのか知らない．彼女は夜間に働いており，昼間に働いているボーイフレンドが夜間に患児の面倒をみている
■看護師：背部の打撲痕に困惑する．しかし，この時点では特に目立った行動はしない

> クリティカル・アクション
> - 重症な乳児であることを認識する
> - 輸液を負荷する
> - 気道管理を行う

シナリオ進行2：4分後

バイタルサイン：BP 91/57 mmHg，HR 156回/分，RR 32回/分，SpO$_2$ 100%（非再呼吸式マスク換気）
■確実な気道確保の準備と実施．10カ月の乳児に適切な薬物で迅速気管挿管を行う
▶アトロピン投与を考慮
▶気道が確保されたら，少なくとも2つの方法で気管チューブの位置を確認（1つはEtco$_2$であるべき）して，胸部X線写真を撮影する
■1回目の輸液負荷でBPが正常化したならば，2回目の負荷は10〜20 mL/kgで行う
▶もし1回目の輸液負荷が10 mL/kgであるならば，BPとHRは改善するが，正常化はしない
■父親：気道の確保中あるいは確保後に登場する
■画像検査：気道確保後に画像〔X線写真15：肋骨骨折を伴った小児虐待のX線写真（気管挿管後）〕を供覧する．背部の肋骨が骨折していることに気がつく．チームが気づかない場合は，シナリオ責任者の裁

量で呼ばれた放射線科医が現れる
- ■父親：赤ん坊は昨日よく泣いて，あまり食べなかったと話しだす。オムツ内の排泄はほとんどなく，一晩中泣いていたため彼はずっと起きていたという。しかし，いつ泣き止んだのか，より詳細を確認すると曖昧にしか答えない。打撲痕について聞くと，子どもが歩きだして転んだからだといい訳をする
- ■母親：父親が質問されているあいだ黙って聞いているが，子どもが歩きだしたと聞くと黙っていられなくなる
- ■看護師：歩きだしたといったことで母親が父親に当惑しだすと，怒りに満ちて，しだいに父親に敵意をむきだしにする。彼女は父親に乱暴な言葉で罵りだす（「どうして子どもを傷つけることができるの？」などと誰もがいいたくなるようなことをすべて言ってしまうが，これはよくない）。そして，チームメンバーに制止されるまで現場を混乱させる

> **クリティカル・アクション**
> - 虐待についてたずねる
> - 気管挿管する
> - 怒れる看護師に対応する
> - 父親に対応する

シナリオ進行3：最後のアクション

バイタルサイン：BP 94/61 mmHg，HR 143回/分，呼吸状態は人工呼吸管理下，SpO_2 100%（100%酸素投与下）

- ■チーム
  - ▶頭部CT検査と骨折の検索の必要性を認識する
  - ▶小児/家族対応チームまたは社会福祉担当者に連絡する
  - ▶PICU指導医に引き継ぐ：まだ依頼していないのであれば，明朝の眼科診察の予約を指示する
- ■母親：父親に対して激怒し会話をしようとしない。つぎは何が起こるのかチームに聞く
- ■看護師：チームメンバーの介入によって落ち着きを取り戻しているか，冷静になるように諭されている。このような症例の取り扱いには問題があることを認識しており，あまりに多くの経験をしてきている
- ■父親：コミュニケーションをとらないが，問題を起こすようなことはしない
- ■診療方針：PICUへ入室させる

9　画像と血液検査など

このシナリオでは提示すべきものがおもに2つある。それは，視覚効果と画像である
- ■視覚効果：背部の打撲痕。チームは全身を観察するために患児を腹臥位にしなければならない。もし実施しなければ，看護師がそうするように提案する。まだ歩行やその他の活動ができない乳児の打撲痕は虐待の可能性が高い（非常に特徴的な所見であるという専門家もいる）
- ■X線写真15：肋骨骨折を伴った小児虐待のX線写真（気管挿管後）。強い受傷機転か，その既往がない限り，健康な乳児が肋骨骨折をすることはない。唯一の原因は虐待である
- ■CT7：小児の硬膜下血腫。時間的余裕がある場合，小児の硬膜下血腫を呈するCT7を供覧する

10　参考文献

Preer G, Sorrentino D, Newton, AW. Child abuse pediatrics: prevention, evaluation, and treatment. *Curr Opin Pediatr* 2012; 24:266–273.

Squier W. The "shaken baby" syndrome: pathology and mechanisms. *Acta Neuropathol* 2011; 122:519–542.

ケース 37
飲んだくれ親父と育児放棄

Yuemi An-Grogan and David Salzman

1	**シナリオ概要**
	既往歴が不明の5歳の子どもが乗りものの順番を待っている間に，階段から転落したところを目撃されてテーマパークの救護室につれてこられた。子どもは比較的元気そうだが，泣いている（後に骨折の可能性があることが判明する）。酔っ払った子どもの父親が従業員に怒鳴っていたため，警察官が現場に呼ばれた。他に家族は見あたらない。この状況は社会的な問題（飲んだくれ親父と育児放棄された子ども）への対応が必要となる。子どもの母親の行方はわからず，そもそも母親が関与しているのかどうかや，父親が法的な親権を有しているのかさえも不明である。 　このシナリオは参加者の目的や裁量によって解釈を変えたり，修正することができる。
2	**教育目標/論点**
	臨床的治療 ■飲んだくれ親父への対応 ■整形外科的外傷の可能性がある小児の治療 **コミュニケーションとチームワーク** ■育児放棄の可能性のある小児に対して，児童相談所や社会福祉事務所などの公的機関を関与させる ■酔っ払った保護者と怪我した子どもに対し，処遇を検討し，必要とされる資源を最大限に活用（リソースマネジメント*）して対処する ［*訳注：危機管理やトラブル対応に対する対処の方法を指す］
3	**準備物品**
	子ども用のおもちゃ，包帯，できれば三角巾，空の酒瓶，普段着，警察官の制服（任意で追加）
4	**ムラージュ**
	■成人：薄汚れた格好（ボロボロの乱れた衣服で酒瓶の入った紙袋を持つなど，アルコール依存症を想起させる服装） ■小児：泣いており，右肘と右前腕に擦過創がある
5	**画像と血液検査**
	X線写真16：（小児の）肘関節X線写真

6　登場人物（シナリオ協力者）とその役割

- 飲んだくれ親父：ふらついており，やや攻撃的でチームに非協力的である
- テーマパークの従業員：患児をつれてくる
- 患児：4～5歳くらいの子ども。マネキン，もしくは可能であれば実際の子ども
- 看護師
- 警察官（父親をつれてくる）：もし俳優や衣装に余裕があれば登場する。いなくても可
- 近隣病院のER医師：音声のみ

7　クリティカル・アクション

- 負傷した上肢を固定する
- 児童相談所や社会福祉事務所などに連絡する
- 必要とされる資源を最大限に活用して（リソースマネジメント），飲んだくれ親父に対応する

8　時間経過

開始時点（時間0～2分後）

到着時のバイタルサイン：BP 90/46 mmHg，HR 115回/分，RR 12回/分，SpO_2 97%（room air），発熱なし，心電図（モニターなし）

- 初診時現症のまとめ：5歳の小児が右肘を抱えて泣いており，テーマパークの従業員につれてこられる
- 初期治療：なし
- 身体所見
    - 気道：開通
    - 呼吸：両側呼吸音異常なし
    - 循環：末梢動脈は触知可能
    - 意識：GCS 15点
    - 頭頸部：頭部外傷なし
    - 心臓：異常所見なし
    - 胸部：両側呼吸音異常なし
    - 腹部：異常なし
    - 骨盤：異常なし
    - 四肢：右上肢以外の四肢の可動は良好。右前腕から肘にかけて擦過創，皮下出血，腫脹があり，診察時に痛がって泣く
    - 背部：外傷なし
- テーマパーク従業員：子どもをつれてくる（「脚本の一例」を後で示す）

> **クリティカル・アクション**
> - 患児の上肢を評価する

シナリオ進行1：5分後

- 父親：警察官またはテーマパークの従業員につれてこられる（患者としてではない）。攻撃的な態度で救護室スタッフに怒鳴りちらし，泣いている子どもを無視する
- 血液検査：利用できるものはない

■画像検査：利用できるものはない
■看護師：子どもの手当をしている
■警察官またはテーマパークの従業員：父親を落ち着かせ，問いただそうとする

脚本の一例

テーマパークの従業員：「この子は乗りものの順番待ちをしていて，どうやら階段から転落してしまったようです。おそらく頭は打っていなくて，横から落ちたのだと思います。そばに酔っ払った男性がいて，あたりかまわずに怒鳴っていたので警察が呼ばれました。その男性が父親かどうかはよくわかりません」

チームメンバー（子どもに向かって）：こんにちは。お名前は？
患児：Bobby（すすり泣きしながら）
チームメンバー：どこか痛いところある？
患児：腕が痛い（肘を指差す）
チームメンバー：お父さんかお母さんはどこかな？
患児：返事はなく，ますます大きな声で泣く

父親がつれてこられる
警察官またはテーマパークの従業員：「こんにちは。この男がこの子の父親だといっています。どうも酔っ払っているようで，周りには他に家族らしき人がいなくてね。また別の出動要請が入ったので，すぐに向かわなければならないんだけど，必要があったらまた呼んでください。後でようすをみに来ますので」
父親から子どもに：「泣くな！　赤ん坊じゃあるまいし！」

> **クリティカル・アクション**
> ・三角巾/副木で固定する
> ・X線撮影をオーダーする

シナリオ進行2：5〜6分後

バイタルサイン：変化なし
■身体所見/病態の変化：なし
■血液検査：利用できるものはない
■画像検査：肘のX線写真を供覧
　▶X線写真上は骨折像は認められないが，患児は痛がって泣き続ける
　▶チームは包帯/三角巾で固定を行う
■追加点：なし

シナリオ進行3：最後のアクション（6〜8分後）

バイタルサイン：変化なし
■身体所見の変化：なし
■看護師1：チームがまだ社会福祉機関に連絡をとっていなければ，「この子はどうします？　酔っ払った父親と一緒に帰すわけにはいかないですよね。社会福祉士に連絡しましょうか？」と提案する。また「ERにも紹介しましょうか？」
■診療方針：チームは児童相談所や社会福祉事務所に連絡して，近隣病院のERへの転院準備をする

> **クリティカル・アクション**
> - 社会福祉機関へ連絡する
> - 転院の準備を行う

9 画像と血液検査など

■X 線写真 16：（小児の）肘関節 X 線写真

10 参考文献

Berkowitz CD. Child abuse and neglect. In Tintinalli JE, Stapczynski JS, Cline DM et al. eds. *Tintinalli's Emergency Medicine: A Comprehensive Study Guide*, 7th edn. New York: McGraw-Hill, 2011, Ch. 290.

Horowitz JR. Pediatric orthopedic emergencies. In Adams JG ed. *Emergency Medicine Clinical Essentials*, 2nd edn. Philadelphia, PA: Elsevier-Saunders, 2012, Ch. 25.

PartⅡ：SimWars シナリオ集

Section 8： 中毒にかかわるケース

ке─ス 38
ボディーパッカー

Jessica Hernandez, Brandon J. Godbout and Michael Smith

1 シナリオ概要

空港で痙攣した患者が救急搬送される。原因はコカイン中毒による高血圧緊急症である。患者はコカインの「ボディーパッカー(違法薬物を入れたコンドームを飲み込んだ運び屋)」である。チームはコカイン中毒を認識して，患者の薬物過量摂取，興奮・痙攣の治療，家族との連絡をしなければならない。

　これは，ハイブリッドシミュレーションであり，はじめは患者が俳優でシナリオが始まるが，患者が暴れて痙攣するころからマネキンに交替する。

2 教育目標/論点

臨床的治療
- ABCDEアプローチによる評価を行う。すべてのバイタルサインを収集する
- 迅速血糖測定や心電図などを含む，意識障害を呈する患者への検査を実施する
- 患者がボディーパッカーであると認識して治療を行う
- コカイン過量摂取による高血圧緊急症であることを認識して治療する

コミュニケーションとチームワーク
- 通訳をとおして家族とコミュニケーションをとる
- チームでよりよいコミュニケーションをとる
- 中毒学指導医とコミュニケーションをとる

3 準備物品

- 白い物質(ベビーパウダーや小麦粉)で満たしたコンドーム1つ
- 経鼻胃管
- 汗に見立てた水をマネキンに吹きかけるために水を満たしたスプレー
- 気道管理器具：非侵襲的気道管理器具，気管挿管セット
- 輸液セット
- 薬物の名前が書かれたシリンジ

4 ムラージュ

- 患者を演じる俳優に汗をかかせる(スプレーで水を吹きかける)
- 汗(水)を吹きかけたマネキン
- 白い物質を入れたコンドームをしっかり縛って，マネキンの直腸に挿入する

■ガールフレンドを演じる俳優は，みた目でわかる妊婦にする（おなかの周りにシーツや枕を巻いて大きなおなかをつくる）

5　画像と血液検査

■心電図14：wide QRS
■X線写真3：気管挿管された成人男性の正常胸部X線写真
■X線写真25：腸管拡張とコカイン入りコンドームの陰影を呈する腹部X線写真
■オーダーがあれば提供する検査結果
▶迅速血糖 80 mg/dL
▶軽度の白血球増加を呈する血算結果
▶急性腎障害を示唆するBUN/クレアチニン比高値の生化学検査の結果

6　登場人物（シナリオ協力者）とその役割

■患者：ハイブリッドケースで，はじめ攻撃的でもうろうとした患者を俳優が演じ，反応がなくなった時点でマネキンに交代する
■看護師：チームの診療方針に対して協力的。チームがボディーパッカーだと気づかなければ，直腸内のコンドームに気づくように仕向ける
■妊娠中のガールフレンド：協力的だが，スペイン語しか話せない。通訳を使ってコミュニケーションをとろうとすると，彼女は患者が違法薬物の運び屋をしていることを伝える
■通訳者：協力的で，ガールフレンドとチームのコミュニケーションの橋渡しする
■中毒学指導医へのコンサルテーション：協力的で治療のために有用な提言をする

7　クリティカル・アクション

■ABCDEアプローチで評価を行う
■ベッドサイドで実施可能な検査を含む，意識障害を呈する患者への検査を開始する
■ボディーパッカーであることを認識して，コカイン大量摂取による高血圧緊急症であることを診断する
■ベンゾジアゼピン系薬による痙攣治療を行う
■侵襲的な気道確保を行う
■コカイン大量摂取患者/ボディーパッカーに対し，炭酸水素ナトリウム投与，全腸洗浄，中毒学指導医にコンサルテーション，外科的治療の可能性について検討する
■コカイン大量摂取による高血圧症の治療を開始する。非競合的アドレナリン作動性の有害症状を回避する
■チーム内，ガールフレンド，通訳者，中毒学指導医との適切なコミュニケーションを示す

8　時間経過

開始時点（時間0分）

バイタルサイン：BP 220/110 mmHg, HR 145回/分（洞性）, RR 30回/分, SpO$_2$ 95％（room air）, BT 100.3°F（37.9℃）
■来院時現症のまとめ：痙攣後にあまり反応がなくなった男性が救急隊によりストレッチャーで救急搬送された。ストレッチャーから降りようとしている。救急隊は「男性は，空港で痙攣して意識レベルが低下しており，われわれの現着時は攻撃的でした」と報告する

- ■初期治療：反応と ABC の評価をする。患者がストレッチャーから降りないようにする
- ■身体所見
    - ▶概要：自発開眼あり，興奮気味，熱っぽく発汗著明
    - ▶頭頸部：瞳孔 6 mm で散大，左右差なし，対光反射あり（俳優が演じている間は，対光反射は検査しない）
    - ▶頸部：軟，髄膜刺激症状なし
    - ▶胸部：両側呼吸音異常なし，正常
    - ▶心臓：Ⅰ音/Ⅱ音正常，整，頻脈
    - ▶腹部：腸管蠕動音減弱，軟，圧痛なし，膨隆なし
    - ▶皮膚：打撲痕なし，斑状出血なし，外傷なし，熱っぽい
    - ▶四肢：外傷なし
    - ▶神経：巣症状なし，ときどき開眼する，ろれつのまわらない混乱したしゃべり方（スペイン語），ぎこちなく腕をぶらぶらさせ命令に従わない，固縮はない
- ■ガールフレンド：開始時点では登場せず

> **クリティカル・アクション**
> - ABC を評価する
> - 病歴を聴取する（救急隊から）
> - 身体所見をとる
> - 静脈路を確保する

シナリオ進行 1：1 分後

バイタルサイン：BP 230/120 mmHg，HR 148 回/分（洞性），RR 35 回/分，SpO$_2$ 95%（room air），BT 100.3°F（37.9°C）
- ■身体所見の変化：興奮が増悪，混乱して攻撃的
- ■血液検査：血糖 80 mg/dL（ベッドサイド迅速検査）
- ■画像検査：心電図モニターを装着すると，洞性頻脈，下側壁の ST 低下，wide QRS（130 msec）
- ■ガールフレンド：何が起こっているか聞く。「私はこれが悪いことだとわかっています」と通訳者がくるまでスペイン語で繰り返す。何が悪いことかと聞かれると「薬を飲み込むこと」とだけ答える

> **クリティカル・アクション**
> - 患者を抑制して鎮静する
> - ガールフレンドから病歴を聴取する（通訳者を介して）
> - 血糖値を確認する
> - モニターを装着する
> - 心電図を検査する
> - 静脈輸液と酸素を投与する

シナリオ進行 2：3 分後（患者は痙攣する）

バイタルサイン：BP 250/130 mmHg，HR 150 回/分（洞性），RR 40 回/分，SpO$_2$ 99%（酸素投与下），BT 100.5°F（38.1°C）
- ■身体所見の変化/病態：患者は怒鳴りはじめた後に突然の強直性間代性痙攣を発症する（直前にどのような鎮静化をしていたとしても）

俳優が退場し，マネキンに交替する

- ■ベンゾジアゼピン系薬投与にもかかわらず痙攣は継続，繰り返し投与したことで低酸素になったため，緊急の気道管理とプロポフォールまたはベンゾジアゼピン系薬の持続点滴が必要になる

■画像検査：X線写真3（気管挿管された成人男性の正常胸部X線写真）
■ガールフレンド：泣きだしてヒステリックになる

> **クリティカル・アクション**
> - バイタルサインの増悪と交感神経作用薬中毒症候群を認識しなければならない
> - 痙攣発作に対し，ベンゾジアゼピン系薬の静注を行う
> - 気道保護を行う
> - 緊急検査を要求する
> - 気管挿管後，プロポフォールまたはベンゾジアゼピン系薬の点滴開始
> - 脳波モニタリングのために神経内科にコンサルテーション

シナリオ進行3：6分後（気管挿管後の管理）

バイタルサイン：BP 240/120 mmHg，HR 135回/分（洞性），呼吸状態は人工呼吸管理下，SpO_2 100%（人工呼吸管理下），BT 100.5°F（38.1℃），心電図（wide QRS）

■身体所見/病態の変化
　▶気管挿管されて鎮静されている
　▶心電図14：（さらに拡大した）wide QRS（150 msec）

■血液検査
　▶軽度の白血球増加を伴った血算結果
　▶急性腎障害を示唆するBUN/クレアチニン比高値を含む生化学検査の結果

■腹部X線写真は，小腸内にあるコンドームと小腸拡張を示している
■炭酸水素ナトリウムをwide QRS治療のために投与する
■中毒学指導医：ポリエチレングリコールによる全腸洗浄を勧奨する（経鼻胃管を用いる）
■ガールフレンド：チームがこの時点でボディーパッキングに気づいていなければ，自発的に「その（X線上の）影は，彼が飲んだ薬に違いない」とスペイン語でいう

> **クリティカル・アクション**
> - ボディーパッキングの事実を確認して，コカイン大量摂取を認識する
> - 腹部X線写真を撮影する
> - wide QRSに対して炭酸水素ナトリウム（1〜2 mEq/kg）を速やかに投与する
> - 全腸洗浄を開始する
> - 中毒学指導医にコンサルトする

シナリオ進行4：最後のアクション（患者が蘇生される）

バイタルサイン：BP 198/100 mmHg，HR 120回/分（洞性），呼吸状態は人工呼吸管理下，SpO_2 100%（人工呼吸管理下），BT 100.5°F（38.1℃）

■身体所見の変化：適切な治療で改善する
■適切なBP管理を開始する
　▶β遮断薬の投与によって，無脈性心室頻拍に陥る
　▶速やかな除細動によって自己心拍が再開し患者は回復する
■外科チーム：コンサルテーションを受け，手術室へ患者を入室させるように指示する
■ガールフレンドと外科的治療について話し合う
■診療方針：手術室に入室させる

> **クリティカル・アクション**
> - QRS が正常化するまで重炭酸水素ナトリウムを持続投与する
> - BP コントロールを開始(非競合的α作動薬の投与を避ける)
> - 破裂したボディーパック(コンドーム)を摘出するために外科医にコンサルトする
> - ガールフレンドと外科的治療に関して話し合う(通訳者を介して)
> - 手術室に入室させる

9 画像と血液検査など

■心電図 14:wide QRS
■X 線写真 3:気管挿管された成人男性の正常胸部 X 線写真
■X 線写真 25:腸管拡張とコカイン入りコンドームの陰影を呈する腹部 X 線写真

10 参考文献

Mandava N, Chang RS, Wang JH et al. Establishment of a definitive protocol for the diagnosis and management of body packers (drug mules). *Emerg Med J* 2011; 28:98-101.

McCarron MM, Wood JD. The cocaine "body packer" syndrome. Diagnosis and treatment. *JAMA* 1983; 250:1417-1420.

ケース39
一酸化炭素中毒による意識障害を呈する多数傷病者

Jessica Hernandez, Brandon J. Godbout and Michael Falk

| 1 | シナリオ概要 |

地震後の3日間にわたって停電していたカリフォルニア州北部の郊外において，2名の家族(36歳の女性と6カ月の女児)が自宅にいた。母親の兄弟がようすをみにきて彼女が倒れているところを発見したため，119番通報をした。彼女は救急隊によって病院に搬送された。病院到着時，彼女は積極的蘇生が必要な重篤な病態を呈していた。女児は後から到着しており，意識はなかったが病態は安定していた。チームは一酸化炭素中毒を認識して治療しなければならない。母親は電力を得るためにガソリン駆動の非常用電源を使用していた。一酸化炭素中毒の原因となっている発電機について，最初はチームに情報が知らされていない。

これは成人と小児のマネキンを必要とする複数患者のシナリオである。

| 2 | 教育目標/論点 |

臨床的治療
- 複数患者に対して効率的に診療する
- ABCDEの安定化。すべてのバイタルサインを確認する
- 血糖，心電図，動脈血ガス分析など，ベッドサイドで実施可能な検査を含め，意識障害の患者に対する適切な精密検査を開始する
- 一酸化炭素中毒を認識する
- 一酸化炭素中度を治療する

コミュニケーションとチームワーク
- 救急隊員，家族，専門医と効果のあるコミュニケーションをとる

| 3 | 準備物品 |

- 乳児に対するムラージュ
- 女性用衣服

| 4 | ムラージュ |

- 婦人服を着た成人女性マネキン
- オムツを着用した乳児マネキンと「斑状皮膚」のムラージュ

| 5 | 画像と血液検査 |

オーダーがあった場合にのみ提示する

母親

- 心電図1：洞性頻脈
- X線写真24：非心原性肺水腫を呈する胸部X線写真
- CT11：小脳，淡蒼球，尾状核に対称性低吸収域を呈する一酸化炭素中毒の頭部CT
- 血液検査：簡易薬物スクリーニング検査，血算，BUN/クレアチニン比，心筋マーカー，動脈血ガス分析
- COオキシメトリ（看護師が機器をみつけるのに時間を要する）：34％

乳児

- 心電図8：小児の（洞性）頻脈
- BUN/クレアチニン比の軽度上昇
- X線写真4：乳児の正常胸部X線写真
- 血液検査：血糖値，簡易薬物スクリーニング検査

| 6 | 登場人物（シナリオ協力者）とその役割 |

- 救急隊員：患者（母親）が病院に到着した際に搬送記録用紙を渡さなければならない。基本的に有能で協力的
- 看護師：有能ではないが協力的。チームから指示を受ける
- 母親の兄弟：乳児患者を病院に搬送して，発電機の使用に関する情報を伝える。基本的に協力的

| 7 | クリティカル・アクション |

- ABCDEの安定化
- 蘇生と安定化
- 意識障害に対する精密検査の実施
- 一酸化炭素中毒の認識
- 一酸化炭素中毒の治療（高流量酸素投与，高圧酸素療法）
- 適切なコミュニケーションとプロフェッショナルな技能を体現すること

| 8 | 時間経過 |

開始時点（時間0分）

母親

バイタルサイン：BP 90/60 mmHg，HR 135回/分，RR 22回/分，SpO_2 96％（非再呼吸式マスク換気），BT 37.0℃，心電図（洞性頻脈）

- 来院時現症のまとめ：自宅で発見されたGCS 9点〔開眼反応（E 2点），言語的反応（V 3点），運動反応（M 4点）〕の意識障害を呈する36歳の女性。うつ病の既往あり。救急隊の話では，発電機の騒音のために現場では家族から病歴を聴取することは困難であったよう。ただし，家族は病院に向かっている（救急隊は自宅に乳児が取り残されていたことを知らない）
- 救急隊員：「スクープ＆ラン」で搬送したと報告。発電機の騒音のために病歴聴取が困難であったと話す

■身体所見
　▶概要：正常発達の女性
　▶頭頸部：外傷なし，瞳孔左右差なし，対光反射は正常
　▶心臓：頻脈，整，雑音なし
　▶胸部：両側全体でラ音聴取
　▶腹部：軟，圧痛なし
　▶皮膚：蒼白で冷たい
　▶神経：GCS 9 点，局所的な神経学的欠落徴候なし
■看護師：チームの指示により蘇生を補助する

> **クリティカル・アクション**
> - ABC の評価
> - 静脈路の確保
> - 病歴聴取
> - 身体所見の確認
> - モニター装着

シナリオ進行 1：2 分後
母親

バイタルサイン：BP 90/60 mmHg，HR 140 回/分，RR 24 回/分，SpO_2 95%（非再呼吸式マスク換気）
■身体所見の変化：なし
■輸液が投与されて BP は改善
■チームが静脈路を確保して 50% グルコースを投与した場合に血糖値は改善するが，意識レベルはわずかに改善するのみ
■チームが気管挿管を試みた場合，SpO_2 は改善
■血液検査：血糖 66 mg/dL
■オーダーされれば画像検査は実施可能：心電図 1 で洞性頻脈を認める
■救急隊員：チームが指示しない限り帰署
■看護師：蘇生中はチームの指示によって診療を補助する．採血指示があった場合に血液をみて「これは動脈血ですか？　とても赤いですね」と話す

> **クリティカル・アクション**
> - 低血糖の認識と 50% グルコースによる治療
> - 血液検査のオーダー
> - 心電図検査の実施と判読の依頼
> - 胸部 X 線写真と頭部 CT 撮影のオーダー
> - 気管挿管を考慮
> - 輸液投与

シナリオ進行 2：4 分後
乳児

窓が割れた奥の部屋にいる乳児を発見した母親の兄弟によって搬送された．既往歴はないとのこと．嗜眠傾向

バイタルサイン：BP 72/54 mmHg，HR 155 回/分，RR 30 回/分，SpO_2 97%（room air），BT 37.4℃
■身体所見/病態
　▶概要：発達正常な女児

▶頭頸部：外傷なし，瞳孔左右差なし，対光反射は正常，大泉門は正常
▶心臓：頻脈，規則的なリズム，心雑音なし
▶胸部：呼吸音異常なし
▶腹部：軟，圧痛なし
▶皮膚：斑状皮膚
▶神経：嗜眠傾向，四肢を動かす

■酸素が投与されれば意識は改善する
■輸液が投与されればBPは改善する
■血液検査：血糖 66 mg/dL
■母親の兄弟：密室にいたため窓を壊さなければならなかったことを強調する。騒音を引き起こす発電機があり，ガソリンの臭いがしたことを繰り返し説明して，「彼女が使い方を知っていたかどうかはわからない」と話す

> **クリティカル・アクション**
> - ABCの評価
> - 静脈路/骨髄路を確保
> - モニター装着
> - 母親の兄弟とのコミュニケーション
> - 一酸化炭素中毒の認識
> - 血糖値の確認

シナリオ進行3：6分後

乳児
バイタルサイン：安定
■血液検査：特別にオーダーされた場合のみ実施可能
  ▶白血球の軽度増加
  ▶BUN/クレアチニン比の軽度上昇，CKの軽度上昇
  ▶簡易薬物スクリーニング検査は正常
  ▶血糖値は 66 mg/dL
  ▶COオキシメトリによるカルボキシヘモグロビン濃度は18%
  ▶酸素投与下の動脈血ガス分析：pH 7.4, $PaCO_2$ 35 mmHg, PaO_2 120 mmHg, SpO_2 98%（COオキシメトリによる補正なし）
■特別にオーダーされた場合のみ画像検査は実施可能：X線写真4（乳児の正常胸部X線写真）

母親
バイタルサイン
■▶気管挿管されればSpO_2とRRは改善
  ▶気管挿管されなければ患者の病態は増悪する
■血液検査：特別にオーダーされた場合のみ実施可能
  ▶白血球の軽度増加
  ▶BUN/クレアチニン比の上昇を伴った腎前性腎障害，CKの上昇
  ▶トロポニンTの上昇
  ▶COオキシメトリによるカルボキシヘモグロビン濃度は34%
  ▶簡易薬物スクリーニング検査は正常
  ▶酸素投与下の動脈血ガス分析：pH 7.36, $PaCO_2$ 33 mmHg, PaO_2 153 mmHg, SpO_2 99%（COオキシメ

トリによる補正なし）
■特別にオーダーされた場合のみ画像検査は実施可能
　▶X線写真24：非心原性肺水腫を呈する胸部X線写真
　▶CT11：小脳，淡蒼球，尾状核に対称性低吸収域を呈する一酸化炭素中毒の頭部CT

看護師
チームが一酸化炭素中毒を認識しなかった場合，「発電機による一酸化炭素中毒は考えられないですか？」と進言する

> **クリティカル・アクション**
> - 一酸化炭素中毒に対して100％酸素投与
> - 中毒学指導医へのコンサルテーション
> - 高圧酸素療法を考慮

シナリオ進行4：最後のアクション
■2名とも十分に蘇生された場合，バイタルサインは安定する
■母親の兄弟：病状の推移について聞きたがっている
■決断
　▶母親をICUに入室
　▶乳児をPICUに入室
　▶高圧酸素療法について考慮

> **クリティカル・アクション**
> - 診療方針について，母親の兄弟と話をする
> - 高圧酸素療法が可能な施設への転院を考慮する
> - ICUへの入室を考慮する

9　画像と血液検査など

■心電図1：洞性頻脈
■X線写真24：（成人の）非心原性肺水腫を呈する胸部X線写真
■X線写真4：乳児の正常胸部X線写真
■CT11：小脳，淡蒼球，尾状核に対称性低吸収域を呈する一酸化炭素中毒の頭部CT
■心電図8：小児の頻脈
■母親の血液検査
　▶簡易薬物スクリーニング検査は正常
　▶白血球の軽度増加
　▶BUN/クレアチニン比の上昇を伴った腎前性腎障害
　▶CKの上昇
　▶トロポニンTの上昇
　▶血糖 66 mg/dL
　▶COオキシメトリによるカルボキシヘモグロビン濃度は34％（看護師が機器をみつけるのに時間を要する）
　▶酸素投与下の動脈血ガス分析：pH 7.36，$PaCO_2$ 33 mmHg，PaO_2 153 mmHg，SpO_2 97％
■乳児の血液検査

- ▶血糖 66 mg/dL
- ▶簡易薬物スクリーニング検査は正常
- ▶白血球の軽度増加
- ▶BUN/クレアチニン比の軽度上昇，CK の軽度上昇
- ▶CO オキシメトリによるカルボキシヘモグロビン濃度は 18%
- ▶酸素投与下の動脈血ガス分析：pH 7.4, $PaCO_2$ 35 mmHg, PaO_2 120 mmHg, SpO_2 98%（CO オキシメトリによる補正なし）

10 参考文献

Weaver LK, Hopkins RO, Chan KJ, et al. Hyperbaric oxygen for acute carbon monoxide poisoning. *N Engl J Med* 2002; 347:1057-1067.

Weaver LK, Valentine KJ, Hopkins RO. Carbon monoxide poisoning: risk factors for cognitive sequelae and the role of hyperbaric oxygen. *Am J Respir Crit Care Med* 2007; 176:491-497.

ケース 40
化学災害/コミュニケーションが困難な除染活動

Jared M. Kutzin

1　シナリオ概要

救急隊が搬送している患者の受け入れのために，ER の除染チームが招集されている。救急隊は「詳細不詳の救急事案」に対してアパートに向かっていた。現着時，疼痛刺激にのみ反応する 20 歳の男性を発見した。彼の意識レベルは改善してきたが興奮状態にあったため，救急隊は迅速に病態を評価，現場から救出し搬送を開始した。患者の部屋にはわずかな家具（ソファー，マットレス，テーブル，折りたたみ椅子と古いテレビ）とさまざまな化学物質があった。警察，消防，化学災害対応チームに連絡がなされ，現場で迅速な除染がなされた。原因物質が不明なうえに患者が重篤な状態であるため，すぐに二次除染を行うために病院に搬送された。病院到着時，患者の呼吸は促迫，呼び掛けに反応あり，流涙，皮膚に水疱を伴った壊死性潰瘍，胸部・頸部・上肢に紅斑が認められた。この時点で患者は興奮状態にあり，不快感を訴えていた。診察時，患者の呼吸・循環状態は気管挿管が必要とされるほど病態が増悪していた。

　このシナリオでは，化学災害対応チームは防護服を着用し，無線を腰にかけてインカムを耳に装着しなければならない。サイレンの音と「現場」の騒音は無線を通じて聞こえてくる。場合によっては，無線を通じて送信される関係機関の出動情報が有用なこともある。無線を使用する目的は2つある。第1にコミュニケーションに関する負荷をかけること。第2に原因物質に関する情報を提供することである。

2　教育目標/論点

臨床的治療
- 原因物質として糜爛剤を認識する
- 迅速に効果を発現する拮抗薬が存在しないことを理解する
- 適切な支持療法（気管支拡張薬，気管挿管）で対応する
- 防護服を着用した状態での治療方法について工夫する（例：防護グローブを着用した状態での気管挿管のチャレンジや薬物投与）

コミュニケーションとチームワーク
- 防護服を着用した状態でのコミュニケーションの困難性を認識する
- 防護服を着用した状態でのコミュニケーションについて工夫する

3　準備物品

- 救急カート（通常タイプ），除細動器，気道管理セット
- 薬物：利尿薬，アルブテロール，気管支拡張薬，N-アセチルシステイン
- チームメンバー用のインカム無線機

	■サイレンと無線通信内容
4	**ムラージュ**

壊死部位に紅斑（赤色）を呈する水疱/糜爛でムラージュされたマネキンを用いる。可能であれば，触れたときに白色になるようにする。水疱部分は瘙痒感（痒み）があり，他の部位は蕁麻疹（瘙痒疹）に類似している

5	**画像と血液検査**

なし

6	**登場人物（シナリオ協力者）とその役割**

■マネキンと音声のみ

7	**クリティカル・アクション**

■原因物質として糜爛剤を認識する
■患者の衣服を完全に脱がす
■（可能であれば）水的除染する
■気道確保のために気管挿管する

8	**時間経過**

開始時点〔時間 0 分（チームはすでに防護服を着用している）〕

バイタルサイン：BP 110/55 mmHg，HR 120 回/分，RR 30 回/分，SpO$_2$ 95％（room air），BT 36.2℃，心電図（洞性頻脈）

■来院時現症のまとめ：患者は露出部位（上肢と胸部）の著明な疼痛を訴えつつ救急隊（一次救命処置を実施）に搬送される。患者は興奮状態にあり，咳嗽と悪心を伴った息切れを訴えている。救急隊は非再呼吸式マスク換気で 15 L/分の酸素を投与。救急隊は病院の除染チームには限られた情報しか提供しない。当初，患者は疼痛刺激にしか反応しなかった。現場から救出して搬送を開始すると徐々に意識レベルは改善してきたが興奮状態にあった。部屋には家具はほとんどなく，患者の周囲には化学物質が散乱していた。他にも傷病者がいるため，救急隊は現場支援のために呼び戻された

■初期治療：静脈路の確保，心電図モニター（洞性頻脈を呈する），現場で一次除染は実施済み

■身体所見
　▶概要：意識清明，疼痛のために興奮状態
　▶頭頸部：紅斑，壊死性水疱，瘙痒疹と蕁麻疹の一部部位は白色化。気管支攣縮と血管浮腫
　▶頸部：正常
　▶胸部：ラ音，うっ血，両側胸郭の挙上あり，咳嗽あり，頻呼吸
　▶皮膚：白色化，環状紅斑，局所壊死
　▶心臓：整，頻脈
　▶腹部：正常，悪心あり
　▶四肢：水疱，瘙痒疹，紅斑，局所壊死を伴った上肢。下肢は正常
　▶神経：運動機能と神経は正常，四肢はすべて可動，清明で人/場所/時間のオリエンテーションは正常

■サイレン：無線を通じて持続的に鳴り響く

> **クリティカル・アクション**
> - 防護服の着用
> - 患者の脱衣
> - 除染
> - 酸素投与

シナリオ進行1：2分後

バイタルサイン：BP 105/60 mmHg，HR 135回/分，RR 20回/分，SpO_2 91%（room air）

■身体所見の変化
- ▶頭頸部：チアノーゼあり，舌浮腫
- ▶胸部：気管支攣縮
- ▶腹部：悪心と嘔吐

■サイレンと無線通信：無線を通じ，原因不明の化学物質による事案のために化学災害対応チームに引き継がれたという消防機関からの報告が通知される

> **クリティカル・アクション**
> - 原因物質を特定する
> - 気管支拡張薬を投与する
> - 気管挿管

シナリオ進行2：4分後

バイタルサイン：BP 85/40 mmHg，HR 140回/分，RR 28回/分，SpO_2 86%〔room air（すでに気管挿管されていれば92%まで上昇）〕

■身体所見の変化：すでに気管挿管されていればチアノーゼは改善

■サイレンと無線通信：サイレンの向こうで，化学災害対応チームが現場で黄褐色の油を発見したと報告している

> **クリティカル・アクション**
> - 気管挿管（まだ実施されていなければ）
> - 気管挿管のための鎮静薬投与（可能ならば）

シナリオ進行3：5分後（すぐに必要な場合）

バイタルサイン：BP 0/0 mmHg，HR 0回/分，RR 0回/分，SpO_2 86%〔room air（すでに気管挿管されていれば92%）〕，心電図（心室細動に変化）

■身体所見の変化：無反応，心停止

> **クリティカル・アクション**
> - 患者の病態変化を認識
> - チームメンバーとのコミュニケーション
> - 心肺蘇生の開始
> - 防護服着用の継続

シナリオ進行4：最後のアクション

BP 0/0 mmHg，HR 0回/分，RR 0回/分，すでに気管挿管されていればSpO_2 92%（気管挿管されていなければもっと低い）

■身体所見の変化：無反応，心停止

| 9 | **画像と血液検査など** |

メンバー全員がインカム無線を使用。サイレンは持続して鳴り響いており，救急隊，消防機関，化学災害対応チームがいろいろな情報を断続的に報告する

| 10 | **参考文献** |

Atkins KB, IJ Lodhi, LL Hurley and DB Hinshaw. *N*-Acetylcysteine and endothelial cell injury by sulfur mustard. *J Appl Toxicol* 2000; 20:S125–S128.

Centers for Disease Control and Prevention. *The Emergency Response Safety and Health Database. Sulfur Mustard: Blister Agent.* Atlanta, GA: Centers for Disease Control and Prevention, 2013 (https://www.cdc.gov/NIOSH/ershdb/EmergencyResponseCard_29750008.html, accessed 31 July 2014).

ケース 41
片頭痛とβ遮断薬過量服薬

Jennifer Johnson and Lisa Jacobson

1	シナリオ概要

45歳の女性がぐったりしていて，力が入らず立ち上がれないとのことで10代の娘につれてこられた。観戦予定であった娘のサッカーの試合に現れず，娘が帰宅したらソファーのうえで青白い顔で眠っているところを発見された。娘によると頭痛もち，とのことである。娘は母親の状態が改善しないため，不安になり，ひどく動揺している。社会福祉課に援助を要請すれば，社会福祉士が協力してくれる。やがて夫がPercocet®＊（アセトアミノフェンとオキシコドンの合剤）が入った容器を持参して到着する。また，探してもみつからなかったが，別の頭痛薬も内服していたらしい。チームが患者の既往歴について夫にたずねると，薬物の内容まではわからないが，片頭痛の病歴があると答える。

［＊訳注：パーコセット。鎮痛薬依存を起こす原因薬物の1つ。米国ではヘロイン使用者の多くが，以前にパーコセットなどの処方鎮痛薬依存に陥っていたというデータがある。］

2	教育目標/論点

臨床的治療
- 中毒症候群（トキシドローム）の有無を確認する
- β遮断薬の過量服薬を治療する
- 同時に摂取した薬物を検索し，アセトアミノフェン（タイレノール®）の摂取に気づくこと
- Seldinger法を用いた中心静脈カテーテル留置を実演すること

コミュニケーションとチームワーク
- チームメンバーの役割を分担する
- 不安で動揺している10代の娘を落ち着かせる
- 社会福祉士，小児対応チームや牧師など他職種の協力を得る
- 夫から詳細な病歴を聴取する

3	準備物品

経皮心臓ペーシング用パッド，気管チューブ，中心静脈カテーテル，空の薬瓶

4	ムラージュ

なし

5　画像と血液検査

- 心電図5：洞性徐脈
- X線写真2：成人女性の正常胸部X線写真

6　登場人物（シナリオ協力者）とその役割

- 看護師：有能であり、指示されたことを手際よく適切にこなすことができる
- 10代の娘：患者とともに現れるが、母親が心配でチームの診療を頻繁に遮る。チームの診療に不信感をあらわにし、涙ぐんで母親の手を離そうとしない
- 社会福祉士：10代の娘を何とかなだめて、チームの診療を邪魔をしないように配慮する
- 夫：意図的な過剰摂取を示唆する、ほぼ空になったPercocetの薬瓶を持参する。妻に片頭痛の病歴があることを伝えるが、その他の内服薬については何も知らない

7　クリティカル・アクション

- ショックを認識して治療する
    - ▶輸液負荷を行う
    - ▶昇圧薬を投与する（中心静脈カテーテルを留置する）
- 意識障害の評価を行う
    - ▶ナロキソンの試験的投与を行う
    - ▶指先迅速血糖値測定を行う
- β遮断薬過量服薬に対する治療を行う
    - ▶グルカゴンの大量静注と持続投与
    - ▶高用量インスリン静注
- 同時摂取した薬物の評価と鑑別を行う
- 社会福祉士や牧師の援助を要請し、娘を落ち着かせる
- 家族とコミュニケーションをとる

8　時間経過

開始時点（時間0分）

バイタルサイン（チームメンバーがモニターを装着してはじめてわかる）：BP 80/50 mmHg, HR 40回/分, RR 14回/分, SpO$_2$ 98％（room air）, BT 98°F（36.7℃）, 心電図（洞性徐脈）

- 来院時現症のまとめ：青白く冷たい40代半ばの女性がストレッチャーに横たわっている。傾眠傾向であり、簡単な指示には従うが、言葉は少なく、つじつまの合わない内容である
- 初期治療：来院時には静脈路確保はされていない。チームが指示すると看護師が1分以内に静脈路を確保する
- 指先迅速血糖測定の指示をすると、1分ほどで結果が提示される
- 身体所見
    - ▶概要：傾眠傾向であり、会話は不明瞭でせいぜいモゴモゴいう程度
    - ▶頭頸部：頭蓋骨は正常で、外傷なし。瞳孔は縮瞳
    - ▶頸部：軟
    - ▶胸部：両側呼吸音異常なし

▶心臓：徐脈
▶腹部：軟，腸管蠕動音異常なし
▶皮膚：冷たく湿っている
▶四肢：異常所見なし
▶神経：四肢を自発的に動かし，簡単な指示に従う

> **クリティカル・アクション**
> - 患者にモニターを装着する
> - 静脈路を確保する
> - チームメンバーの役割を分担をする

シナリオ進行1：2分後

バイタルサイン：BP 76/45 mmHg，HR 40回/分，RR 12回/分，SpO$_2$ 96%（room air）

■ナロキソン投与後も意識レベルに変化なし
■身体所見に変化なし
■輸液の急速投与が行われた場合：BP 85/55 mmHgまで改善するが，脈拍や意識レベルは改善しない
■昇圧薬が開始された場合：BP 90/60 mmHg，HR 55回/分まで改善する
■アトロピンが投与された場合：反応はない
■グルカゴンが投与された場合：バイタルサインに変化はなく，患者は嘔吐する
■血液検査：血糖 40 mg/dL
■画像検査
　▶X線写真2：成人女性の正常胸部X線写真
　▶心電図5：洞性徐脈（R-R間隔正常範囲内）
■最初の2～3分は，アトロピン，グルカゴン，ナロキソンなどのいかなる薬物治療にも反応しない

> **クリティカル・アクション**
> - ナロキソンの試験的投与を行う
> - 指先迅速血糖測定を行う
> - ショックの治療を行う

シナリオ進行2：4分後

バイタルサイン：BP 60/40 mmHg，HR 37回/分，RR 10回/分，SpO$_2$ 91%（room air）

■身体所見/病態の変化：意識障害が増悪する
■血液検査の結果が判明する（「画像と血液検査など」の項を参照）
■画像検査：追加の画像検査なし
■3～5分経過後より，（適切な治療が行われた場合）治療の効果が徐々に現れはじめるが，5分以内に再びバイタルが不安定となる
　▶輸液急速投与への反応はわずかである
　▶グルコース静注への反応もわずかである（HR 45回/分，BP安定）
　▶アトロピンやカルシウムにも反応しない
　▶昇圧薬：アドレナリン 1μg/分で開始すると，BP 90/60 mmHg，HR 55回/分まで改善する
■胃洗浄を試みる場合，気管挿管がなされていなければならない

> **クリティカル・アクション**
> - 意識障害を引き起こす中毒原因物質の精査と評価
> - 社会福祉士や牧師の援助を要請し，動揺する娘を落ち着かせる
> - 低血糖，低血圧と徐脈の治療を行う

シナリオ進行3：5分後

バイタルサイン：BP 70/50 mmHg，HR 45回/分，RR 10回/分，SpO₂ 91％（room air），心電図（洞性徐脈）

■身体所見：明らかな変化なし
■血液検査：新たな検査結果なし
■画像検査：新たな画像結果なし
■5分経過時に，Percocetの空の薬瓶を持った夫が到着する。「これをソファーのうえでみつけました。他にも頭痛予防のために飲んでいる薬があるようですが，みつけられませんでした」
■適切な治療が行われなければ，患者はPEAとなる。アドレナリン1 mgが投与されれば自己心拍再開する

> **クリティカル・アクション**
> - グルカゴン大量投与後に持続投与を行う
> - 高用量インスリン持続投与を行う
> - 高用量インスリン持続投与を開始していない場合，経皮的心臓ペーシングを行う

シナリオ進行4：最後のアクション

バイタルサイン（インスリンと昇圧薬が投与されている場合）：BP 95/60 mmHg，HR 60回/分，RR 14回/分，SpO₂ 96％（room air，または気管挿管されている場合は人工呼吸管理下）

■身体所見：明らかな変化なし
■N-アセチルシステインの投与を検討してもよい
■ICUに入室させる
■チームが原因薬物に気づかないようであれば，中毒学指導医はプロプラノロールによる中毒について言及する。「神経内科医はときどき，片頭痛の治療にプロプラノロールを処方しますよ」

> **クリティカル・アクション**
> - 中毒学指導医/中毒情報センターに問い合わせる
> - ICUに入室させる
> - 娘と夫に患者の重症な病状を説明する

9 画像と血液検査など

■X線写真2：成人女性の正常胸部X線写真
■心電図5：洞性徐脈
■血液検査（次ページ）：低血糖，その他は正常

指先迅速血糖	40 mg/dL
静脈血ガス分析	
pH	7.36
Pv_{CO_2}	41 mmHg
Pv_{O_2}	35 mmHg
HCO_3^-	28 mEq/L
Na^+	140 mEq/L
K^+	3.5 mEq/L
Cl^-	109 mEq/L
HCO_3^-	24 mEq/L
BUN	12 mg/dL
クレアチニン	0.9 mg/dL
ヘモグロビン	15 g/dL
ヘマトクリット	39%
血小板	189,000/μL
AST	19 IU/L
ALT	17 IU/L
ALP	162 IU/L
乳酸(mmol/L)	1.9 mmol/L(17.1 mg/dL)
アスピリン	＜1 ng/mL
アセトアミノフェン	50 μg/mL
アルコール	＜10 mg/dL
尿簡易薬物スクリーニング検査	陰性
尿検査	正常

10　参考文献

Bailey B. Glucagon in beta-blocker and calcium channel blocker overdoses: a systematic review. *J Toxicol Clin Toxicol* 2003; 41:595-602.

Engebrestsen KM, Kaczmarek KM, Morgan J, Holger JS. High-dose insulin therapy in betablocker and calcium channel-blocker poisoning. *Clin Toxicol (Phila)* 2011; 49:277-283.

PartⅡ：SimWars シナリオ集

Section 9：
外傷にかかわるケース

ケース 42
爆　傷

Kristin McKee and Lisa Jacobson

1	シナリオ概要

2時間前にCopley地下鉄駅で起きた爆発により15名が負傷した。ほとんどの傷病者が外傷センターに搬送されたが，このERにも患者が救急搬送されてきた。患者は，低酸素と呼吸不全のために気管挿管が最終的に必要となる肺挫傷よりも，鋭利な飛散物による爆傷の疼痛について心配している。

2	教育目標/論点

- 爆発による4種類の外傷(一次，二次，三次，四次)について認識する
- 現病や事象の状況聴取(爆発の形態，爆発からの距離と位置)の重要性を認識する
- 空気塞栓の認識と治療
- 爆傷肺に対する人工呼吸管理

3	準備物品

- 耳鏡
- 胸腔ドレーン
- CPAP(持続性気道内陽圧)マスク
- マネキン

4	ムラージュ

顔面に多数の擦過創，衣服への破片の付着

5	画像と血液検査

- X線写真28：左肺挫傷/出血/気胸を呈する(男性の)胸部X線写真
- X線写真29：気管挿管された左肺挫傷/出血/気胸の(男性の)胸部X線写真
- 超音波1：正常なFAST
- COオキシメトリを含む動脈血ガス分析

6	登場人物(シナリオ協力者)とその役割

- 患者：擦過創と破片付着。肺挫傷による呼吸不全よりも，疼痛について心配している
- 看護師：薬物を投与する

■患者の家族：姉，妻，母親と友人が家族を探していて，とても心配している

7　クリティカル・アクション

■災害対応計画を起動
■爆発現場における傷病者の受傷位置を確認する
■除染の必要性について決定する
■気胸の治療
■ATLSの実施
■創傷処置
■鎮痛

8　時間経過

開始時点（時間0分）

バイタルサイン：BP 115/70 mmHg，HR 115回/分，RR 30回/分，SpO_2 92%（room air），心電図（洞性頻脈）

■受診時現症のまとめ：既往歴のない22歳の男性が，爆発で生じた擦過創，耳鳴を主訴に**大声で話をし**ながらトリアージエリアに向かって歩いている。彼は他の傷病者の救助のために数時間遅れてきたが，診察を希望している。問診をしたところ，彼は地下鉄が入線してきた際に，車輌に隣接する壁のそばに立っていたという。彼は重篤ではないが，擦過創について心配している

■身体所見
　▶概要：不安そうな男性，軽度の呼吸促迫あり，聴力障害あり，顔面に擦過創，衣類に破片が付着している
　▶頭頸部：鼓膜穿孔（検査したならば），顔面には多数の擦過創，瞳孔左右差なし，正円，対光反射異常なし，輻輳反射異常なし
　▶頸部：正常
　▶胸部：喘鳴，頻呼吸
　▶心臓：頻脈，整
　▶腹部：軟，圧痛なし
　▶皮膚：四肢に破片が多数付着，出血は制御されている
　▶四肢：四肢はすべて可動
　▶神経：四肢はすべて可動，口答指示に対して聴取が困難

> **クリティカル・アクション**
> - プライマリーサーベイ
> - 災害対応計画を起動

シナリオ進行1：2分後

バイタルサイン：BP 115/70 mmHg，HR 115回/分，RR 30回/分，SpO_2 92%（room air），心電図（洞性頻脈）

■身体所見：変化なし
■チームには2つの問題に対応することが期待される：外傷（ABCDE）と喘鳴
　▶酸素投与：SpO_2の改善はごくわずか

▶気管支拡張薬の吸入：喘鳴は改善せず
▶鎮痛：頻脈は改善
▶創傷処置と破傷風トキソイド投与
■画像検査
▶FAST：正常〔超音波1（正常なFAST）〕
▶胸部X線写真：肺挫傷
■患者：破片による外傷で混乱しており，四肢の疼痛について泣き言をいっている．耳鳴のために呼吸の問題に気づいていない

> **クリティカル・アクション**
> - 呼吸促迫を認識して治療する
> - 外傷を認識して治療する

シナリオ進行2：4分後

バイタルサイン：BP 115/70 mmHg，HR 115回/分，RR 30回/分，SpO_2 92%（room air），心電図（洞性頻脈）

■身体所見：低酸素と呼吸促迫が持続
▶チームはBiPAPと気管支拡張薬の吸入を開始するか気管挿管する
■血液検査
▶動脈血ガス分析：pH 7.38，$PaCO_2$ 30 mmHg，PaO_2 60 mmHg
▶COオキシメトリ 15%
▶カルボキシヘモグロビン値を認識：チームはシアン中毒の治療を考慮するかもしれないが，シナリオ進行には影響を与えない
■家族：いくつかの病院をまわった挙げ句に到着した．チームは家族の混乱を管理しなければならない

> **クリティカル・アクション**
> - BiPAP/気管支拡張薬の吸入
> - 家族に説明をして落ち着かせる

シナリオ進行3：6分後

バイタルサイン：BP 115/70 mmHg，HR 115回/分，RR 30回/分，SpO_2 92%（room air），心電図（洞性頻脈）

■身体所見：大量喀血，気道確保困難，低酸素
▶まだ実施されていなければ気管挿管が必要
▶人工呼吸管理：ARDSネットや喘息同様の設定にする．そうしないと，気胸が増悪して処置が必要になるか心停止となる

> **クリティカル・アクション**
> - 肺損傷に対する人工呼吸管理

シナリオ進行4：最後のアクション

■ICUに入室させなければならない
▶ICU指導医は患者の傷病と処置について総括する
■多数の傷病者対応
▶もし，まだであれば災害対応計画を起動する

	▶救急隊と検討する ▶他の傷病者をトリアージするためにスタッフを再配置する ▶除染の必要性について決断する
9	**画像と血液検査など**

■X線写真5（誤嚥のために気管挿管された成人男性の胸部X線写真）かX線写真8（肺水腫を呈する胸部X線写真）：気胸前の肺損傷の類似画像か，より重篤な左側外傷を伴ったX線写真28（左肺挫傷/出血/気胸を呈する胸部X線写真）かX線写真29（気管挿管された左肺挫傷/出血/気胸の胸部X線写真）

■超音波1：正常なFAST

■動脈血ガス分析：pH 7.38，$PaCO_2$ 30 mmHg，PaO_2 60 mmHg

■COオキシメトリ 15%

10	**参考文献**

Dudaryk R, Pretto EA, Jr. Resuscitation in a multiple casualty event. *Anesthesiol Clin* 2013; 31:85–106.

Wolf SJ, Bebarta VS, Bonnett CJ, Pons PT, Cantrill SV. Blast injuries. *Lancet* 2009; 374:405–415.

Yeh DD, Schecter WP. Primary blast injuries: an updated concise review. *World J Surg* 2012; 36:966–972.

ケース 43
交通事故による多数傷病者

Yuemi An-Grogan and David Salzman

| 1 | シナリオ概要 |

既往歴がない48歳の男性が交通事故のために救急隊によって搬送されてきた。患者はシートベルトを着用していた同乗者であり，後部座席の子ども（同じく傷病者）と一緒にいた。子どもは健康な6歳の男児。車は運転席側で「くの字」になっている。相手の車に乗っていた傷病者は別の病院に搬送された。エアバッグは作動しており，車は大破した。2名の患者は現場では歩行しておらず，車輌から救出された。2名とも高エネルギー外傷として全身固定がなされた。成人患者は最終的にopen-book型骨盤骨折のために出血性ショックとなり，小児患者は脊髄性/神経原性ショックに陥った。2名とも早期の治療と蘇生が必要である。その後，「歩行可能な傷病者」が3人目の患者としてERを受診する。この患者には適切なトリアージと安定化のための治療が必要である。

| 2 | 教育目標/論点 |

臨床的治療
- ショックのタイプの鑑別
- 出血性ショックの管理
- 脊髄性/神経原性ショックの管理

コミュニケーションとチームワーク
- 資源の適切な利用と再配置
- 傷病者に対する適切なトリアージ
- 認知バイアス

| 3 | 準備物品 |

成人用と小児用のネックカラー，成人用と小児用のバックボード，アームスリング，骨盤バインダー（TPOD*か類似品），スプリング発射式骨髄輸液針とそのセット

　　［*訳注：T-PODレスポンダー（骨盤固定具の一種）のこと］

| 4 | ムラージュ |

- 成人：顔面の皮下出血と表層性擦過創，右後頭部に血腫あり，胸腹部にシートベルト痕
- 小児：頭部と顔面に皮下出血と表層性擦過創，体幹左側に表層性擦過創
- 成人歩行患者：なし

| 5 | 画像と血液検査 |

■成人
　▶X線写真17：胸部X線写真
　▶X線写真18：骨盤X線写真
　▶超音波1：正常なFAST
　▶CT8：正常頭部

■小児
　▶X線写真19：小児の胸部X線写真
　▶X線写真20：小児の正常骨盤X線写真
　▶X線写真21：小児の正常頸椎X線写真
　▶CT9：小児の頭部
　▶CT10：小児の頸椎

■成人歩行患者
　▶X線写真22：前腕(手関節)X線写真

| 6 | 登場人物(シナリオ協力者)とその役割 |

■成人：音声のみ
■小児：音声のみ
■成人歩行患者(消防士)：俳優
■看護師(2名)：外傷患者の診療補助
■救急隊員：成人と小児の2名を搬送する
■脳神経外科指導医：音声のみ
■放射線科指導医：音声のみ

| 7 | クリティカル・アクション |

■輸液蘇生
■骨盤固定
■放射線科医/整形外科医にコンサルト
■脳神経/脊髄外科医にコンサルト
■Colles骨折の固定

| 8 | 時間経過 |

開始時点(時間0分)
成人

バイタルサイン：BP 105/60 mmHg, HR 108回/分, RR 16回/分, SpO$_2$ 96%(room air), BT 97.9°F(36.6℃), 心電図(洞性頻脈)

■来院時現症のまとめ：48歳の男性，頭部と顔面に無数の擦過創，フェイスマスク装着，呻きながらも息子のことを聞いている
■初期治療：救急隊による静脈路の確保，全身固定
■身体所見

▶気道：息子のことを聞いている，喚いたり呻いたりしている（気道は開通）
▶呼吸：自発呼吸あり，両側呼吸音異常なし，気胸なし
▶循環：末梢脈拍触知
▶神経学的欠落徴候：GCS 10点〔開眼反応（E 3点），言語的反応（V 3点），運動反応（M 4点）〕
■看護師：診療を補助。この時点では慌てていない

> **クリティカル・アクション**
> ・プライマリーサーベイ

シナリオ進行1：2〜3分後
小児
バイタルサイン：BP 75/46 mmHg，HR 70回/分，RR 12回/分，SpO$_2$ 94%（room air），BT 98.2℉（36.8℃），心電図（洞調律）
■来院時現症のまとめ：フェイスマスクを装着しており，頭部と顔面，体幹左側に擦過創と皮下出血を伴った6歳の男児
■初期治療：全身固定済み，静脈路確保は不可能
■身体所見
▶気道：かすかな声で「ママはどこ？」「痛い」「やめて」と繰り返す
▶呼吸：自発呼吸があり，左右差なし
▶循環：末梢脈拍触知
▶神経学的欠落徴候：GCS 9点〔開眼反応（E 3点），言語的反応（V 3点），運動反応（M 3点）〕，指示動作に応じることなく泣いている
■看護師：診療を補助。慌ててはいない

成人（セカンダリーサーベイ）
■身体所見
▶頭頸部：頭部と顔面に表層性擦過創あり，裂創なし，右後頭部に血腫あり
▶心臓：整，心タンポナーデなし
▶胸部：呼吸音異常なし，左右差なし
▶腹部：診察困難，軟，局所的圧痛なし，びまん性圧痛あり，腹部全体に無数の擦過創あり，胸腹部にシートベルト痕あり
▶骨盤：触診で圧痛あり，不安定
▶四肢：四肢はすべて可動，しかし指示動作にはあまり応じず
▶背部：異常なし，病変なし，直腸トーヌス正常
■血液検査：利用できるものはない
■画像検査：FAST陰性
■追加点：なし

> **クリティカル・アクション**
> ・骨髄輸液開始
> ・小児のプライマリーサーベイ
> ・成人の輸液蘇生

シナリオ進行2：3〜4分後
小児（セカンダリーサーベイ）
バイタルサイン：変化なし
■身体所見
- ▶頭頸部：頭部と顔面に表層性擦過創あり，裂創なし
- ▶心臓：整，タンポナーデなし
- ▶胸部：両側ともに清
- ▶腹部：軟，下腹部にシートベルト痕
- ▶骨盤：安定
- ▶四肢：かろうじて右上下肢のみを動かすが指示動作には応じず，泣き叫んでいるため診察には限界がある
- ▶背部：異常なし，病変なし，直腸トーヌス減弱（もし実施したならば）

■血液検査：利用できるものはない
■画像検査：FAST 陰性
■看護師1：静脈路確保が不成功。「何回もやったけど点滴が入らない」と慌てており，チームから骨髄輸液を実施することを要求される

成人
バイタルサイン：BP 90/45 mmHg，HR 118 回/分，RR 16 回/分，SpO$_2$ 94%（room air）
■身体所見/病態の変化：GCS/意識レベルは変化なし
- ▶チームは患者を再評価し，ABC を再確認する

■血液検査：利用できるものはない
■画像検査：FAST を繰り返すも陰性，胸部と骨盤のポータブル X 線撮影
■追加点
- ▶輸液がなされた場合：バイタルサインはわずかに変化
- ▶輸血がなされた場合：バイタルサインはわずかに変化
- ▶チームは骨盤骨折を認識（もし，迅速にできなかった場合）して骨盤バインダーを準備する。もしかすると放射線科医をコールするか腹腔内出血を鑑別するために CT 室に移送するかもしれない

> **クリティカル・アクション**
> - 骨盤バインダー装着

シナリオ進行3：4〜6分後
小児（虚脱しはじめる）
バイタルサイン：BP 65/48 mmHg，HR 65 回/分，RR 16 回/分，SpO$_2$ 92%（room air），心電図（変化なし）
■身体所見/病態の変化：GCS/意識レベルは錯乱し，間欠的に呻き声を上げつつ反応が乏しくなる
■血液検査：利用できるものはない
■画像検査：FAST を繰り返すも陰性
■追加点
- ▶輸液がなされていたとしても，バイタルサインに変化なし
- ▶昇圧薬が投与された場合には，BP 88/54 mmHg に改善

シナリオ進行4：6〜7分後
成人歩行患者
バイタルサイン：BP 140/85 mmHg, HR 98回/分, RR 12回/分, SpO_2 99%（room air）, BT 98.4°F（36.9℃）, 心電図（洞調律）

■来院時現症のまとめ：患者を救出中に現場で負傷した消防士。直角に曲げた左側の肘を健側上肢で保持している。頭部外傷はなく，意識消失はない。頭痛や頸部痛もない。手関節の激痛を訴えるのみである

■初期治療：なし

■身体所見
  ▶頭頸部：正常
  ▶心臓：正常
  ▶胸部：両側ともに清
  ▶腹部：正常
  ▶骨盤：安定
  ▶四肢：明らかに変形して圧痛がある左肘を直角に曲げている，開放創なし
  ▶背部：異常なし，正常

■看護師：チームが患者を無視していたならば，「この男性の腕は明らかに骨折しています」といって診療を促す

■追加点
  ▶チームメンバーの1名が診察する
  ▶X線写真撮影をオーダーし，結果がでて固定するまでに鎮痛する

成人
バイタルサイン：変化なし

■骨盤バインダー
  ▶**装着されて輸血された場合**：重篤のままだが **BP 95/50 mmHg，HR 110回/分**で安定する
  ▶**装着されていなかったら，BP 84/46 mmHg，HR 120回/分**に増悪する

小児
バイタルサイン：変化なしだが，SpO_2は89%まで低下

■CTがオーダーされた場合：検査結果は陰性
  ▶チームは再評価をすべきであり，CT検査の結果陰性と低血圧や徐脈から神経原性/脊髄ショックを疑う

■チームは脳神経外科医にコンサルトすべきである

■チームは気管挿管かバッグバルブマスク換気を考慮すべきである

シナリオ進行5：最後のアクション（7〜8分後）
成人
バイタルサイン：変化なし

■身体所見の変化：なし

■診療方針：open-book型骨盤骨折を認識し，放射線科医に経カテーテル的動脈塞栓術か，整形外科医に外科的修復についてコンサルトする

小児
バイタルサイン：BP 65/48 mmHg, HR 65回/分, RR 16回/分, SpO_2 89%（room air）

■身体所見の変化：なし

成人歩行患者

バイタルサイン：BP 140/85 mmHg, HR 98 回/分, RR 12 回/分, SpO_2 99%（room air）

■身体所見の変化：なし

■診療方針：X 線検査で Colles 骨折の診断。固定して帰宅させる

9 画像と血液検査など

■成人
- ▶X 線写真 17：胸部 X 線写真
- ▶X 線写真 18：骨盤 X 線写真
- ▶超音波 1：正常な FAST
- ▶CT8：正常頭部

■小児
- ▶X 線写真 19：（健常）小児の胸部 X 線写真
- ▶X 線写真 20：小児の正常骨盤 X 線写真
- ▶X 線写真 21：小児の正常頸椎 X 線写真
- ▶CT9：小児の頭部
- ▶CT10：小児の頸椎

■成人歩行患者
- ▶X 線写真 22：前腕（手関節）X 線写真

10 参考文献

Baron BJ, McSherry KJ, Larson, JL, Jr., Scalea TM. Spine and spinal cord trauma. In Tintinalli JE, Stapczynski JS, Cline DM et al. eds. *Tintinalli's Emergency Medicine: A Comprehensive Study Guide*, 7th edn. New York: McGraw-Hill, 2011, Ch. 255.

Brunett PH, Cameron PA. Trauma in adults. In Tintinalli JE, Stapczynski JS, Cline DM et al. eds. *Tintinalli's Emergency Medicine: A Comprehensive Study Guide*, 7th edn. New York: McGraw-Hill, 2011, Ch. 250.

Hauda WE. Trauma in children. In Tintinalli JE, Stapczynski JS, Cline DM et al. eds. *Tintinalli's Emergency Medicine: A Comprehensive Study Guide*, 7th edn. New York: McGraw-Hill, 2011, Ch. 251.

Lin M, Mahadevan SV. Spine trauma and spinal cord injury. In Adams JG ed. *Emergency Medicine Clinical Essentials*, 2nd edn. Philadelphia, PA: Elsevier-Saunders, 2012, Ch. 75.

Paterson LA. Pelvic fractures. In Adams JG ed. *Emergency Medicine Clinical Essentials*, 2nd edn. Philadelphia, PA: Elsevier-Saunders, 2012, Ch. 81.

ケース 44
外傷性頭蓋内出血/穿頭術

Kevin Reed

1	シナリオ概要

45歳のホームレスの男性が歩道で「寝ている」ところを発見されて救急搬送されてきた。患者はアルコール依存の件で以前にも救急車を呼んだことがあり，地元の救急隊や病院スタッフによく知られていた。この患者はアルコール依存症かもしれないし，凝固障害による頭蓋内出血のために頭蓋内圧が上昇しているかもしれない。患者は脳神経外科がない地域の病院で治療を受けている。病態が増悪してくれば，電話による脳神経外科医のサポートにより救急医が穿頭術を行わなければならない。

2	教育目標/論点

世界中のほとんどの病院で脳神経外科医が24時間体制で常駐しているとは限らず，将来的に脳神経外科医の深刻な不足が予測されている。意識清明から急激な血腫の増大により不安定とはなるが救命可能な患者では，血腫除去が実施可能な三次医療機関への搬送を待っていれば予後不良となる。最近の研究では，救急医による穿頭術は合併症なく予後良好と報告されている。ERで救急医が穿頭を行う機会はまれであり，求めて得られるものではない。穿頭術のシミュレーションはすべての救急研修医や指導医にまれではあるが救命のために必須の処置を学ぶ機会をもたらす

臨床的治療
- 硬膜外または硬膜下血腫と診断された患者の管理方法を理解する
- ERで穿頭を行う臨床的適応基準を理解する
- 脳神経外科医がすぐに対応できない状況で，救急医にとってはまれな手技である穿頭術を行えることを理解する
- 正しい穿頭術と脳室ドレナージ留置の手技を覚える

コミュニケーションとチームワーク
- 重症患者を認識するために協働する
- 最良の予後をもたらすための最大の努力をする
- 脳神経外科指導医と状況について実のある議論をして，推奨されたことを診療に生かす

3	準備物品

- 穿頭術実施のために，市販されている実物大ヒト頭蓋骨を別のテーブルに設置する
- 血腫を再現するために深紅の染料かジェルで満たした小さな（ウメか桃サイズの）風船：100〜250 mLの静注バッグでも代用可能
- 風船/静注バッグを頭蓋内に固定するダクトテープ（2回実施できるように両側に固定）

4	ムラージュ

■四肢に点状出血と打撲痕，腹部にメドゥーサの頭，しわしわの衣服，古く汚れた靴下，アルコールがこぼれた服を着用したマネキン

5	画像と血液検査

■心電図5：洞性徐脈
■心電図12：洞性頻脈
■X線写真1：成人男性の正常胸部X線写真
■X線写真3：気管挿管された成人男性の正常胸部X線写真
■CT12：正中偏位を伴った巨大頭蓋内血腫
■FAST：画像はない。もしたずねられたら異常所見なし，と伝える

6	登場人物（シナリオ協力者）とその役割

■患者：マネキン，穿頭術実施のための机（頭はみえないようにしておく）
■看護師：経験豊富であるが忙しい夜勤に不満がある
■脳神経外科指導医：はじめは深夜に起こされたことに怒っていたが，チームから状況を説明されるとERのスタッフを援助する
■妨害者（俳優）：シナリオには必ずしも必要ではないが，追加することも可能である（例：隣で寝ている有名なアルコール依存症患者が弁当や毛布を要求して，ときどきスタッフに毒づく）。さらに俳優があまっているのであれば，この状況を解決するための警備員にすることも可能である

7	クリティカル・アクション

■頭蓋内出血による頭蓋内圧亢進の徴候を認識する
■正中偏位を呈するCTを読影する
■少なくとも2つの方法で頭蓋内圧亢進の治療を行う。迅速気管挿管の前に薬物投与を行う
■凝固能の検査を行い，適切に対処する
■電話で脳神経外科指導医のガイダンスに従って穿頭術を実施する

8	時間経過

開始時点（時間0分）
バイタルサイン：BP 157/90 mmHg, HR 58回/分, RR 20回/分, SpO$_2$ 97％（room air）, BT 36.9℃, 心電図モニターを装着していない（チームが指示しなければならない）
■来院時現症のまとめ：45歳の男性。傾眠傾向，アルコール臭がする依存症患者
■初期治療：救急隊による静脈路の確保はない。迅速血糖測定は110 mg/dL
■身体所見
　▶概要：前額の擦過創がある薄汚い男性，疼痛刺激で覚醒する
　▶頭頸部：気道は開通し咽頭反射あり，口腔内に外傷なし，瞳孔左右差なし，正円，対光反射異常なし，

輻輳反射異常なし
- ▶胸部：呼吸音に左右差なし
- ▶心臓：56回/分で洞性徐脈，心雑音なし，四肢の脈拍触知は良好
- ▶腹部：軟，圧痛なし，肝障害の徴候あり
- ▶皮膚：四肢に斑状出血と擦過創あり，体幹外傷なし，質問されれば点状出血を供覧（ムラージュ）
- ▶神経：命令に従わない．当初はGCS 10点〔疼痛刺激で開眼（開眼反応/E 2点），不適当な発語（言語的反応/V 3点），疼痛部位を認識する（運動反応/M 5点）〕

■救急隊：「彼は飲酒していました」「これはいつものことですよ」と型どおりの報告
■チーム：学生，研修医，指導医の少なくとも2名を含む．リーダはメンバーに業務を割り振る
■看護師：経験豊富だが多忙な夜勤で不満がたまっている．臭くて薄汚い患者に難色を示し，最初は協力的ではない
■妨害者（もし必要であれば）：隣のベッドで寝ているアルコール依存症の患者が弁当や毛布を要求してときどきスタッフに毒づく
■脳神経外科医：待機中

> **クリティカル・アクション**
> - GCSを計算する
> - 気道を評価する
> - 徐脈を認識する
> - チームリーダーは，メンバーに業務を割り振る

シナリオ進行1：2分後

バイタルサイン：BP 206/100 mmHg，HR 52回/分，RR 26回/分，SpO_2 89%（room air）

■身体所見の変化
- ▶頭頸部：咽頭反射消失，左瞳孔が固定して散大（マネキン）
- ▶胸部：Cheyne-Stokes呼吸をはじめる
- ▶神経：GCS 4点に急激に低下〔疼痛刺激でも開眼せず（開眼反応/E 1点），発語なし（言語的反応/V 1点），疼痛刺激に対して除脳硬直（運動反応/M 2点）〕

■チームが患者の増悪に気づかなければ，患者は低酸素に陥る
■血液検査：利用できるものはない．オーダーをしなければならない
■画像検査：利用できるものはない．頭部CT検査をオーダーすべき
■心電図：洞性頻脈
■看護師：静脈路を確保した際に，体がぶつかったときの患者の上肢のおかしな動きや腹式呼吸について報告して診察を円滑に進めさせる．もしチームがバイタルサインの変化に気づかなければ「彼はいつもはこうではありません」「いつもより悪くみえます……痙攣している」などという
■チームはバイタルサインの増悪に気づき，静脈路確保，酸素投与，モニター装着，血液検査，頭部CT検査をオーダーしなければならない
  - ▶推奨される血液検査：血算，生化学検査7項目（chem-7），肝機能，PT-INR/aPTTなどの凝固検査
■妨害者：邪魔をする．「サンドイッチはどこだ？」とスタッフに毒づく

> **クリティカル・アクション**
> - 静脈路を確保
> - 頭蓋内圧亢進の徴候を認識
> - 頭蓋内出血の可能性について言及
> - 適切な血液検査とCT検査をオーダーする

シナリオ進行2：3分後

バイタルサイン：BP 220/118 mmHg，HR 50回/分，RR 28回/分，SpO_2 82%（room air，非再呼吸式マスク換気で95%）

■身体所見/病態の変化
　▶頭頸部：咽頭反射消失
　▶胸部：Cheyne-Stokes呼吸，無呼吸
　▶神経：GCS 3点（反応なし）

■気道確保をせずにCT室へいくと，検査台のうえで心停止となる
■血液検査：正常な生化学検査7項目（chem-7）。他の検査結果はまだでていない
■看護師：薬物投与を補助する。チームに誰かを呼ぶ必要があるかどうかをたずねる（放射線科医など）
■妨害者：ストレッチャーから降りようとしている。ベッドに戻すための警備員が必要
■チームがすべきこと
　▶気道確保を行い，頭蓋内圧亢進の徴候を認識する。さもなければ患者は心停止に陥る
　▶リドカイン（もしくは代替薬），etomidate，スキサメトニウムを投与して迅速気管挿管を実施する
　▶気管挿管後に胸部X線写真を撮影し，経鼻胃管と尿道カテーテルを挿入する

> **クリティカル・アクション**
> - 気道を確保する
> - 頭蓋内圧亢進に対する気管挿管のための前投薬
> - 頭部CT検査のオーダー
> - 気管挿管後に胸部X線写真を撮影し，経鼻胃管と尿道カテーテルを挿入。人工呼吸器をセットする

シナリオ進行3：4～5分後

バイタルサイン：BP 230/128 mmHg，HR 50回/分，呼吸状態は人工呼吸管理下，SpO_2 98%（100%酸素投与下）

■身体所見/病態の変化
　▶頭頸部：気管挿管されている
　▶胸部：人工呼吸管理下，左右差なし
　▶神経：GCS 3点（反応なし）

■血液検査
　▶ヘマトクリット28%，血小板75,000/μL
　▶肝機能検査：AST 220 IU/L，ALT 300 IU/L，ALP 360 IU/L，総ビリルビン6 mg/dL，直接ビリルビン1.8 mg/dL，アルブミン2.4 g/dL
　▶PT-INR 3.6

■画像検査
　▶頭部CT：正中偏位を伴った巨大頭蓋内血腫

■看護師：患者の診療を補助する。指示されたら薬物投与や輸血を行う
■チームがやるべきこと
　▶気管挿管後にX線写真を確認する。気管チューブの位置を確認する
　▶肝不全を認識する
　▶凝固異常を是正するために輸血をオーダーする
　▶頭蓋内出血による頭蓋内圧亢進の治療を行う：頭部挙上。マンニトールや高張食塩液を投与する。鎮静薬（プロポフォールか他の代替薬）を投与する。MAPをコントロールする。収縮期BPを140 mmHg以下にコントロールする

▶軽度過換気で管理する
■妨害者：中毒患者がまだベッドから起きあがろうとして尿を床にまきちらしている
■追加点
▶チームは電子機器/アプリ/コンピュータを使用してもよい。正しい薬物投与量について薬剤師に問い合わせをしてもよい
▶直近医療機関の脳神経外科指導医に電話でコンサルトする

> **クリティカル・アクション**
> - 頭部CT検査で頭蓋内出血を認識
> - 積極的な頭蓋内圧管理
> - 凝固異常を是正するために輸血をオーダー
> - 脳神経外科指導医にコンサルテーション

シナリオ進行4：最後のアクション

バイタルサイン：BP 248/140 mmHg，HR 42回/分，呼吸状態は人工呼吸管理下，SpO_2 100%（100%酸素投与下）

■身体所見/病態
▶頭頸部：気管挿管されている
▶胸部：人工呼吸管理下，左右差なし
▶神経：GCS 3点（反応なし）
▶BPは上昇しHRは低下：HR 40回/分。気管挿管後に頭蓋内圧亢進に対する治療を積極的に行っているにもかかわらず洞性徐脈が持続

■看護師：患者の診療の補助，薬物や輸血の投与を行う
■脳神経外科指導医：搬送に時間がかかるために救急医が穿頭術と脳室ドレナージを行うことを勧奨する。手技については逐一電話で指導する
▶もしチームが穿頭術を行うことを拒否すれば，患者は心停止に陥って蘇生不能となる

■結果
▶バイタルサインは，BP 140/80 mmHg，HR 70回/分まで改善する
▶現在の状態を再度報告するために搬送先の脳神経外科指導医に連絡する
▶15分で搬送チームが到着する

> **クリティカル・アクション**
> - 頭蓋内出血のために脳ヘルニアが進行していることを認識する
> - 脳神経外科指導医のガイダンスで穿頭術と脳室ドレナージを行う
> - 手技終了後に再度連絡をする

9　画像と血液検査など

■心電図5：洞性徐脈
■心電図12：洞性頻脈
■X線写真1：成人男性の正常胸部X線写真
■X線写真3：気管挿管された成人男性の正常胸部X線写真
■CT12：正中偏位を伴った巨大頭蓋内血腫

10 参考文献

Donovan DJ et al. Cranial burr holes and emergency craniotomy: review of indications and technique. *Mil Med* 2006; 171:12–19.

Poon WS, Li AK. Comparison of management outcome of primary and secondary referred patients with traumatic extradural hematoma in a neurosurgical unit. *Injury* 1991; 22:323–325.

Smith SW et al. Emergency department skull trephination for epidural hematoma in patients who are awake but deteriorate rapidly. *J Emerg Med* 2010; 39:377–383.

World Health Organization. Cranial burr hole. In *Surgical Care at the District Hospital, Part 6: Traumatology and Orthopaedics*. Geneva: World Health Organization, 2003, Ch. 17 (http://www.who.int/surgery/publications/en/SCDH.pdf, accessed 31 July, 2014).

ケース 45
エレベーター内の閉じ込め事案

Jared M. Kutzin

1	**シナリオ概要**

院内のエレベーターを点検していた作業員が，保守点検中の看板掲示を忘れていた．最終点検中に，37歳の来訪客と病院スタッフがそうとは知らずにエレベーターを使用してしまう．男性が乗りこもうとしたところで，エレベーターは突然上昇をはじめた．男性の脚は膝下で切断され，エレベーターはフロアとフロアの間で停止してしまった．患者の胴体はエレベーター内にあるが，脚は縁からぶら下がっている．チームが到着すると，エレベーターがフロアとフロアの間で止まっているために，患者とコミュニケーションをとったり治療するためのスペースは昇降路に 45 cm (18 インチ) しかないことがわかった．エレベーター内には ER の診療補助員 Patient Care Assistant (PCA) と救急救命士 Emergency Medical Technician-Basic (EMT-B) がいる．事故のために電源は切ってあり，チームは非常灯のもとで診療をしなければならない．作業員が連絡を受けて，エレベーターを安定化させるために向かっている．消防署に連絡をしたら15分程度で来てくれるという．

2	**教育目標/論点**

臨床的治療
- 患者の治療を開始する前に現場の安全確保の重要性について認識する
- エレベーター内の患者の ABC 評価のために診療補助員を支援する
- 切断肢に対する適切な処置 (止血) を行う
- 追加で必要となるリソース (消防隊/救急隊) を認識する

コミュニケーションとチームワーク
- それぞれの役割を明確にする
- 現場の調整責任を負うリーダーを明確にする
- エレベーター内にいる診療補助員とコミュニケーションをとって明確な指示を与える

3	**準備物品**

ネックカラー，バックボード，ストレッチャー，4×4 ガーゼ，腹部用ガーゼパッド，輸液，輸液セット，モニター装置 (心電図，BP，SpO_2) と緊急対応バッグ

4	**ムラージュ**

まずはエレベーターの昇降路をつくる必要がある．これはパイプとドレープで作製し，その上部にマネキンをおいて，その下の側面にエレベーターの開口部を設ける．図 45-1 の丸印はチームがいる方向に向い

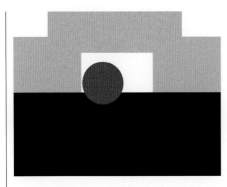

図 45-1　エレベーター事故のレイアウト

ている患者の脚を表している。図の上部はパイプとドレープで作成されたものであり，下部の長方形は事故現場が地上から高い位置にあることを示している

マネキンは地上から約 1.8 m（6 フィート）の高さのところに設置すべきである。パイプとドレープで組み立てて，ドレープは約 2.3 m（7.5 フィート）の高さからつり下げて，約 45 cm（18 インチ）の開口部を設ける。切断肢の断端からは直接圧迫では制御できない活動性出血があり，健側下肢は擦過創があり衣服が破れている。適切な処置がされるまで切断肢の断端からは血液が「噴出」している

5	画像と血液検査

なし

6	登場人物（シナリオ協力者）とその役割

■診療補助員：負傷者とともにエレベーター内にいてチームの診療を補助するが，精神的にとり乱しており処置できるようにするためにはチームが落ち着かせなければならない。チームによって詳細に指示がなされれば処置ができるが，そうでなければいつ救出されるか知りたくて過呼吸になって焦ってしまう
■エレベーター作業員：チームの要求によって安全情報を提供する
■その他の俳優：来訪客や病院職員として振る舞い，「災害現場」の写真をとりまくる

7	クリティカル・アクション

■現場の安全確認/確保について認識する
■エレベーター内の診療補助員とコミュニケーションをとって落ち着かせる
■診療補助員を支援して負傷者を評価する
■直接圧迫とターニケットを用いて出血を制御する
■エレベーターから負傷者を安全に救助する

8	時間経過

開始時点（時間 0 分）

バイタルサイン：BP 110/50 mmHg，HR 120 回/分，RR 28 回/分，SpO_2 95 %（room air），BT 38.7℃，心電図（洞性頻脈）
■初診時現症のまとめ：フロアとフロアの間に停止しているエレベーター内に閉じ込められた 37 歳の男性。下肢が切断され，健側肢には擦過創と衣服の破損が認められる。エレベーターは地上から約 1.8 m（6 フィート）の高さで止まっている

■初期治療：エレベーター内に診療補助員がいるが，チームが到着するまで処置を開始できない
■身体所見
- ▶概要：意識清明，疼痛のため興奮している
- ▶頭頸部：頭部を打撲しているが，意識清明
- ▶頸部：正常
- ▶胸部：正常，聴診上は異常なし
- ▶心臓：整，頻脈
- ▶腹部：正常，軟
- ▶皮膚：蒼白，発汗多量
- ▶四肢：上肢は正常。片側下肢が切断され，健側も擦過創と衣服の破損あり
- ▶神経：露出部に疼痛あり

■診療補助員：精神的にとり乱しており，泣き叫んでいて援助が必要。当初は非協力的（チームによって落ち着かされ，詳細な指示がだされるまで）

> **クリティカル・アクション**
> - 現場の安全を確保する（電源が停止されていることを確認する）
> - 応援を要請する（消防隊/救急隊）
> - 傷病者数を確認する
> - 役割を明確にする

シナリオ進行1：2分後

バイタルサイン：BP 102/48 mmHg，HR 130 回/分，RR 24 回/分，SpO_2 95%（room air）

■身体所見の変化：直接圧迫では制御できない出血
■患者は疼痛のために叫び続けている。疼痛は 10/10
■血液検査：利用できるものはない
■画像検査：利用できるものはない
■診療補助員：チームが落ち着かせて詳細な指示を与えるまで，精神的にとり乱したままで現場を混乱させている。指示を完遂したら報告をするが，つぎの指示が与えられなかった場合は 30 秒間黙っていて，その後にいつ救助されるかを聞く
■エレベーター作業員：チームに呼ばれたならば速やかに駆けつけ，まだエレベーターは安全ではないが安全確保のために作業をしていることを告げる。3 分後にエレベーターが「安全」であることを報告する

> **クリティカル・アクション**
> - 準備されていなかったら全脊柱固定（脊椎運動制限）の資器材を要求する
> - 現場で治療するか患者を移送してから治療するかを決断する
> - 出血制御（直接圧迫）
> - エレベーター内の診療補助員とコミュニケーションをとる

シナリオ進行2：3分後

バイタルサイン：BP 90/50 mmHg，HR 135 回/分，RR 26 回/分，SpO_2 95%（room air）

■身体所見/病態の変化
- ▶ターニケットが装着されるまで出血は持続
- ▶出血が持続すれば患者の反応は低下する

■診療補助員：「シナリオ進行1」のまま

■エレベーター作業員：まだ連絡されていなければ，3分後に現場に到着する．連絡されていた場合，3分後に現場に到着してエレベーターは「安全」になり**動かないことを報告する**
■野次馬：現場に集まりスマートフォンのカメラで写真撮影をしている者もいて，群衆管理が必要

> **クリティカル・アクション**
> - 輸液実施（2本の大口径輸液路から等張晶質液を投与）
> - 迅速外傷評価
> - 出血制御（ターニケット）
> - 診療補助員とコミュニケーションをとる

シナリオ進行3：最後のアクション（5分後）
バイタルサイン：変化なし

■身体所見/病態の変化
▶反応が低下していく
▶ターニケットが装着されるまで出血は持続

■診療補助員：「シナリオ進行2」のまま
■決断：出血制御しつつ消防隊/救急隊による支援を待つ

> **クリティカル・アクション**
> - 消防隊が到着するまで患者をエレベーター内で待機させるか，全脊柱固定（脊椎運動制限）のうえで救助するか決断する
> - 輸液蘇生を開始する
> - 切断肢の断端に止血薬を使用することを考慮する

9 画像と血液検査など

なし

10 参考文献

Beekley AC, Sebesta JA, Blackbourne LH et al. Preshospital tourniquet use in Operation Iraqi Freedom: effect on hemorrhage control and outcomes. *J Trauma* 2008; 64(Suppl): S28–S37.

Markenson D, Ferguson JD, Chameides L et al. Part 17: First aid: 2010 American Heart Association and American Red Cross Guidelines for First Aid. *Circulation* 2010; 122(Suppl 3):S934–S946.

ケース 46
多数傷病者対応：
「二度とジェットコースターなんかに乗るもんか」

Kirill Shishlov and Michael Falk

1	シナリオ概要

チームはジェットコースター事故の現場に派遣要請されて，そこでの傷病者管理を任されている。この時点で搬送のために利用可能な救急隊はおらず，事故現場に到着してからは傷病者をトリアージして処置することがチームの業務となっている。チームは4名だけだが，周囲には援助してくれる人たち（休暇中のパラメディック，救急隊員，一次救命処置ができる2名のバイスタンダー）がいて，チームの一員として現場管理を支援してくれる能力があることをリーダーは理解している。傷病者がトリアージエリアに搬送されると，チームは迅速にトリアージをしてどのように対応して資器材を用いるかを決定しなければならない。安心させるだけで他に何も処置の必要がなく，チームの注意をそらす数名の「緑色」患者がいる。同様に注意深い観察が必要だが，迅速な処置の必要がない2名の「黄色」患者がいる。そのうえ，迅速な蘇生が必要で医療上の問題がある2名の「赤色」患者がいる。さらに，蘇生が無益となる2名の「黒色」患者がいる。歩行患者と同様に，傷病者は救急隊員によって同時に2～3名が搬送されてくる。シナリオは，蘇生された2名の「赤色」患者を搬送するための救急隊が到着して終了する。

2	教育目標/論点

臨床的治療
- 多数傷病者事案における重症患者の初期安定化と蘇生
- セカンダリーサーベイの重要性と患者安定化後の再評価
- 大量出血している切断肢/受傷部位に対する迅速なターニケット装着
- 緊張性気胸に対する緊急針脱気

コミュニケーションとチームワーク
- 多数傷病者事案におけるトリアージの重要性
- 限られた医療資源配置の重要性
- チームメンバーに対する業務付与
- 医療資源が限られた環境で，医療技術をもった「バイスタンダー」などの資源を認識して活用する能力

3	準備物品

気道管理セット，輸液セット/バッグ，気管挿管セット，骨髄輸液セット，移動用モニター装置，包帯，止血用ターニケット，2台の救急車用ストレッチャー，「黒タッグ」用の2台のストレッチャー，救急用副木，ネックカラー

4	ムラージュ

- ■**赤色患者1**（成人のマネキン）：1肢が切断されていて模擬動脈血の滲出により赤色に染まった包帯で被覆されている。他に軽度の擦過創あり
- ■**赤色患者2**（成人のマネキン）：大腿を含めた左下肢が固定されている。胸部に擦過創と水疱が存在
- ■**黒色患者1**（小児のマネキン）：頭部に巨大な擦過創があり，頭蓋骨骨折を示唆する鼻出血と耳出血あり。小さな人形で代用可能
- ■**黒色患者2**（成人のマネキン）：胸部の中央に巨大な金属が刺さっている

5	画像と血液検査

なし

6	登場人物（シナリオ協力者）とその役割

■患者
- ▶**黄色患者1**：軽症頭部外傷の成人患者。頭部に擦過創があり，軽度の混乱があってややふらつきがあるが，安定しており診察あるいは指示には従う
- ▶**黄色患者2**：軽症右肩外傷の成人患者で骨折に対して固定が必要そう。疼痛があり診察を希望して，鎮痛薬と迅速な処置を要求している
- ▶**赤色患者1**（マネキンの音声）：静かに呻きつつ，嗜眠傾向だがゆっくりと話す
- ▶**赤色患者2**（マネキンの音声）：呼吸促迫があり，短い文章しか話せない。しばしば下肢と胸部の疼痛を訴えている
- ▶**黒色患者1の母親**：子どもをつれた若い母親が来て，明らかに驚いてとり乱している。彼女はチームに赤ん坊を救命するよう繰り返し懇願し，なぜ処置をしないのかとくってかかる。彼女は落ち着かされるが，チームリーダーによって子どもがすでに亡くなっていて何もできないことを説明される（穏やか，かつ丁寧に）

■**現場のパラメディック**：チームが依頼をしなくても，迅速に処置に参加する
■**2名の救急隊員**：協力要請可能だが，チームリーダーかメンバーに依頼されるまで自分たちが医療従事者であることを明かさない
■**救急隊**：傷病者を搬送するが，すぐに現場に戻って活動をしなければならないため長居はしない
■**緑色患者**（俳優）：軽症の擦過傷あるいは擦過創を負った数名の歩行可能患者がめいめいに歩き回って助けを求めているが，指示をされればきちんと従う

7	クリティカル・アクション

- ■セカンダリーサーベイを行い，**赤色患者1**と**赤色患者2**にネックカラーを装着する
- ■**赤色患者1**の切断肢断端にターニケットを装着し，1Lの生理食塩液を急速投与する（もしくは2L）
- ■**赤色患者1**に対して骨髄輸液などで迅速な輸液路確保が必要であることを認識する
- ■多数傷病者事案では，現場で適切にトリアージして「黒タッグ」の傷病者に無益な医療を提供しないように認識する
- ■**赤色患者2**の緊張性気胸を認識して適切な処置をする

| 8 | **時間経過** |

開始時点(時間 0 分)
黒色患者 1
バイタルサイン：BP 測定不能，HR 0 回/分，RR 0 回/分，SpO$_2$測定不能，心電図(心静止)
■初診時現症のまとめ：子どもを抱いてとり乱した若い母親によれば，「とても高いところ」で，ジェットコースターから転落したらしく，すぐにトリアージエリアにつれて来られた。転落したときから患児は呼吸をしておらず，すでに 10～15 分が経過している
■初期治療：なし
■身体所見
　▶頭頸部：前頭部に擦過創，鼻出血と耳出血あり
　▶概要：他に明らかな変形/外傷所見なし
　▶呼吸停止
　▶脈拍触知せず
　▶神経：GCS 3 点
■チームリーダーあるいは指名されたメンバー：患児が死亡していることを母親に伝えるべきであり，可能ならば彼女をケアするメンバーを指名する
■**黒色患者 1** に対応している間も**赤色患者 1** に対する処置を優先させて，無益な治療よりも「救命可能」な患者の搬送を行うようにする

黄色患者 1
到着時バイタルサイン：測定すべきではないが，チームが確認した場合は正常
■初診時現症のまとめ：生来健康な 23 歳の男性で事故の際に木製ボードに頭部を打撲しており，軽度の頭痛とふらつきを訴えているが意識消失はしておらず，視覚異常，頸部痛，痺れはない。安定しているが少し混乱
■初期治療：現場で黄色にトリアージされて「黄色エリア」で待つように指示された
■身体所見
　▶頭頸部：前頭部に小さな擦過創，瞳孔左右差なし，正円，対光反射異常なし，輻輳反射異常なし，外眼筋に異常なし
　▶胸部：聴診上は異常なし
　▶心臓：整，心雑音なし
　▶腹部：軟，圧痛なし
　▶神経：ややふらつきを認める歩行だが安定。意識清明で人/場所/時間のオリエンテーションは正常，GCS 13～14 点

他の緑色患者/黄色患者/俳優
誰かが観察しているかぎり，緑色と黄色患者全員はわきで静かに座っている。患者らはチームによって 20～30 秒ごとに継続的に観察すべきであり，原則として指示に従って邪魔にはならない
■死亡患児(**黒色患者 1**)の母親：とり乱して泣いており，チームに赤ん坊を救命するように懇願。チームによってなだめられると静かに泣く
■緑色患者 1：右膝に擦過傷がある患者で，事故の後に走って来た。他に外傷はなく，緑色にトリアージされた
■緑色患者 2：事故を目撃してパニック発作を起こしているが，外傷はなくトリアージはされていない。とても不安そうで手を握るなどしていなければならない

> クリティカル・アクション
> - 小児の黒色患者1の蘇生を中止する
> - 母親に付き添う
> - 黄色/緑色患者の適切なトリアージ

シナリオ進行1：2〜4分後

赤色患者1

到着時バイタルサイン：BP 70 mmHg（触診），HR 135 回/分，RR 24 回/分，SpO$_2$ 94％（room air），心電図（洞性頻脈）

■初診時現症のまとめ：事故に巻き込まれて明らかに四肢が切断（施設で準備できるマネキンによって上肢でも下肢でも構わない）された43歳の患者。詳細不詳

■初期治療：救急隊が断端部位を包帯で被覆したが，静脈路の確保はできず，ネックカラーも装着していない。赤色にトリアージされている

■身体所見
- ▶概要：嗜眠傾向であるが，声掛けで覚醒し，質問にはゆっくりと回答する
- ▶頭頸部：前頭部/顔面に軽度の擦過創，瞳孔左右差なし，正円，対光反射異常なし，輻輳反射異常なし，外眼筋に異常なし
- ▶頸部：触診による頸椎の圧痛なし
- ▶胸部：聴診上は異常なし，触診による胸部圧痛なし
- ▶心臓：頻脈で四肢末梢の脈拍触知は弱く，皮膚は冷たい
- ▶腹部：体幹部に軽度の擦過創あり，軟，圧痛なし，骨盤は安定
- ▶四肢：一肢が切断され，被覆しているガーゼは血液で汚染されている。他の三肢に変形なく末梢の脈拍は触知可能
- ▶四肢は可動し，感覚は正常。チームが包帯をはずしたら動脈性出血が認められる
- ▶血液検査：利用できるものはない
- ▶画像検査：利用できるものはない

黄色患者2

到着時バイタルサイン：測定すべきではないが，チームが確認した場合は正常

■初診時現症のまとめ：生来健康な39歳の男性で，落ちるときに右腕から落ちて逃げてきた。頭部は打撲しておらず，右前腕以外には外傷はない。興奮して診察を要求しており，黄色タッグを地面に叩きつけて「すぐに診察しろ！　俺はジェットコースターの設計者だ。こんなことが起きるはずがない！　これは会社が未熟者に操作させていたから起きたんだ！」といっている。空いていれば救急車用ストレッチャーに横たわる

■初期治療：現場で黄色にトリアージされて，腕を固定された後に自力で医療機関を受診するように指示される

■身体所見
- ▶頭頸部：頭部外傷なし，瞳孔左右差なし，正円，対光反射異常なし，輻輳反射異常なし，外眼筋は異常なし
- ▶胸部：聴診上は異常なし
- ▶心臓：整，心雑音なし
- ▶腹部：軟，圧痛なし
- ▶四肢：右手関節周囲に疼痛あり，神経・血管系に異常なし
- ▶神経：正常，意識清明，意識清明で人/場所/時間のオリエンテーションは正常，GCS 15点

他の緑色患者/黄色患者/俳優
1〜2名の緑色患者が軽度の擦過傷のために歩いて受診する

　観察されている限り，緑色と黄色の全患者は道路わきで静かに座っている，そうでなければ治療を求めて処置エリアに来る

追加点
■**黄色患者1**あるいは**黄色患者2**は，ストレッチャーに仰臥させられて医師の処置を受ける
■チームが静脈路の確保を決定した場合，パラメディックが試みて何回かトライした挙げ句に失敗したと報告される．チームが骨髄輸液路を指示しなかった場合，パラメディックは指示をするように差し向ける
■チームが切断肢断端にターニケットを装着しなかった場合，パラメディックは実施するように差し向ける
■チームが他の医療資源についてたずねてきたら，救急隊かパラメディックは，災害対応計画が起動されているためもうすぐ資源あるいは搬送要員が到着すると伝える

> **クリティカル・アクション**
> - ターニケットを装着する
> - 骨髄輸液路の確保と輸液蘇生
> - 赤色患者1のセカンダリーサーベイ実施とネックカラー装着

シナリオ進行2：4〜6分後
赤色患者2
到着時バイタルサイン：BP 80 mmHg台/50 mmHg台，HR 121回/分，RR 34回/分，SpO_2 86%（非再呼吸式マスク換気），心電図（洞性頻脈）
■初診時現症のまとめ：事故に巻き込まれ，高さははっきりしないが転落して受傷した56歳の男性．右大腿部の疼痛と変形，息切れと右胸部痛を訴えている．その他の話は聞けない
■初期治療：救急隊は右下肢を固定して非再呼吸式マスクを装着．赤色にトリアージされている
■身体所見
　▶概要：呼吸促迫があり，短い言葉しか話せない初老の男性．顔面に軽度の擦過創あり
　▶頭頸部：瞳孔左右差なし，正円，対光反射異常なし，輻輳反射異常なし，外眼筋に異常なし
　▶頸部：触診で頸椎に圧痛あり
　▶胸部：右側に擦過創と水疱あり
　▶心臓：洞性頻脈
　▶腹部：軟，圧痛なし，右側で腸管蠕動音消失，骨盤は安定
　▶四肢：右下肢は明らかに変形しており，固定されているが末梢脈拍の触知は良好．他の四肢は変形なく末梢脈拍も正常
■緊張性気胸に対して迅速に針脱気を実施すれば，空気の噴出音が聴取されて患者のバイタルサインは改善する：BP 116/65 mmHg，HR 104回/分，RR 24回/分，SpO_2 94%（非再呼吸式マスク換気），心電図（**洞性頻脈**）
■チームが左下肢の治療を優先した場合，**黒色患者2**に気をとられた場合，何かほかの原因で脱気までに2分以上を要した場合は，患者の病態が増悪する
　▶患者は無反応になる
　▶BP 85/40 mmHg，HR 135回/分，RR 42回/分，SpO_2 75%（非再呼吸式マスク換気），心電図（**洞性頻脈**）
■緊張性気胸の脱気を実施した場合，病態は改善する．1分以上の遅延を認めた場合，脱気でしか自己心拍が回復しないPEAになる
■静脈路か骨髄路を確保して生理食塩液1Lの投与を実施すべき

黒色患者 2

到着時バイタルサイン：BP 測定不能，HR 0 回/分，呼吸状態は死戦期呼吸，SpO_2 測定不能，心電図（**心静止**）

■初診時現症のまとめ：胸部の中央に金属が刺さっている若い女性。救急隊によれば「現場では弱く脈が触知されましたが，7 分前から触れなくなりました」という。胸部に金属が刺さっているため脱気ができなかった

■初期治療：なし

■身体所見

　▶概要：胸部の中央に大きな金属片が刺さっている。他に粗大な変形あるいは外傷はない

　▶神経：GCS 3 点

　▶胸部：死戦期呼吸

　▶心臓：脈なし

赤色患者 1

バイタルサイン：BP 95/47 mmHg，HR 120 回/分，RR 21 回/分，SpO_2 98％（非再呼吸式マスク換気）

■輸液蘇生が継続されていても病態変化はなし

■血液検査：利用できるものはない

■画像検査：利用できるものはない

他の緑色患者/黄色患者/俳優

緑色と黄色の全患者は協力的

追加点

■**赤色患者 2** と**黒色患者 2** は同時か，わずかな時間差で搬送されてくる

■**黒色患者 2** を含む他の患者を動かして，**赤色患者 2** のためにストレッチャーを確保する必要がある

■**赤色患者 2** が心停止した場合，パラメディックは針脱気をするように仕向ける

> **クリティカル・アクション**
> - 緊張性気胸に対する針脱気
> - 適切なトリアージと蘇生の見込みがない患者（**黒色患者 2**）に対する医療資源節約

シナリオ進行 3：7～8 分後

■通信指令課から，救急隊が最初の 2 名の患者を搬送するために向かっていて，あと 1 分で到着すると報告がある。需要があれば他の隊も 10～15 分で到着可能

赤色患者 1

バイタルサイン：BP 102/51 mmHg，HR 118 回/分，RR 20 回/分，SpO_2 98％（非再呼吸式マスク換気）

■身体所見/病態の変化：なし

■血液検査：利用できるものはない

■画像検査：利用できるものはない

赤色患者 2

バイタルサイン：BP 110/65 mmHg，HR 104 回/分，RR 24 回/分，SpO_2 94％（非再呼吸式マスク換気）

■身体所見/病態の変化：なし

■血液検査：利用できるものはない

■画像検査：利用できるものはない

他の緑色患者/黄色患者/俳優

非常に要求の多い**黄色患者 2** 以外は，黄色/緑色の患者は大きな問題を起こさずに救急車が到着したら病院

に搬送される

追加点
- 7分の時点で最初の患者を病院に搬送するために救急隊がすでに到着する
- **赤色患者1**に1名のメンバーを担当させる。必要に応じて医師が担当する
- 1分後に**赤色患者2**のための2台目の救急車が到着する

> **クリティカル・アクション**
> - 最重症患者を最初に搬送する必要があることを認識する

シナリオ進行4：最後のアクション
- 2人目の赤色患者が病院に搬送されたところでシナリオは終了する
- チームは他の傷病者に対して，救急隊が向かっている最中であり，治療のために間もなく病院に搬送することを伝える

9 画像と血液検査など

なし

10 参考文献

Kragh JF, Jr., Walters TJ, Baer DG, et al. Practical use of emergency tourniquets to stop bleeding in major limb trauma. *J Trauma* 2008; 64(Suppl):S38–S49; discussion S49–S50.

Timbie JW, Ringel JS, Fox DS, et al. Systematic review of strategies to manage and allocate scarce resources during mass casualty events. *Ann Emerg Med* 2013; 61:677–689.

Warner KJ, Copass MK, Bulger EM. Paramedic use of needle thoracostomy in the prehospital environment. *Prehosp Emerg Care* 2008; 12:162–168.

PartⅢ：付　録

付録 A
米国卒後医学教育認可評議会(ACGME)のマイルストーンを念頭において考える

Lisa Jacobson

2012年に米国卒後医学教育認可評議会 Accreditation Council for Graduate Medical Education(ACGME)と American Board of Emergency Medicine は「救急医学マイルストーンプロジェクト Emergency Medicine Milestones Project」という共同声明を発表した。研修医が専門医になるための研修の進捗状況を評価するために，指導医のために 23 のマイルストーンが示された。SimWars のシナリオは，公開されたマイルストーンのほとんどの項目について研修プログラム責任者が研修医を評価する材料を提供している。「病歴と身体診察に焦点をあてるパフォーマンス」だけではなく，「患者中心のコミュニケーション」やほとんどのシナリオで必要となる「チームをマネージメントする能力」と「決断する能力」を評価する機会をもたらしている。この 4 つのマイルストーンだけではなく，特定のマイルストーンを評価するために有効であると編者が信じるシナリオを以下に示す。

1. 緊急安定化〔患者のケア Patient Care(PC)1〕は以下のケースに含まれており，その他の項目も何らかのかたちでほとんどが本書に含まれている
    - ケース 4：困難気道：家屋火災
    - ケース 5：「機内にお医者様はいませんか？」：航空機内でのアナフィラキシー
    - ケース 7：高血圧緊急症
    - ケース 11：重症気管支喘息
    - ケース 23：外傷性脳損傷
    - ケース 24：てんかん重積状態
    - ケース 27：アメリカンフットボール外傷：神経原性ショックを伴った頸椎骨折
    - ケース 28：フロッピー新生児(筋緊張低下新生児)の蘇生
    - ケース 31：小児てんかん重積状態
    - ケース 32：新生児心停止
2. 薬物療法(PC5)は以下のケースなどに含まれている
    - ケース 2：産業火災傷病者：熱傷とシアン中毒
    - ケース 8：副腎不全
    - ケース 24：てんかん重積状態
    - ケース 26：脳卒中/医療情報聴取(血栓溶解薬)
    - ケース 34：オンダンセトロンと QT 延長症候群
    - ケース 38：ボディーパッカー
    - ケース 41：片頭痛と β 遮断薬過量服薬
3. 多重業務と業務交替(PC8)は以下のケースなどに含まれている
    - ケース 28：フロッピー新生児(筋緊張低下新生児)の蘇生
    - ケース 29：死戦期帝王切開と新生児痙攣
    - ケース 33：ER 待合室におけるアナフィラキシー

ケース40：化学災害/コミュニケーションが困難な除染活動
　　　ケース46：多数傷病者対応：「二度とジェットコースターなんかに乗るもんか」
4. 手技の一般的なアプローチ(PC9)は以下のケースなどに含まれている
　　　ケース 4：困難気道：家屋火災
　　　ケース29：死戦期帝王切開と新生児痙攣
　　　ケース30：分娩後出血をきたした肩甲難産
　　　ケース44：外傷性頭蓋内出血/穿頭術
5. 気道管理(PC10)は以下のケースなどに含まれている
　　　ケース 1：与死抜管：気管挿管を望まない患者
　　　ケース 2：産業火災傷病者：熱傷とシアン中毒
　　　ケース 4：困難気道：家屋火災
　　　ケース16：上部消化管出血の処置における鎮静の失敗
　　　ケース17：前医での治療がうまくいっていない患者の転院：経鼻胃管の気管誤挿入
6. プロフェッショナルの矜持〔プロフェッショナリズム Professionalism (Prof) 1〕は以下のケースなどに含まれている
　　　ケース 1：与死抜管：気管挿管を望まない患者
　　　ケース 6：クルーズ船での熱中症
　　　ケース35：小児死亡のデブリーフィング
　　　ケース36：乳児虐待と医療従事者の怒り
　　　ケース37：飲んだくれ親父と育児放棄
7. 患者安全〔システムにもとづいた診療 System Based Practice (SBP) 1〕は以下のケースなどに含まれている
　　　ケース16：上部消化管出血の処置における鎮静の失敗
　　　ケース17：前医での治療がうまくいっていない患者の転院：経鼻胃管の気管誤挿入
　　　ケース26：脳卒中/医療情報聴取（血栓溶解薬）
　　　ケース33：ER待合室におけるアナフィラキシー
　　　ケース40：化学災害/コミュニケーションが困難な除染活動

付録 B
簡単にムラージュをつくる方法

Becky Damazo

SimWarsはその性質からもわかるように，テンポが速くて難易度が高い。この競技では，対戦するチームが迅速に評価を行い，診断を下す必要がある。素早い決断が競技の重要な側面の1つであるため，それぞれのチームが平等にヒントを得て，医学的な事象を速やかに把握し，適切な介入に進むことが重要である。ムラージュはチームを導くヒントを提供する（図B-1）。忘れてはならないのは，シナリオのテーマとチームの技能がこの競技の本質であり，ムラージュは参加者の決断までの過程をガイドする数多くの道具のうちの1つにすぎない。

ムラージュ作成者にとっての課題は，いかに素早く創傷や現場をつくり上げ，診断のヒントを各チームに平等に提供できるかである。シミュレーション競技会場で使われるムラージュの作成には，より応用的で時間を要する手法は数多く存在するが，これは実際の状況に適さない。つぎにあげる課題は，簡潔なヒントの標準化や素早い設置であり，（同様に重要なのが）つぎのシナリオを円滑に開始するために，いかに簡単に片づけられるかである。

外傷の現場は，当然ながら血だらけである。メーカーや雑貨屋で売られている偽物の血液は，マネキンやテーブル，周囲のものに容易に染みをつくってしまう。ムラージュ作成者は染みが残る可能性や掃除が困難になることを考慮し，血液をまき散らす場合には注意しなければならない。SimWarsにおいては，非常に役に立つ小技がいくつかある。

事前準備

SimWarsのムラージュを作成する際，シナリオを事前に入手し，現実味をもたせるための必要な小道具を早くからつくりはじめることが重要である。創造と演出の大部分はなるべく事前にすませておく。

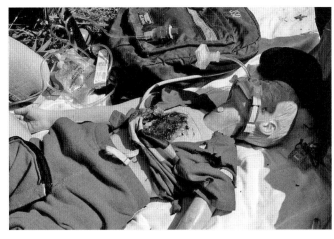

図 B-1　特殊メイクされたマネキン

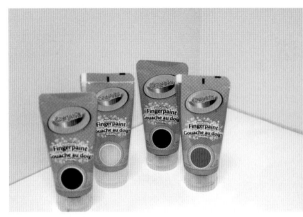
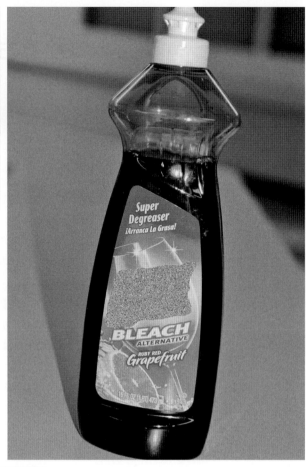

図 B-2　洗い流せる絵の具と洗剤を混ぜ合わせてつくった偽物の血液

血だらけの物品

血液で染まった包帯，シーツ，衣服は落ち着いた環境で用意をするほうが好都合である。事前に準備をしておくことで，演出用の血液をすべて乾いた状態で使用することができるからである。こうすることで，物品をマネキンの上や周囲においても染みをつくってしまう心配はなく，手早く片づけることも可能である。シリコンスプレーを少しだけ散布（浸すのではなく）することで，表面のテカテカした質感をだすこともできる。

血液

シナリオで使用する血液は大量に作成することが可能である。洗い流せる絵の具と洗剤を混ぜ合わせてつくった偽物の血液を図 B-2 に示す。「血液」をボトルで数本分事前に作成しておくと，短時間でリアルな演出が可能となる。汚れないようにマネキンを適切に保護することも重要である。

防護

ムラージュ作成者は適切な防護を使用することによって，道具を保護し，片づけを簡潔にすることができる。つぎにマネキンに血液や創傷を施すときのポイントをいくつかあげる。

創傷の部位を考慮する。通常，マネキンは部位によって「皮膚」の質に違いがある。可能であれば，メイクをするのにより浸透性の低い箇所を選ぶ。

マネキンの皮膚に防護を設けること。ワセリンは安価かつ効果的な防護剤であり，マネキンへのダメージを抑え

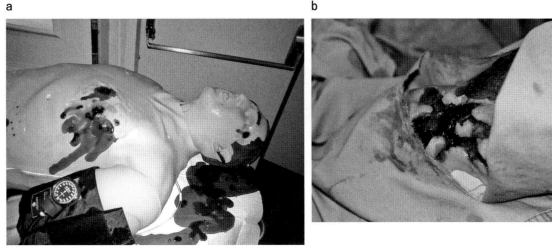

図 B-3　実際に SimWars で使用された外傷患者に施された銃創(a)とベッド上の血液(b)

ることができる。創傷をつくる部位にワセリンを薄く塗布するだけでよい。こうすることで2つの利点が得られる。それは，マネキンを防護する層をつくれることと，創傷の作成がより簡単になることである。場合によっては，接着剤の代わりにもなりうる。

たくさんの出血や創傷があるとき。出血量が多く，創傷もたくさんある場合に効果的な防護剤はラップフィルムである。創傷の下やその周囲に1回巻いておくだけで，マネキンを防護することができる。

小道具

マネキンや俳優に小道具を使用することで，劇的に臨場感をだすことができる。

- **ゲルを使った特殊メイク。**ゲル状の物質を創部の形に変形させ，手早くマネキンに付着することができる。この物質を使って，創傷，擦過傷，血液や外傷の再現が可能である。この物質は使用する際には事前の計画が必要である。図 B-3 に示しているのは，実際に SimWars で使用されたもので，外傷患者に施された銃創とベッド上の血液である。創傷はものの数分で片づけることができ，血液は跡を残すことなく素早くシーツからはがすことができる。図 B-3a の血液は流血こそしないが，競技用シナリオに必要な視覚的なヒントを与えるという役割を十分に果たす。これら2つの小道具は事前に作成され，現場にただおかれただけである。いったんシナリオが終了すると，とりはずして保管し，つぎのシナリオで再利用することができる。本章の冒頭に登場する熱傷(図 B-1)もまた，熱傷用の材料を上に重ねてゲル状の物質を使用してつくられている。
- **(100円ショップで購入できるような)安価なパウダー化粧品。**打撲痕，咬傷，皮疹を再現するときに使用する。打撲痕を再現するには，皮下出血の特殊メイクに必要な色(つまり，赤系，青系，黄系，緑系)を使用すればよい。これらの色はワセリンの上から素早く塗り重ねることができる。再現した打撲痕は患者病歴のヒントとなりうる。図 B-4 の打撲痕は，あるシナリオで虐待を想起させるためにつくられたものである。図 B-5 の湿疹は，ゲル状物質と絵筆を使ってつくられ，絵筆とパウダーチークでぼかすように塗ったものである。これら2つの特殊メイクは，いずれも10秒ほどで片づけが完了する。

ゲルを使った特殊メイクは応用範囲が広く，事前の計画しだいではさまざまなシナリオに使用することができる。図 B-6 は，ガラス片の混入した創部である。この創部は，先ほどと同じ手法でゲル状の物質に皮膚と血液の色を塗り，さらにプラスチック板の破片を創部に差しこむことによってガラス片の混入を再現している。

SimWars のシナリオに使うムラージュをデザインする際には，症例のヒントを素早く提供できるように作成す

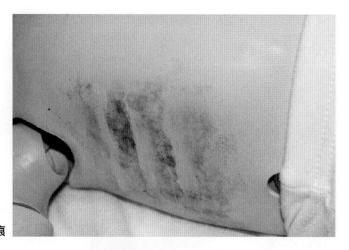

図B-4　虐待によりできた打撲痕

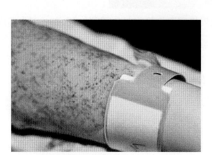

図B-5　ゲル状物質に絵筆でパウダーチークを塗って表面をぼかすようにしてつくった皮疹

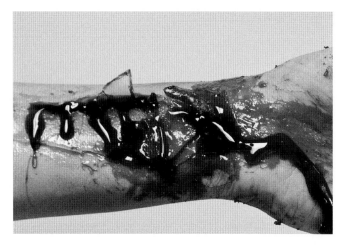

図B-6　ガラス片の混入した創部

べきである。すべての舞台メイクがそうであるように，これらの特殊メイクも大胆かつ劇的であり，遠くからみている観客にもわかりやすいように目立つものでなければならない。

衣装

衣服はマネキンに簡単に着脱できるものでなければならない。Tシャツの後ろやそでに切りこみを入れ，適切な場所にマジックテープ（Velcro®）を縫いつけることで着せ替えが容易になる。衣服に焼き跡をつけたり，偽物の血液をつけて乾燥させることも可能である。衣服はビニール袋に保管して，SimWars の開催場所に搬送することができる。

汗

ほとんどのシナリオには不安感が1つの要素として登場する。このヒントを提供するために，汗となる液体（グリセリンと水）を霧吹きに入れたものを用意しておくと便利である。

匂い

匂いを再現してヒントとして登場させることは可能だが，観客に理解してもらうことは難しい。

煙

火災現場のシナリオで緊迫感を演出するためのスモークマシンは便利である（例：手術室での火災など）。ただし，スモークマシンは瞬時に煙を作り出し，講堂を煙で埋めつくしてしまうことを忘れてはならない。こうなってしまうと，2つ目のシナリオの前に，空気を綺麗にするのが困難となる。専任の担当者を決め，ヒントを与えるために必要な最小限の煙のみを排出し，入れ替わりのときに扇風機を使って煙を吹き飛ばすことは実現可能である。

　SimWarsのムラージュを作成するにあたっては，シナリオを事前に入手し，シナリオにリアリティを与えるために必要な物品をつくっておくことが重要である。**Box B-1**に携行物品の例をあげておく。

Box B-1　携行物品の例

- ゲル状物質を用いた創傷：最小限の出血を伴った刺入部と刺出部
- ストレッチャー上の血液を再現するためのゲル状物質を用いた大量の出血
- 床の血液を再現するためのゲル状物質を用いた出血
- 血だらけの男性用のシャツ
- 血だらけのストレッチャーのシーツ
- 手に使用するための液体血液
- シリコンのスプレー
- ワセリン

参考文献

Alex, G. (2009) *The ATLS® Moulage – A quick guide Journal of Emergency Primary Health Care (JEPHC)*, Vol. 7, Issue 2.

Damazo, R. (2012). *Moulage and more: Theatrical tricks and amazing tools to create simulation reality.* Published at California State University, Chico. Jan. 2012.

付録 C
ケースで用いる画像

ここでは，ケースで使用している画像を掲載してある。

画像集

X 線写真

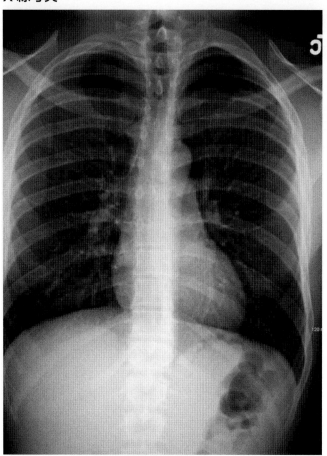

X 線写真 1：成人男性の正常胸部 X 線写真（Jacqueline Nemer の厚意による）

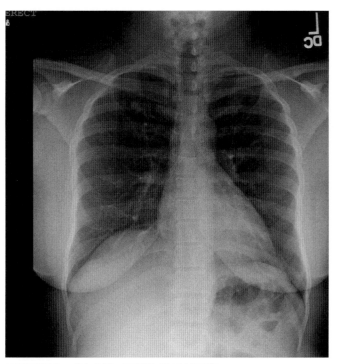

X線写真2：成人女性の正常胸部X線写真

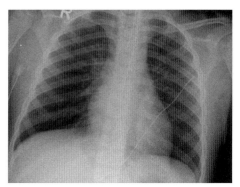

X線写真3：気管挿管された成人男性の正常胸部X線写真

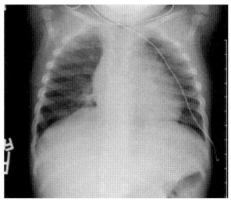

X線写真4：乳児の正常胸部X線写真
（Karissa Millerの厚意による）

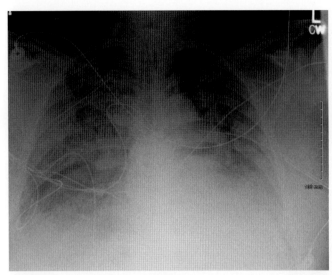

X線写真5：誤嚥のために気管挿管された成人男性の胸部X線写真（Neal Aaronの厚意による）

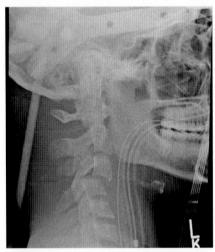

X線写真6：明らかな頸髄損傷を伴う高位頸椎骨折の頸椎側面像

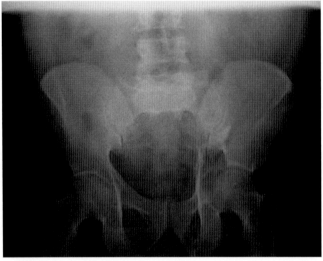

X線写真7：左寛骨臼骨折を呈する骨盤（Paul Wassermanの厚意による）

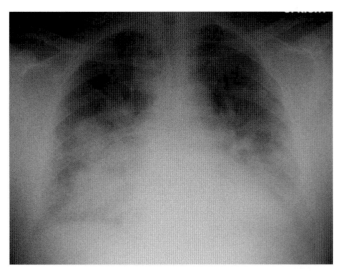
X線写真8：肺水腫を呈する胸部X線写真

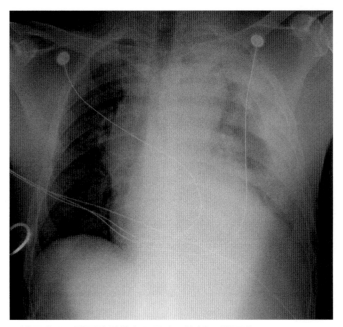
X線写真9：縦隔陰影拡大を呈する胸部X線写真

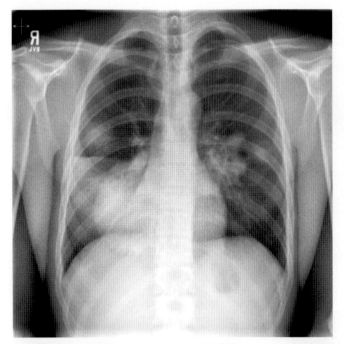

X線写真10：多葉肺炎を呈する胸部X線写真

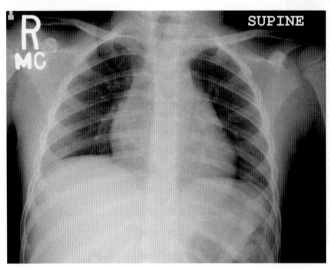

X線写真11：小児の胸部X線写真（Bryant Lambeの厚意による）

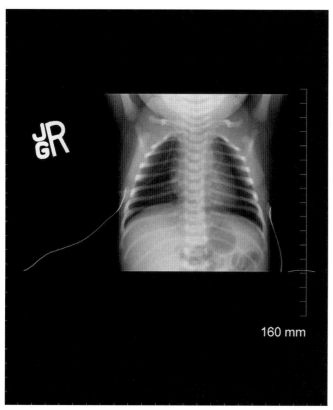

X線写真12：新生児の正常胸部X線写真（フロリダ大学医学部のBenjamin Jordanの厚意による）

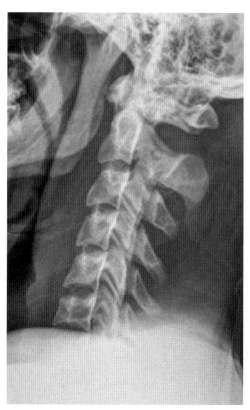

X線写真13：第7頸椎がみえていない第1〜6頸椎の側面像

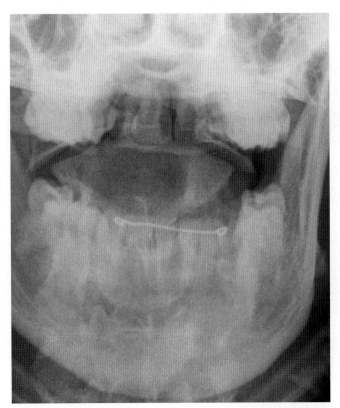

X線写真14：第1頸椎のJefferson骨折を呈する頸椎開口位像

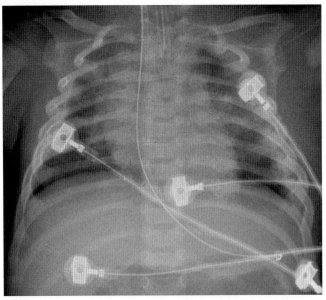

X線写真15：肋骨骨折を伴った小児虐待のX線写真（気管挿管後）
（Ben Hentelとradiopaedia.orgの厚意による）

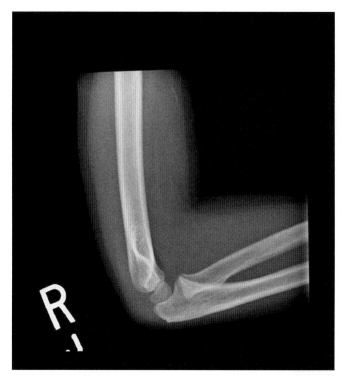

X線写真16：肘関節X線写真

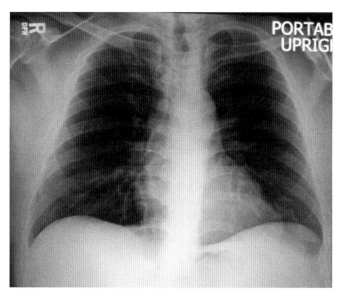

X線写真17：胸部X線写真

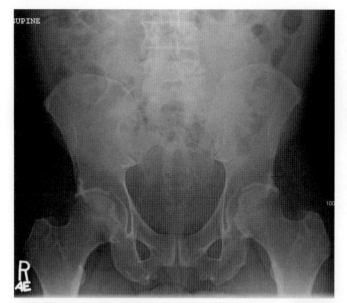
X線写真18:骨盤X線写真

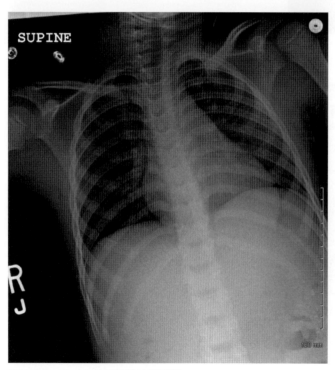
X線写真19:小児の胸部X線写真

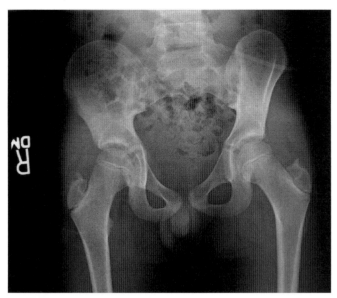

X線写真20：小児の正常骨盤X線写真

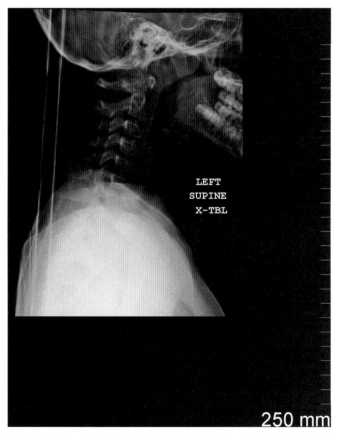

X線写真21：小児の正常頸椎X線写真（フロリダ大学医学部のBenjamin Jordanの厚意による）

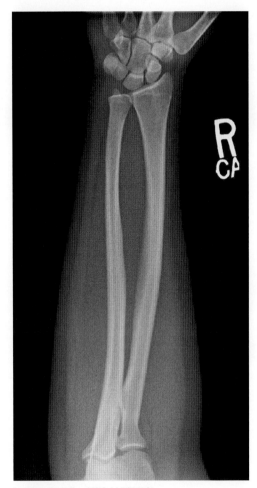

X線写真22：前腕X線写真

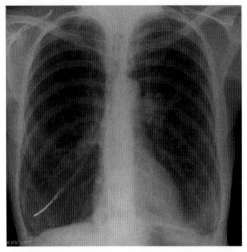

X線写真23：経鼻胃管の気管への誤挿入を呈する胸部X線写真（Frank Gaillardとradiopaedia.orgの厚意による）

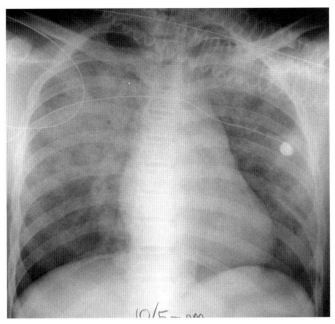

X線写真24：非心原性肺水腫を呈する胸部X線写真（William Herring の厚意による）

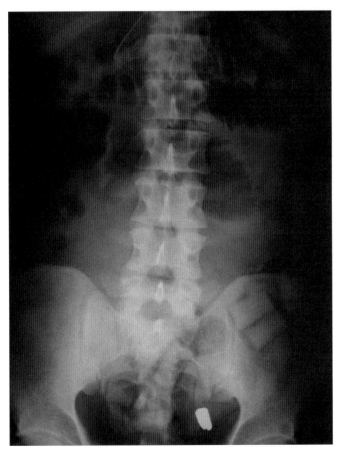

X線写真25：腸管拡張とコカイン入りコンドームの陰影を呈する腹部X線写真（Gregory Wynn の厚意による）

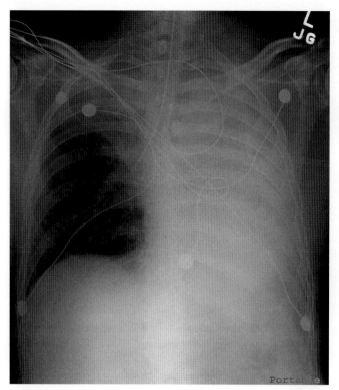

X線写真26：右片肺挿管を呈する胸部X線写真（Gregory Wynnの厚意による）

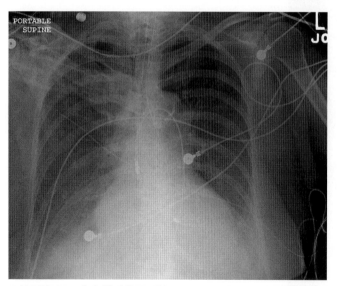

X線写真27：左心補助装置が植え込まれた胸部X線写真（Gregory Wynnの厚意による）

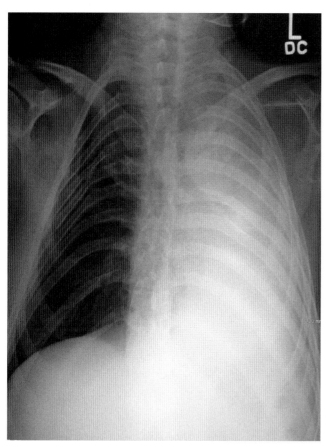

X線写真28：左肺挫傷/出血/気胸を呈する胸部X線写真
（Kristin McKeeの厚意による）

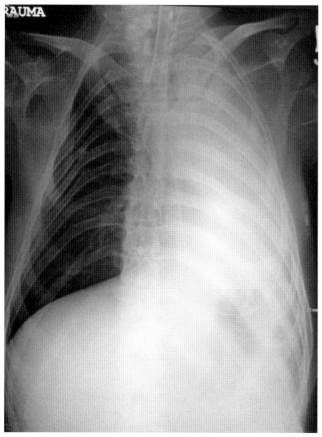

X線写真29：気管挿管された左肺挫傷/出血/気胸の胸部X線写真（Kristin McKeeの厚意による）

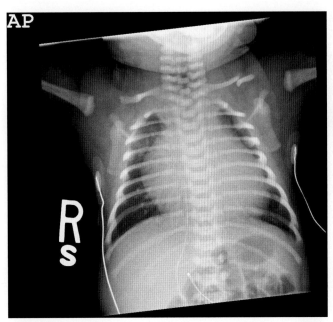

X線写真30：心拡大を呈する新生児の胸部X線写真（フロリダ大学医学部のBenjamin Jordanの厚意による）

心電図

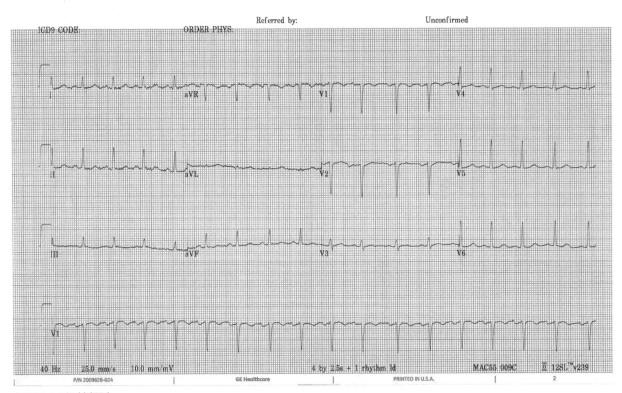

心電図1：洞性頻脈

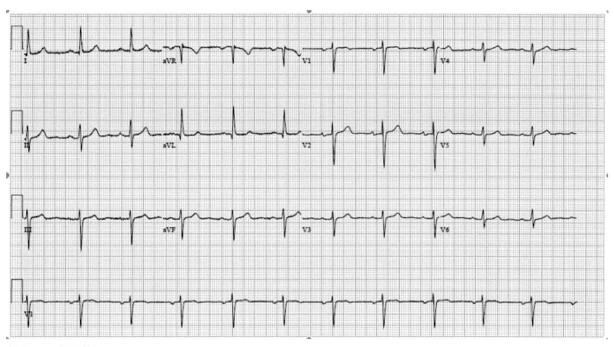

心電図2：洞調律

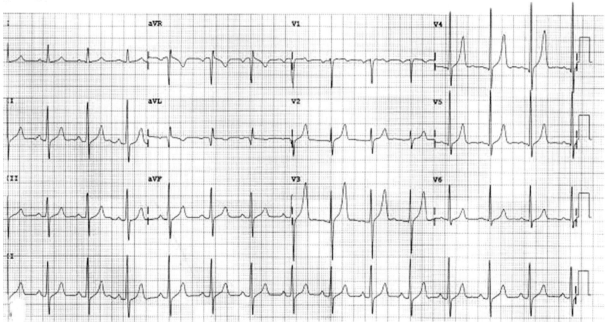

心電図3：洞性頻脈，正常間隔，増高T波

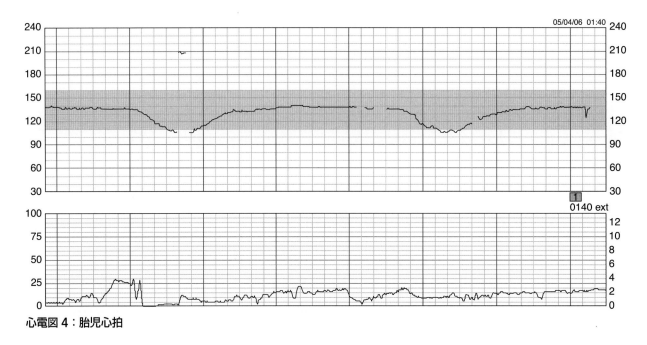

心電図4：胎児心拍

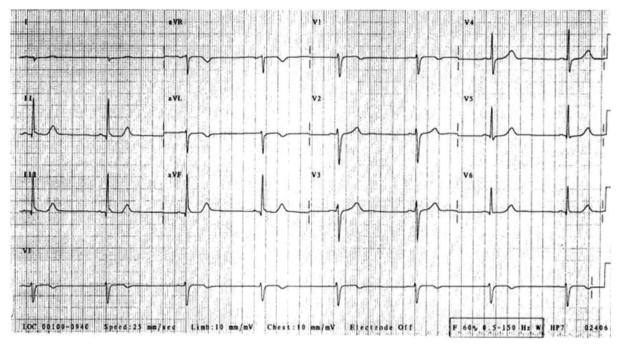

心電図5：洞性徐脈

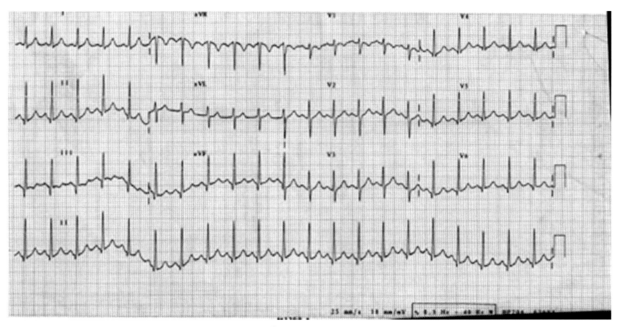

心電図6：洞性頻脈（Jacqueline Nemer の厚意による）

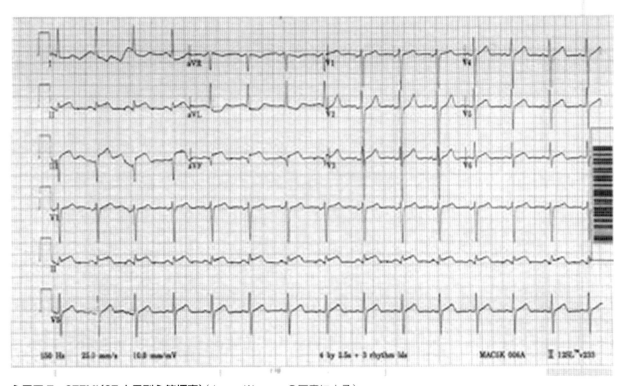

心電図7：STEMI（ST 上昇型心筋梗塞）（Jason Wagner の厚意による）

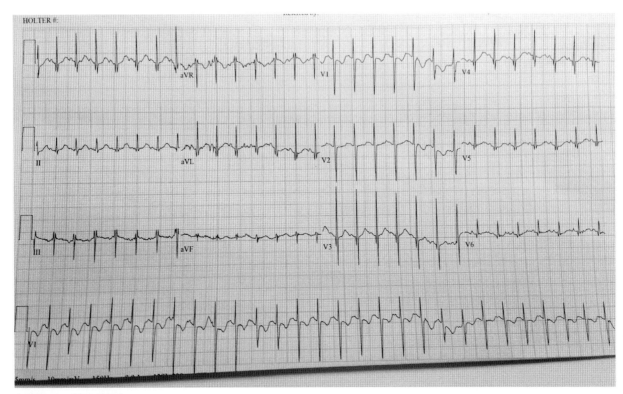

心電図8：小児の頻脈

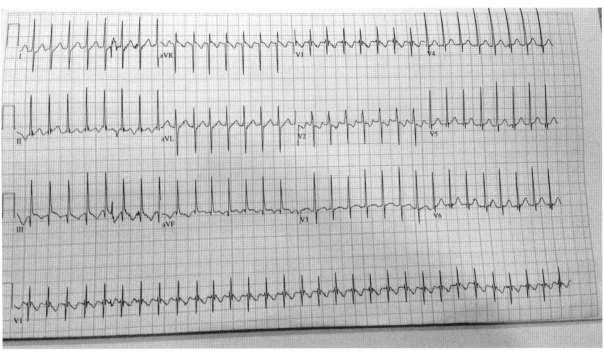

心電図9：新生児の洞性頻脈

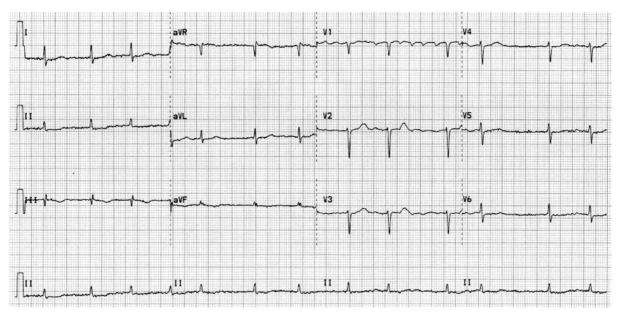

心電図10：心拍が制御された心房細動（Mark Silverberg の厚意による）

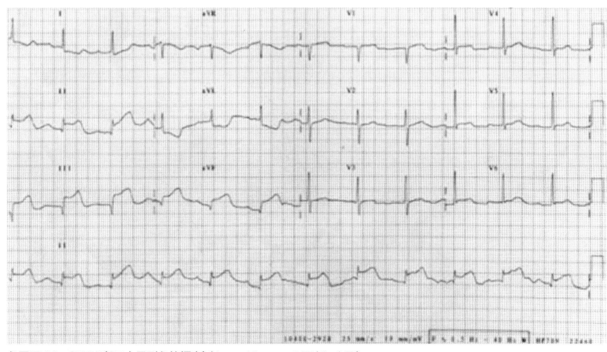

心電図11：STEMI（ST 上昇型心筋梗塞）（Jason Wagner の厚意による）

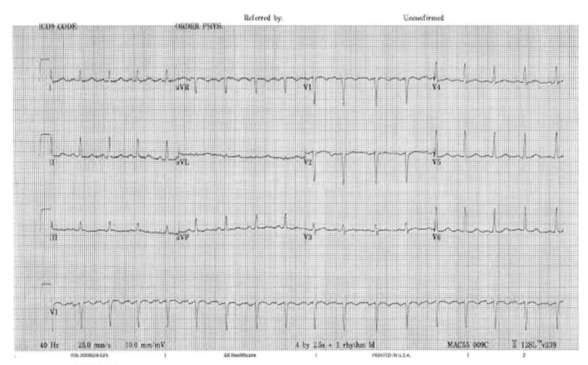

心電図12:洞性頻脈

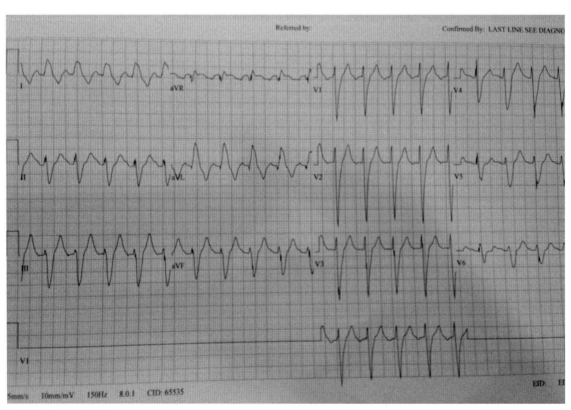

心電図13:心室頻拍

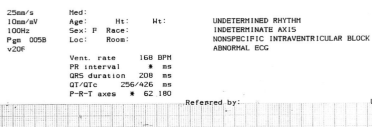
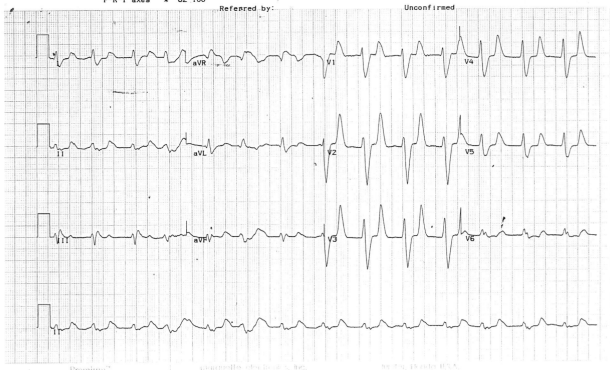

心電図14：wide QRS（Jacqueline Nemer の厚意による）

CT

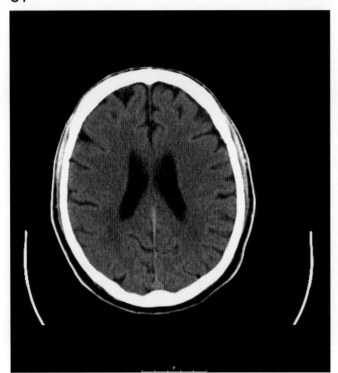

CT1：正常頭部（Mark Silverberg の厚意による）

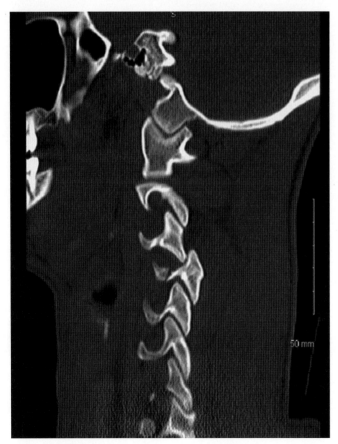

CT2：高位頸椎骨折（Paul Wasserman の厚意による）

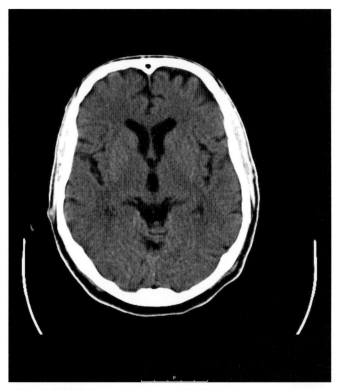

CT3：正常頭部（Mark Silverberg の厚意による）

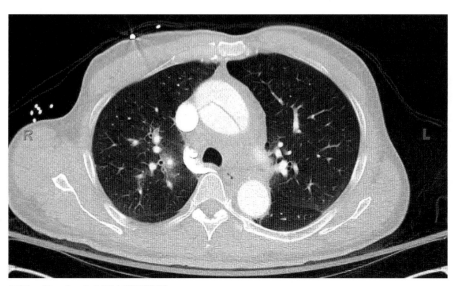

CT4：Stanford A 型大動脈解離

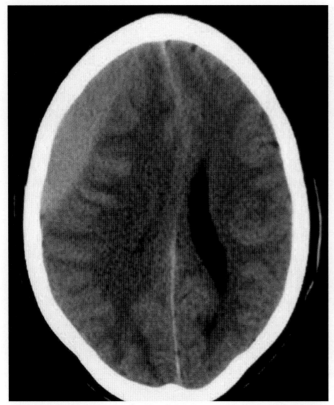

CT5：正中偏位を伴った硬膜外血腫（Mark Silverberg の厚意による）

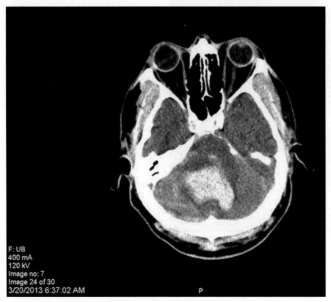

CT6：小脳出血（Mark Silverberg の厚意による）

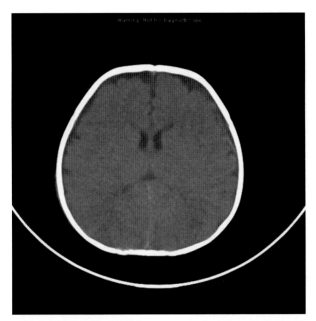

CT7：小児の硬膜下血腫（Ben Hentel と radiopaedia.org の厚意による）

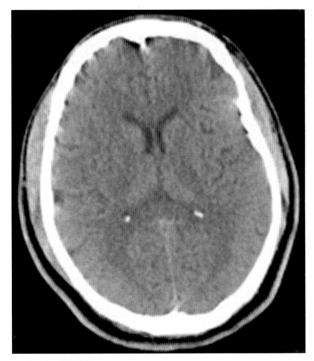

CT8：正常頭部

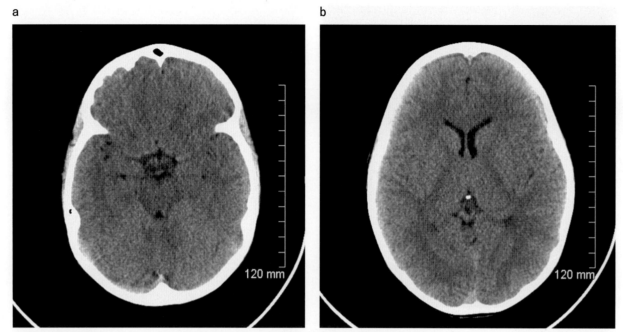

CT9：小児の頭部（フロリダ大学医学部のBenjamin Jordanの厚意による）

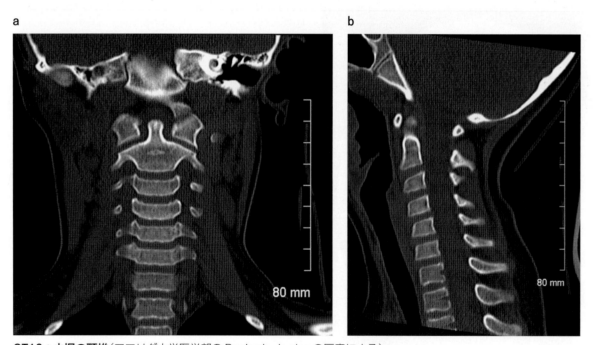

CT10：小児の頸椎（フロリダ大学医学部のBenjamin Jordanの厚意による）

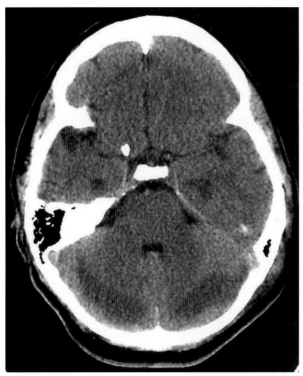

CT11：小脳，淡蒼球，尾状核に対称性低吸収域を呈する一酸化炭素中毒の頭部CT（William Herringの厚意による）

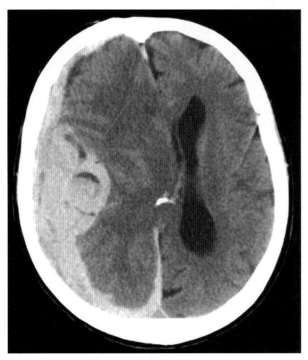

CT12：正中偏位を伴った巨大頭蓋内血腫（James HeilmanとWikipediaの厚意による）

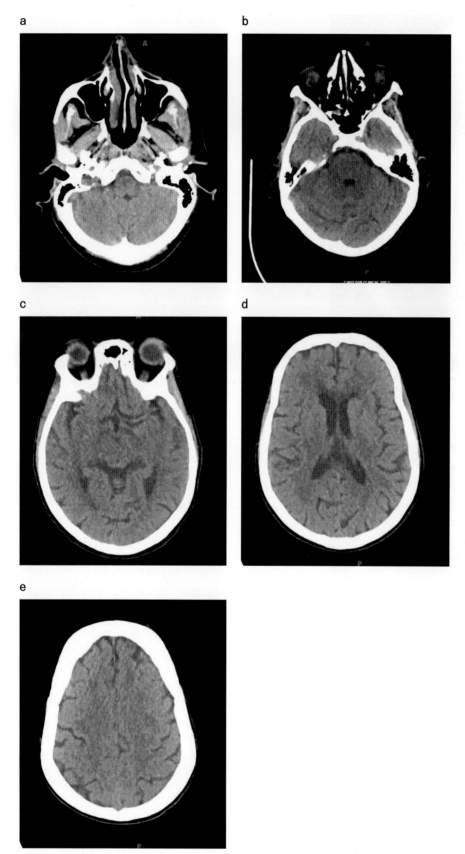

CT13：正常頭部，複数スライス（Jason Wagner の厚意による）

超音波

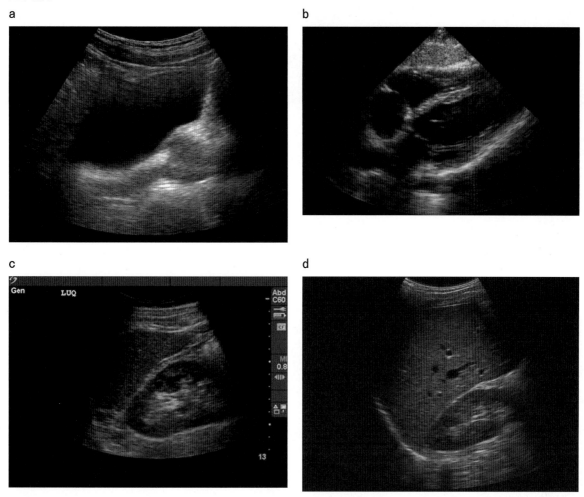

超音波 1：正常な FAST〔膀胱(a)，心臓(b)，左上腹部(c)，右上腹部(d)〕

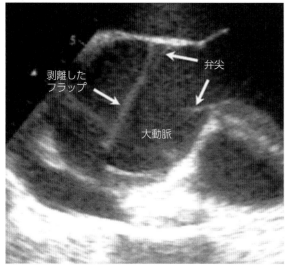

超音波 2：心臓超音波（Jason Wagner の厚意による）

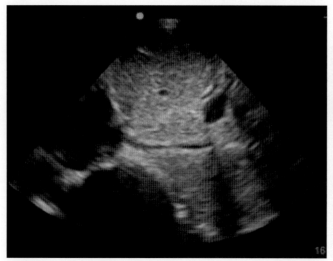

超音波3：IVC内循環血液量減少（Jacqueline Nemer の厚意による）

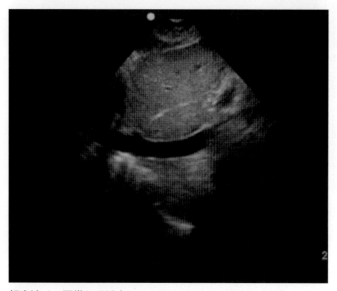

超音波4：正常なIVC（Jacqueline Nemer の厚意による）

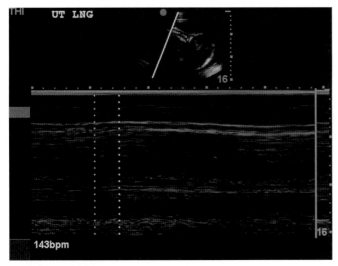

超音波5：胎児心拍（Petra Duranの厚意による）

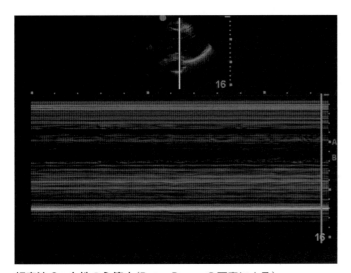

超音波6：女性の心停止（Petra Duranの厚意による）

索 引

数詞・欧文索引

1回換気量 82

α作動薬，非競合的α作動薬 217
β刺激薬 84
β遮断薬，片頭痛 228

A

ABCDEアプローチ 49, 157
Accreditation Council for Graduate Medical Education（ACGME） 3
ACLS（Advanced Cardiovascular Life Support） 52, 54
advocacy-inquiry 15
AED（自動体外式除細動器） 43
American Board of Emergency Medicine 265
AND（allow natural death） 28
APGARスコア 172
ARDS（急性呼吸促迫症候群） 106
ATLS（Advanced Trauma Life Support） 40, 138, 236

B

benztropine 125
BiPAP（二相性陽圧呼吸） 83
Broselow-Luten テープ 132

C

C型肝炎 102
chem-7 37
Cheyne-Stokes 呼吸 247
COオキシメトリ 219
Colles骨折 240
CPAP（持続性気道内陽圧） 235
CPR（心肺蘇生） 35
crisis resource management 3

D

DNI（do not intubate） 27
DNR（do not resuscitate） 27
DOA（drugs of abuse） 37

E

Emergency Medicine Milestones Project 265
ESRD（末期腎不全） 54
etomidate 37

F

FAST（focused assessment with sonography for trauma），超音波 158, 301f

G

G6PD（グルコース-6-リン酸デヒドロゲナーゼ） 69
GRIP構造 21

H

high-altitude cerebral edema（HACE） 84
high-altitude pulmonary edema（HAPE） 84
hypoxic-ischemic encephalopathy（HIE） 171

I

in-line stabilization 70

J

Jefferson骨折 158
　　X線写真 278f
Jervell and Lange-Nielsen 症候群 198

L

LOAD 139

M

McRoberts 体位　177
MDMA　64
MedTeams　3

N

N-アセチルシステイン　224
neonatal advanced life support(NALS)　167
NICU　131
NSAID　72

O

open-book 型骨盤骨折　239

P

PALS(小児二次救命処置)　195
Parkland の公式　41
PEA(無脈性電気活動)　144, 231
PEEP(呼気終末陽圧)　82
Percocet　72
permissive hypercapnea　81
PICU　128, 131
prednisone, 気管支喘息　43
Professionalism　266

Q

QT 延長　195
QT 延長症候群　195

R

rapid sequence intubation(RSI)　37
Rapid Ultrasound in SHock(RUSH)　62
roving-eye　65

S

SBAR(situation, background, assessment, recommendation)　155
Sengstaken-Blakemore(SB)チューブ　102
SIRS(全身性炎症反応症候群)　113
Society for Simulation in Healthcare　5
Stanford A 型大動脈解離, CT　295f
system 1　19
system 2　19

T

TeamSTEPPS　151
torsade de pointes　195
tPA(組織プラスミノーゲン活性化因子)　146, 151
type 1　19
type 2　19

V

Vicodin　72

W

wide QRS, 心電図　293f

和文索引

あ

アシクロビル　130
アスピリン　43
アセタゾラミド　84
アセトアミノフェン　203
アドレナリン　27, 193
アナフィラキシー
　　ER 待合室　191
　　航空機内　42
　　ステロイド　44
アナフィラキシーショック　192
アミオダロン　96
アムロジピン　54
アルコール依存症　207, 245
アルブテロール　43, 84
アレルギー
　　ピーナッツ——　42
　　ペニシリン——　193
安全確認　252
安全確保　251
アンピシリン　132

い

息切れ　83
育児放棄　207
意識障害　49, 137
　　一酸化炭素中毒　218
　　コカイン中毒　214
胃洗浄　230
一次除染　225
一酸化炭素中毒　32, 218
　　CT　299f
　　意識障害　218
　　複数患者　218
医療過誤　109, 191
医療連携室　127
陰圧室　121
インスリン　52
インファントウォーマー　167
インフォームドコンセント　153

う

右心負荷　85

え

エクスタシー　64
エレベーター事故　251

お

横紋筋融解症　67
オキシトシン　176
オーディエンス・レスポンス・システム　10
オピオイド　27
オン・ザ・フライ　10
オンダンセトロン　195

か

開胸　20
外傷
　　高エネルギー——　239
　　多発——　200
外傷性頭蓋内出血　245
外傷性脳損傷　137
外傷センター　159, 235
化学災害　224
化学災害対応チーム　224
火災　31
　　家屋——　39
片肺挿管, X 線写真　284f
活動性出血　252
カテーテル
　　臍帯静脈——　171
　　中心静脈——　229
カテーテル的動脈塞栓術, 経——　243
カルディオバージョン　83, 127
カルボキシヘモグロビン　31, 33
簡易薬物スクリーニング検査　37, 142
肝炎, C 型——　102
眼球彷徨　65
寛骨臼骨折, X 線写真　274f
患者安全　4, 266
間代性痙攣, 全身性強直性——　141
肝不全　248

き

気管支拡張薬　224
気管支喘息　79, 113
　　prednisone　43
気管支攣縮　225

気管挿管
  迅速―― 37
  トラブル 23
気胸 235
  X線写真 285f
  緊張性―― 255
危険ドラッグ 73
気道内陽圧,持続性―― 235
機内搭載医療品,標準―― 42
虐待
  医療従事者の怒り 203
  乳児―― 203
救急医学マイルストーンプロジェクト 265
急性高山病 84
急性呼吸促迫症候群(ARDS) 106
急性心筋梗塞 90
急性腎障害 49, 214
急性心不全 126
凝固障害 245
胸骨圧迫 167
  禁忌 95
強直性間代性痙攣,全身性―― 141
共同偏視 144
業務交替 265
虚血性脳症,低酸素性―― 171
緊急針脱気 255
筋緊張低下新生児 167
筋弛緩薬 67, 125
緊張性気胸 255
筋攣縮 67

く

空気塞栓 235
空気塞栓症 90
グリコピロニウム 27
グリセリン 271
クリッカー 10
グルカゴン 229
グルコース 43
グルコース-6-リン酸デヒドロゲナーゼ欠損症 69
クローズド・ループ・コミュニケーション 17, 152

け

経カテーテル的動脈塞栓術 243
痙笑 124
頸髄損傷,X線写真 274f

経腟出血 178
頸椎開口位像 161
頸椎骨折,神経原性ショック 157
頸椎固定 69, 157, 161
頸椎正中固定 140
頸椎保護 70
経鼻胃管
  誤挿入 106
  誤挿入のX線写真 282f
経皮ペーシング 83
痙攣 65, 183, 213
  新生児痙攣 171
  全身性強直性間代性―― 141
痙攣重積発作 183
劇症心筋炎 126
ケタミン 81
血管浮腫 225
血腫
  硬膜外―― 137, 296f
  硬膜下―― 204, 297f
  頭蓋内―― 299f
血栓溶解 92
血栓溶解療法 98
減圧症 90
肩甲難産 176

こ

高圧酸素療法 32, 219
広域抗菌薬 114
高位頸椎骨折,X線写真 274f
高エネルギー外傷 239
高カリウム血症 49
交感神経作用薬中毒症候群 216
抗菌薬,広域―― 114
抗痙攣薬 141, 185
高血圧緊急症 54, 146, 213
高体温症 49
高地脳浮腫 83
  高度 83
高地肺水腫 83
  高度 83
高張食塩液 140
抗てんかん薬 171
喉頭痙攣 125
抗ヒスタミン薬 193
抗不安薬 81

項部硬直　124
硬膜外血腫　137
　　　CT　296f
硬膜下血腫　204
　　　CT　297f
誤嚥，X線写真　274f
コカイン中毒　213
　　　意識障害　214
呼吸困難　83
呼吸促迫　130, 187, 236
呼吸不全　235
固縮　215
骨髄輸液　187
骨髄輸液針，スプリング発射式――　239
骨折
　　　Colles――　240
　　　Jefferson――　158, 278f
　　　open-book 型骨盤――　239
　　　寛骨臼――　274f
　　　高位頸椎――　274f
　　　頭蓋骨――　256
　　　肋骨――　205, 278f
骨盤骨折，open-book 型骨盤――　239
骨盤固定　240
骨盤バインダー　239
鼓膜穿孔　236
コミュニケーション　17
　　　クローズド・ループ・――　17, 152
昏睡　87
困難気道　39, 137

さ

災害
　　　化学――　224
　　　コミュニケーション困難　224
　　　除染活動　224
災害対応計画　236, 259
臍帯クリップ　172
臍帯静脈カテーテル　171
臍帯脈　167
採点　14
左心補助装置　94
　　　X線写真　284f
サソリ毒　65
サルファ薬　84
サルメテロール　84

三角巾　209
酸素療法，高圧――　32, 219

し

シアノキット　31
シアン中毒　31, 237
子癇前症　167
色素沈着，ムラージュ　59
子宮底マッサージ　176
事故，エレベーター――　251
自己心拍再開　27, 231
支持療法　224
ジスキネジア，遅発性――　125
死戦期呼吸　260
死戦期帝王切開　171
事前指示書　28
持続性気道内陽圧　235
自動体外式除細動器　43
シバリング　84
ジフェンヒドラミン　43, 125
シミュレーション
　　　――・ウィザード　10
　　　――・テクニシャン　10
　　　ハイブリッド――　49, 65, 213
シミュレーション教育　3
シミュレーター，トラブル　23
ジメンヒドリナート　49
社会福祉士　209
重症敗血症　130
縮瞳　229
出血
　　　外傷性頭蓋内――　245
　　　活動性――　252
　　　経腟――　178
　　　小脳――　147, 296f
　　　頭蓋内――　146
　　　動脈性――　258
　　　分娩後――　176
出血性ショック　158, 239
出血熱　118
　　　意識障害　118
　　　標準的予防策　118
出血斑　120, 147
循環血液量減少性ショック　195
昇圧薬　116
消化管出血，上部――　102

消化管内視鏡検査, 上部—— 102
焼痂切開 39
小児心筋炎 126
小児てんかん重積状態 183
小脳出血 147
  CT 296f
傷病者, 多数—— 239, 255
上部消化管出血 102
  鎮静の失敗 102
上部消化管内視鏡検査 102
静脈瘤, 食道—— 102
症例
  簡単すぎる—— 7
  適切な—— 8
  テーマ 7
  複雑すぎる—— 8
食道静脈瘤 102
除細動 196
除細動器 83
  自動体外式—— 43
除染 224
  一次—— 225
  水的—— 225
  二次—— 224
除染チーム 224
ショック
  アナフィラキシー—— 192
  出血性—— 158, 239
  循環血液量減少性—— 195
  神経原性—— 35, 157, 239
  心原性—— 126
  脊髄性—— 239
  敗血症性—— 113, 130
除皮質肢位 149
徐脈, 遅発性—— 178
シリコンスプレー 268
心拡大, X線写真 286f
心筋炎 126
  劇症—— 126
  小児—— 126
心筋梗塞, 急性—— 90
神経原性ショック 35, 157, 239
  頸椎骨折 157
  スポーツ外傷 157
神経蘇生 151
心原性ショック 126
  小児 126
心原性肺水腫, 非—— 219, 283f
進行役 6
審査員 7, 19
  デブリーフィング 17
  役割 19
心室細動 197, 226
心室頻拍 128
  心電図 292f
  多形性—— 195
  無脈性—— 216
腎障害
  急性—— 49, 214
  腎前性—— 221
心静止 174
新生児
  筋緊張低下—— 167
  フロッピー—— 167
新生児痙攣 171
新生児心停止 187
新生児蘇生 168, 171
新生児二次救命処置 167
腎前性腎障害 221
迅速気管挿管 37
身体抑制 124
心タンポナーデ 100
陣痛 176
心停止 49, 171
  新生児—— 187
  超音波 303f
心嚢穿刺 100
心肺蘇生 35, 171, 196
心拍再開, 自己—— 27, 231
心不全 54
  急性—— 126
  慢性—— 94
心房細動 147
  心電図 291f

す

垂直性眼振 147
水的除染 225
髄膜炎, 単純ヘルペスウイルス—— 130
スキサメトニウム 54
スクープ＆ラン 219
スクリーニング検査, 簡易薬物—— 37, 142

頭痛薬　228
ステロイド，アナフィラキシー　44
ストレス　199
ストロークコード　146
スプリング発射式骨髄輸液針　239
スモークマシン　271

せ

声門上デバイス　172
生理食塩液　43
セカンダリーサーベイ　56, 137
脊髄性ショック　239
切開，焼痂――　39
切迫分娩　177
舌浮腫　226
セフォタキシム　132
セフトリアキソン　192
潜在的認識介入　20
全身痙攣　123
全身性炎症反応症候群（SIRS）　113
全身性強直性間代性痙攣　141
喘息
　　気管支――　79
　　肥満　79
全腸洗浄　214
穿頭術　245
喘鳴　236

そ

挿管，X線写真（片肺――）　284f
増高T波，心電図　287f
塞栓術，経カテーテル的動脈――　243
塞栓症，空気――　90
蘇生
　　神経――　151
　　新生児――　168, 171
　　心肺――　35, 171, 196
　　母体――　171
　　無益な――　199
　　輸液――　31, 158, 240

た

タートルサイン　176
ターニケット　252, 259
　　多数傷病者　255
胎脂　167

胎児心拍　173, 176
　　心電図　288f
大動脈解離
　　ST上昇型心筋梗塞に類似　98
　　Stanford A型――　295f
大動脈弁閉鎖不全　127
胎便　168
大量輸血　102
多形性心室頻拍　195
多重業務　265
多数傷病者　239, 255
　　ターニケット　255
脱気，緊急針――　255
脱法ハーブ　73
多発外傷　200
多葉肺炎，X線写真　276f
炭酸水素ナトリウム　56, 214
炭酸デヒドロゲナーゼ阻害薬　84
単純ヘルペスウイルス髄膜炎　130
単純ヘルペスウイルス脳炎　130

ち

チアノーゼ　187
　　意識障害　69
恥骨上部圧迫法　177
遅発性ジスキネジア　125
遅発性徐脈　178
チーム　10
　　構成　6
チームトレーニング　3
チームパフォーマンス　20
チームワーク　17
中心静脈カテーテル　229
中毒
　　一酸化炭素――　32, 218, 299f
　　コカイン――　213
　　シアン――　31, 237
中毒症候群　228
　　交感神経作用薬――　216
直腸診　139
鎮静　138
鎮静薬　137
鎮痛薬　67

て

帝王切開　171

　　　　死戦期——　171
啼泣　169
低血糖　131, 174, 220
低酸素性虚血性脳症　171
低体温　167
低体温症　35
デキサメタゾン　84
溺水　36
溺水事故，プール　35
テタニー　123
デバイス，声門上——　172
デブリーフィング　3, 14
　　　従来との比較　15t
　　　小児死亡　199
　　　審査員　17
　　　相違点　15
　　　類似点　15
テーマの決定　7
てんかん重積状態　141
　　　小児——　183
デング熱　119

と

同意書　126
頭蓋骨骨折　256
頭蓋内圧　137
頭蓋内圧亢進　246
頭蓋内血腫，CT　299f
頭蓋内出血　146
　　　外傷性——　245
統合失調症　123
洞性徐脈　230
　　　心電図　288f
洞性頻脈，心電図　286f
透析　54
洞調律，心電図　287f
頭部挙上　248
動脈管　187
動脈管開存症　188
動脈性出血　258
動脈塞栓術，経カテーテル的——　243
トキシドローム　228
ドクターズキット　43
吐血　102
ドパミン　61
ドラマミン　49

トリアージ　255
トリアージエリア　255
ドレナージ，脳室——　245

な

内視鏡検査，上部消化管——　102
内診　176
内省　15
ナロキソン　169
難産，肩甲——　176

に

ニカルジピン　56
二次救命処置，新生児——　167
二次除染　224
ニトログリセリン　43
ニトロプルシド　56
ニフェジピン　87
乳酸　31
乳児虐待　203
認識介入，潜在的——　20
認知症　137

ね

ネックカラー　137
熱傷　31
熱傷センター　32
熱帯病　118
熱中症，クルーズ船　49
ネブライザー療法　80

の

脳炎，単純ヘルペスウイルス——　130
脳血管障害　90
脳室ドレナージ　245
脳卒中　151
脳卒中コード　91
脳損傷，外傷性——　137
脳波　186
脳浮腫，高地——　83
脳ヘルニア　149, 249
ノルアドレナリン　61

は

肺炎　113
　　　多葉——　276f

敗血症　113, 130
　　　重症——　130
敗血症性ショック　113, 130
肺高血圧症　87
肺挫傷　235
　　　X線写真　285f
肺水腫　106
　　　X線写真　275f
　　　高地——　83
　　　非心原性——　219, 283f
ハイブリッドシミュレーション　49, 65, 213
爆傷　235
爆傷肺　235
破傷風　123
破傷風免疫グロブリン製剤　124, 125
破水　176
バックボード　137
パニック発作　257
ハプトグロビン　73
バルビツレート　185
バルプロ酸　145
ハロペリドール　123
斑状皮膚　131, 188

ひ

非競合的 α 作動薬　217
非心原性肺水腫　219
　　　X線写真　283f
ビタミンK　149
悲嘆　199
ビデオ喉頭鏡　191
ヒドロキソコバラミン　31
ヒドロクロロチアジド　54
ピーナッツアレルギー　42
肥満，喘息　79
標準機内搭載医療品　42
標準的予防策，出血熱　118
糜爛剤　224
貧血，溶血性——　69

ふ

ファシリテーション　3
ファシリテーター　10
不安定不整脈　127
フィードバック　4, 20
フィードバックサンドイッチ法　21

フェニトイン　144
フェノバルビタール　145
フェンタニル　116
復温　84
副腎不全　59
副木　209
浮腫
　　　血管——　225
　　　舌——　226
不整脈，不安定——　127
プライマリーサーベイ　56, 137
プラトー圧，高——　81
フルチカゾン　80
プロスタグランジン　187
フロセミド　56
フロッピー新生児　167
プロフェッショナリズム　266
プロポフォール　102
分娩，切迫——　177
分娩後出血　176

へ

米国卒後医学教育認可評議会　3
ペニシリンアレルギー　193
ヘモグロビン，カルボキシ——　31, 33
ヘモグロビン血症，メト——　69
ヘルニア，脳——　149, 249
ヘルニア徴候　87
ヘロイン　228
片頭痛　228
β遮断薬過量服薬　228
ベンゾジアゼピン　124
ペントバルビタール　144, 186

ほ

防護服　224
乏尿　195
保温　167
ホスフェニトイン　144
母体蘇生　171
ボディーパッカー　213
ポリエチレングリコール　216

ま

マグネシウム　195
末期腎不全　54

マッサージ，子宮底—— 176
マネキン 3
マリファナ 64
慢性心不全 94
マンニトール 87

み

未熟児 167
ミダゾラム 143

む

無呼吸発作 132
無線 224
無脈性心室頻拍 216
ムラージュ 11
 汗 271
 衣装 270
 血液 268
 煙 271
 小道具 269
 作成方法 267
 色素沈着 59
 匂い 271
 防護 268
 マジックテープ 270

め

メチルチオニニウム塩化物 69
メディックアラート 141
メドゥーサの頭 246
メトヘモグロビン血症 69
メトホルミン 54

免疫グロブリン製剤，破傷風—— 124, 125

ゆ

輸液蘇生 31, 158, 240
輸液負荷 60, 128, 229

よ

溶血性貧血 69
腰椎穿刺 132, 142
与死抜管 27

ら

ラベタロール 56, 149

り

リドカイン 43
硫酸アトロピン 27
輪状甲状靱帯切開 20

れ

レスポンス・システム，オーディエンス・—— 10

ろ

ロクロニウム 132
ログロール 139
肋骨骨折 205
 X線写真 278f
ロラゼパム 143

わ

ワセリン 268
ワルファリン 146

SimWars
シム ウォーズ
救急シミュレーションシナリオ集　　　定価：本体7,800円＋税

2017年7月27日発行　第1版第1刷©

編　者　リサ ヤコブソン
　　　　奥田　康晴
　　　　スティーブン A. ゴドウィン

監訳者　児玉　貴光
　　　　（こだま たか みつ）

発行者　株式会社　メディカル・サイエンス・インターナショナル
　　　　代表取締役　金子　浩平
　　　　東京都文京区本郷 1-28-36
　　　　郵便番号 113-0033　電話(03)5804-6050

印刷：三報社印刷／表紙装丁：GRID CO., LTD.

ISBN 978-4-89592-889-2 C3047

本書の複製権・翻訳権・上映権・譲渡権・貸与権・公衆送信権(送信可能化権を含む)は(株)メディカル・サイエンス・インターナショナルが保有します。
本書を無断で複製する行為(複写，スキャン，デジタルデータ化など)は，「私的使用のための複製」など著作権法上の限られた例外を除き禁じられています。大学，病院，診療所，企業などにおいて，業務上使用する目的(診療，研究活動を含む)で上記の行為を行うことは，その使用範囲が内部的であっても，私的使用には該当せず，違法です。また私的使用に該当する場合であっても，代行業者等の第三者に依頼して上記の行為を行うことは違法となります。

JCOPY 〈(社)出版者著作権管理機構　委託出版物〉
本書の無断複写は著作権法上での例外を除き禁じられています。複写される場合は，そのつど事前に，(社)出版者著作権管理機構(電話 03-3513-6969，FAX 03-3513-6979，info@jcopy.or.jp)の許諾を得てください。